U0397300

LIFESTYLE INTERVENTIONS FOR FINDING AND
TREATING THE ROOT CAUSE

HASHIMOTO'S THYROIDITIS

桥本氏甲状腺炎的自我疗愈

探寻病源并治疗的生活方式干预方法

［美］伊莎贝拉·温兹（Izabella Wentz）
［美］玛尔塔·诺娃沃萨兹卡（Marta Nowosadzka）著
李盼◎译　樊玉霞◎审校

北京联合出版公司 · 后浪
Beijing United Publishing Co.,Ltd.

免责声明

本书所载医疗资料只作为教育资源提供，不拟用于任何诊断或治疗目的。本资料不应作为专业诊断和治疗的替代品。

本书所讨论的生活方式干预不应用来替代传统的药物治疗。

此外，本书中所有的陈述均未在美国食品药品监督管理局做过评估。

请在做出任何医疗决定之前咨询你的医疗服务提供者，或通过你的医疗服务提供者获得关于特定身体状况的指导。

献　词

　　谨以此书献给所有罹患桥本氏甲状腺炎和其他自身免疫疾病的女人和男人。我希望本书能赋予你必要的知识，使你重拾健康。保重！

目　录

要想改变世界，就先改变自己。

——甘地（Gandhi）

前　言

为什么要关注桥本氏甲状腺炎

最简单的理由是：我27岁时在一次常规体检中被诊断出患有桥本氏甲状腺炎（亦称桥本氏病）。

作为一名药剂师，我学过各种疾病的病理生理学及治疗方法。我们的教授总是强调生活方式干预的重要性，为的是减少用药需要并预防疾病的进一步发展。

高血压患者应该吃低钠食物、高胆固醇患者应该减少脂肪摄入、2型糖尿病患者只要吃低血糖指数的食物就能从根本上扭转自己的病情并且减轻体重。

面对大部分慢性疾病的轻症患者，我们学会首先向他们建议生活方式干预，然后在干预不成功——或患者自身不愿意改变——的情况下进行药物治疗。

在病情严重并且药物治疗的益处超过风险时，患者会在做药物治疗的同时进行生活方式的干预。

我们还学到当患者病情有了改善时应该监测他们的情况，从而判定药物治疗的必要性。

但是，当我发现桥本氏病——乃至所有自身免疫疾病——都没有主流的生活方式干预时，我备感疑惑。内分泌学家建议的唯一方法是药理学方面的——服用甲状腺激素补充剂 Synthroid®（左甲状腺素钠），这是美国最常见的处方药之一。

虽然我原本打算在步入 90 岁高龄时为甲状腺激素分泌的逐渐衰退而服用 Synthroid®，但是我认为这种药物并不适用于自身免疫系统问题。这种激素补充剂并没有阻止甲状腺抗体对甲状腺腺体的破坏。这种药只是在甲状腺破损到无法自己生成激素时，补充更多的激素而已。这就像把水倒入一只漏水的水桶却不堵住导致漏水的洞一样。

不仅如此，我当时只有 27 岁！我那时刚刚结婚，开始了我梦想中的工作，并且搬入洛杉矶海滩边的房子……生活不应该这样。

我相信有因才有果，而这种从天而降的疾病对于我来说完全说不通。除此之外，我在此前的一年里还一直有着严重的消化系统问题，我经常感觉力不从心，而且还开始了严重的脱发。

对于我来说，我不可能任由我身体的一部分遭到破坏却无动于衷。这完全说不通。了解我的朋友会为我证明，当感觉遭到不公时，我会变得相当顽固。

有人可能认为这个世界就是不公平的，并且会仔细思考之所以缺少生活方式干预的诸多原因，然而关注这个问题似乎永远都不会让我们得到解决方案。

但是，我暗自思忖，如果我能在所有症状间找到联系，或许就可以找到，并治疗我的病症的根源，甚至我的故事还会激发其他人也这样做。

有时候，我们自身必须要成为改变的原动力，并希冀医疗机构能借此获得经验从而推动进一步的研究。

虽然本书建立在研究的基础上，而且结果也曾经被成功验证，但是本书的很多内容建立在我个人观察和经验的基础上。每个人都是独特的，对我有效的干预对其他人来说可能未必有效。

在所有原则中，我最先考虑的是无害，我推荐的方法中没有一种是有害的。如果你还在服用甲状腺激素，请务必确保定期做检测（即每6周或12周检测一次），因为你的情况可能会因为实施了生活方式干预而发生改变。

我的底线是：虽然本书可能无法帮助所有人找到自己疾病的根源并进行治疗，但本书会向你展示桥本氏甲状腺炎功能减退患者如何才能过上更健康的生活，并希冀本书的读者也能从中获得启示并依此而行。

2009年10月6日

我：27岁的女性，对事业充满热情，刚刚结婚，拥有一只可爱的博美犬，生活朴素（但仍然时尚）、爱好厨艺、喜欢自制化妆品、以家庭为中心、曾经戒烟成功、不饮酒、爱好瑜伽、热衷于剪贴簿、精于保健……还患有桥本氏甲状腺炎。

桥本氏病对你来说意味着什么？对于我来说，它意味着脱发、疲惫、焦虑、体寒，并且健忘（即臭名昭著的"脑雾"），随之而来的还有我双臂感觉到的痛苦和麻木。

对于一些人来说，桥本氏病可能意味着反复发生的流产、纵然节食和锻炼也无法减轻的体重、抑郁、便秘，以及成年累月的挫折感。

对于其他人来说，这种病可能意味着苍白的皮肤、未老先衰、昏昏欲睡、缺乏动力、行动迟缓……

就像你们中的很多人一样，我怀疑我与桥本氏病之间的故事在确诊（对于我来说是2009年）的很多年前就已经开始了。

细节略去不表，我疾病发展的第一个关键的决定性时期可能是我在伊利诺伊大学的本科学习期间。因为宿舍的集体生活（大部分大学生的卫生习惯都谈不上一流），我反复感染链球菌性喉炎，甚至患上了单核细胞增多症——一种由EB病毒引发的病毒性感染。这种病有可能引发很多自身免疫疾病。我被注射了很多种抗生素以及流感疫苗（这可能和EB病毒感染有关），并因为痛经而开始避孕。

我相信所有这些对我的肠道菌群，乃至免疫系统都产生了深远的影响——你将在接下来的几章中了解到这件事的重要性。

直到我大一上半学期结束，我每天都会睡6~8小时并习惯早起。早晨起床后我会精神焕发并准备好迎接新的一天。

但是，在一次特别严重的咽喉疼之后，无论几点上床睡觉，我总是睡不够！有一次我在一场早上8点开始的考试中迟到了30分钟，而我当时刚从长达16个小时的睡眠中苏醒（前一天的下午4点我本来是要打个盹儿，结果却一睡不醒。）。

我曾经是一名优等生，而在那个学期我的所有课程却只是勉强通过。我当时心灰意冷，在大一后的暑假每天晚上9点上床睡觉，但直到第二天下午1点或2点才能疲惫地起床。

虽然在接下来的几个月我对睡眠的需求逐渐降低，但是我感觉自己从未从那种状态完全恢复过来，从此我需要的睡眠比感染单核细胞增多症之前多了很多。

两年后，在我从事药剂学学习的第一年，为了开始临床实习，

我接受了一系列免疫注射，然后就患上了肠道易激综合征（IBS）
并伴有腹泻的症状，这似乎是由于大豆卵磷脂所引发的。在剔除含
有大豆卵磷脂的食物后，我的症状从每天发生减少到每周发生一或
两次。在进一步从饮食中剔除红肉后，症状才完全消失。

接下来的一年我经历了尿路感染、酵母菌感染，以及喉部感染，
还有痤疮，于是我又使用了更多的抗生素。

我的生活中充满了快餐食品、熬夜学习、咖啡因、压力，几乎
没有留给我自己的时间。

在我药剂学学习的第四年即将结束时，我注意到我开始出现焦
虑的症状。我把这种焦虑归结于当时正在经历的变化：毕业、资格
证考试、订婚、移居到新的城市、找寻新工作……

接下来的一年我被病毒感染，当时好像要把整个肺都咳出来。
请假卧病在家几天后，我不再浑身无力，但是这种咳嗽却留了下来。
我会在半夜因为透不过气而惊醒。我在工作的药房为患者做咨询时，
经常会因为一阵无法控制的咳嗽而不得不停下来。一天，我咳嗽得
十分厉害，以至于在卫生间的垃圾桶呕吐了起来。

"你怀孕了吗？"一位店员带着自以为是的微笑问道。

"没有，我吃避孕药。"我回答。

作为一名药剂师，我尝试了工作所在药房的每一种非处方止咳
糖浆。然而咳嗽还在继续。我尝试过开瑞坦、西替利嗪、艾来锭、
氟替卡松、沙丁胺醇……然而没有一个有用！当一位初级护理医生
为我做了血液过敏检查后，我不得不去看一位过敏专家，因为检查
结果竟然显示我对狗过敏！

过敏专家做了更多的测试。首先是"皮肤瘙痒"测试，也被称
为划痕测试，就是护士用含有少量致敏原的针状物刮擦你的后背然

后观察是否有反应。结果是，我竟然对所有东西都过敏！马（这可能解释了我对这种动物无端的恐惧）、狗（虽然我大半辈子都在养狗，但咳嗽是最近才开始的）、树（加利福尼亚州的所有本地生树木），以及草（我对草的过敏程度竟然超过了组胺）。

医生让我服用顺尔宁、左西替利嗪，以及另一种类固醇喷鼻剂，但是这些药对咳嗽没有帮助。第二种检测被称为钡餐，检测时你要吞下一大堆白垩色的液体，然后医生会为你的食道拍片。（副作用：拉白色的屎！）

我得到的诊断是食管裂孔疝滑动以及自发性反流，也就是胃食管反流（GERD），通常被称为胃酸反流。

得到诊断后我甚至感觉如释重负！毕竟最终有了一个答案，虽然当时我也很诧异为何我没有胃食管反流的任何典型症状，这有悖于我在学校学到的知识。

我开始服用雷贝拉唑，一种用于胃食管反流的抑酸药物，并且在一位胃肠专家那里继续治疗。他告诉我："这几个月每天服用两片，然后找我重新拿药。"

在服用了雷贝拉唑之后不久，我倒是真的有了胃食管反流的症状。咳嗽也还在继续。我决定不再服用雷贝拉唑，而是执行抗反流饮食并开始每天坐着睡觉。我还开始服用法莫替丁（另一种抑制反流的药物）、胃能达，并且饮用姜茶。我相信这些药物进一步造成了肠道菌群的改变。

那年夏末，我和家人一起去波兰旅行，在那里几乎每天食物中毒，严重腹泻了两周之久——对我肠道菌群的又一次打击。在返回美国后，我开始察觉到明显的脱发，但是无视这种现象并相信这只是我的心理作用。几个月后，又到了每年全面体检的时候。

2009 年 9 月

甲状腺抗体（THOAb）＝ 2000

促甲状腺激素（TSH）＝ 7.88

T3 和 T4 正常

诊断：桥本氏甲状腺炎与亚临床甲状腺功能减退

我被告知我可能有二尖瓣脱垂或杂音，需要找心脏病专家做检查。

我感到震惊，这令人难以置信。

随后，我研究了甲状腺功能减退或机能低下的症状，或许我确实表现出了一些症状，但是这些症状都不甚明确，以至于我将它们归咎于压力、工作、衰老，以及每天的焦虑。

虽然确实每天要睡 12 个小时以上，但是我已经逐渐适应了这种习惯并将其视为自己的常态。除此之外，几年前还在亚利桑那州时，为了找到疲惫的原因，我也做过是否有贫血、甲状腺功能异常，以及其他常见疾病的检查，而当时的结果是一切正常。

我一直都不耐寒，但我一直将其归咎于较低的体脂率。增重？对我来说不可能。

抑郁？完全没有，这是我人生中最快乐的时光。

动作迟缓而呆滞？你没看到我在工作时跑来跑去吗？

说实话，我很惊讶我得的是甲状腺功能减退，而不是甲状腺功能亢进。根据我的药剂学教科书，甲状腺功能低下的人超重且呆滞。而这种临床表现说的完全不是我。

虽然每天确实要睡 12 个小时以上，但是我总是很着急，而且身体纤瘦，尽管觉得疲惫却也容易兴奋。如果非要说的话，我想我可能更像是甲状腺功能亢进患者。

我稍后才明白的是，当自身免疫性甲状腺炎产生的甲状腺抗体攻击我的甲状腺时，激素就一批批地进入到我的血流中，从而在甲状腺功能低下的症状之外导致甲状腺功能亢进的症状。两种情况的特点我兼而有之。

在惊魂落定之后，我发现医生的建议是终身服用甲状腺药物，而且桥本氏病在不加治疗的情况下会导致严重的临床表现，比如心脏病、大幅度增重，以及不孕。作为刚刚结婚的人，这一点真的令人很难接受。

内分泌学家间的分歧在于立即开始使用甲状腺激素还是等待亚临床甲减出现再使用。除此之外，大部分医学网站还声称腺体的自身免疫损伤是无药可救的。

但是在内心深处（也许是我的直觉），我知道，在我身体的一部分自我毁坏时无所作为地等待不是正确的做法。于是我决定利用在药剂学课程中掌握的科学文献综述能力来寻找关于桥本氏病的一些新的研究成果。

几个小时内，我找到了以下这些令人鼓舞的信息：

- 每天服用200～300微克硒一年时间，可以减少20%～50%的抗甲状腺抗体。而且不用担心，这是一个在统计学上有意义的研究！（p值 <0.000 005）[1]
- 甲状腺素补充用于亚临床甲减可以改善结果。[2]
- 严格遵守无麸质饮食在大多数情况下可以使亚临床甲减正常化。[3]

　　我还决定在医学论坛上搜索信息，因为患者们经常在那里分享自己的经历。在做临床咨询药剂师的工作中，我经常通过考察这类网站来了解病人对于各种药物治疗效果的看法。有很多次，我都在这些网站上找到了尚未被科学和主流文献所描述的且仍然处于实验阶段的信息。

　　我很高兴地读到了这条信息："针灸疗法减少了我对左甲状腺激素的需求（我本来每天要吃300微克）；而且我不再有抗甲状腺抗体了。"[4]

　　很遗憾，我的保险不包含针灸，但是我又能有什么损失呢（当然，除了钱）？我决定试一试。我还约了一位内分泌专家、一位心脏病学家，以及一位妇科医生。我感觉自己从27岁变成了72岁。

　　在接下来的3年里，我花了大量的时间和金钱来治疗自己——读了各种各样的书、花了无数个小时来研究医学杂志、健康博客，并且把自己变成了实验室的小白鼠。

　　为了治疗桥本氏病，我研究、考虑，甚至尝试了各种各样的干预方式，包括：

- 针灸疗法
- 小剂量纳曲酮
- 无氟牙膏
- 工夫茶
- 适应原
- 价格很高的甲状腺专家
- 复合型甲状腺药物
- Synthroid®（左甲状腺素钠）

- Armour® 甲状腺素
- 回避致甲状腺肿因子
- 海藻零食
- 身体碱性化
- 草药
- 海曼医生（Dr. Hyman）的治疗方案
- 布朗斯坦医生（Dr. Brownstein）的治疗方案
- 卡拉赞医生（Dr. Kharazzian）的治疗方案
- 哈斯凯尔医生（Dr. Haskell）的治疗方案
- 精神咨询
- 内分泌学家
- 脊椎指压治疗
- 硒补充剂
- 无麸质 / 无乳 / 无大豆饮食
- 穴居人 / 原始人饮食
- 肠道与心理综合征（GAPS）/ 特殊碳水化合物（SCD）饮食
- 身体生态学饮食
- 益生菌
- 食用 / 回避碘
- 椰子初榨油
- 价值一个药房的各种维生素和补充剂
- 排毒
- 整腺胶囊
- 核蛋白质
- 马歇尔治疗方案

- 免疫平衡
- 榨汁
- 发酵食品

　　我一门心思想要找到答案，认识我的人可以证明，对于想做的事，我的意志相当坚决。

蛋白质：我的恍然大悟

蛋白质消化不良／吸收不良

　　我刚开始慢性疲惫时，会尽可能睡得更久。作为大学生，这比较容易做到。遗憾的是，我因此而没有得到一流的成绩平均积点分（GPA）。但是我很快学会了如何补偿。我会睡上一整天，然后整宿熬夜学习来准备第二天晚上 7：30 的考试，然后回家，继续睡觉。

　　其他时候，我无法睡足 10 个小时，就经常会腹泻。在一位药剂师指导员的帮助下，我把腹泻和蛋白质奶昔中的大豆卵磷脂联系了起来。红肉，还有睡眠不足也是造成胃肠不适的共犯。

　　我记得我和妈妈说："就好像我需要睡觉才能让身体消化我吃的所有东西一样，如果我起得太早就会消化不完。"她怀疑可能是乳糖不耐受。"不可能。"我想。这种问题怎么会突然间开始呢？

　　快进到未来。从 2012 年 2 月 10 日这个星期五开始，我每餐只要吃蛋白质就会同时服用甜菜碱和胃蛋白酶。我惊喜地在第二天早上 8 点自然醒来，没用闹钟。以前不工作的时候，我大部分早晨要 10 点以后才能勉强起床。令人惊奇的是，接下来的一整天我都感觉精力充沛。甚至在平时比我更有活力的丈夫打盹时我仍然醒着。随着一位朋友的婚礼逐渐临近，而我去年几乎没怎么锻炼，我在那个星期五还开始做起了 P90X 健身操。

我思索我的新能量是来自锻炼还是酶。于是高兴地继续着这两件事，并思忖应该在合适的时候测试一下我的理论。与此同时，事情变得更简单，突然，我感觉自己有了多余的时间。我在睡觉这件事上变得更随意，甚至还有时间做冥想，这是我几年来一直想做的事！

在这星期接下来的时间，我感觉自己越来越有精力，而且事实上也变得更加外向而健谈。除此之外，精神模糊的症状完全消失了，而且我还能很快想到各种各样机智的话。我的同事在工作时说我心情不错。我丈夫注意到我的幽默感更上一层楼。我感觉再次找到了自己，那个几乎有 10 年没有见过的自己。有一天我在早晨 5:17 醒来，并且决定开始写这本书。

我一直都喜爱写作，甚至还在 2007 年为写一本小说而参加了一个写作培训班。指导员曾建议说，上班族写作的最好时机就是比自己平时的起床时间早起两个小时，然后坐下来写作。有了一份全职工作以及其他责任，我以为成为一名作家将是不可能的事，所以放弃了那个梦想。但是现在，我就在这里……做着不可能的事。当然，如果我能在经历了 10 年的慢性疲劳后神采奕奕地在 6 个小时的睡眠后醒来，就能轻松战胜桥本氏病，并为此写一本书！

但是我的旅程没有止步于此。那种精力充沛的感觉仅仅持续了几周，遗憾的是，我在找到适合自己的方法前有过很多次挫折。但是我从未忘记正常的感觉有多好，并为此继续努力。在大量的耐心、时间，以及试错后，我终于可以说"我成功了"，我的桥本氏病正在逐渐缓解。

　　我将会基于最终适用于我的方法来分享我对桥本氏病的根源和治疗的阐释，并希望这种方法也会对一些读者有效。我也会分享找到病因的过程，并希冀读者将会受到启发，从而用类似的方法找到他们的病因。

　　接下来的三章将会总结有关桥本氏病的传统知识，大部分内科医生在医学院接受训练时学过。虽然这部分知识比后面章节中的内容要滞后 15 ~ 20 年，但是对于扩充你关于桥本氏甲状腺炎的知识来说是一个很好的起点。

第一部分 | 了解桥本氏病
Understanding Hashimoto's

"知识会给你改变的机会。"

——克莱尔·费京（Claire Fagin）

第 1 章

甲状腺基本知识

甲状腺到底是什么[1]

甲状腺是一个蝴蝶形状的器官，位于颈部喉结下方。

甲状腺分泌的激素几乎能够影响人体内所有器官系统的功能。

甲状腺激素有一个非常重要的作用：促进我们所吃食物的新陈代谢，并且从食物中萃取维生素、产生能量。甲状腺激素对于其他激素的生成以及神经系统的生长发育至关重要。

甲状腺也被称为我们身体的"恒温器"，因为它有维持体温的作用。甲状腺功能会间接影响到人体中的每个反应，因为这些反应要想顺利发生都需要有合适的温度。[15]

---

[1] 本书参考文献引用顺序与原书一致，与按数字顺序排列的习惯不同，请读者留意。——编注

甲状腺激素生成

甲状腺有多个小而狭窄的滤泡，滤泡中有一种透明物质，叫甲状腺球蛋白（有时也叫胶质），这种物质是由一层称为甲状腺细胞的上皮细胞生成的。这种物质含有酪氨酸，而氨基酸正是合成甲状腺激素的原始材料。甲状腺球蛋白的作用在于储存甲状腺激素生成所需的原料，包括碘。

从食物中吸收的碘在血液中循环，随后被吸收到甲状腺中，在这里，碘必须通过氧化过程才能被转化为身体能够使用的形式。甲状腺过氧化物酶（TPO）会把碘转化为活性碘并在此过程中制造出过氧化氢（H_2O_2）这种副产品。活性碘现在可以连接到其他分子上了，并且在甲状腺球蛋白中通过一种碘化的过程连接到酪氨酸上。

在碘化期间，每个酪氨酸分子会和一或两个碘分子结合，从而形成一碘酪氨酸（T1）或二碘酪氨酸（T2）。然后分子互相结合形成三碘甲状腺原氨酸（T3，带有三个碘分子的甲状腺球蛋白）或甲状腺素（T4，带有四个碘分子的甲状腺球蛋白）。

$$T1+T2=T3 \text{ 或 } T2+T2=T4$$

在这四种碘化细胞中，只有T3和T4在身体中具有生物活性。但是T4也被称作激素原，它的生物活性只有T3的1/3。T3是主要的具有生物活性的甲状腺激素。这些分子储存在甲状腺滤泡中，直到身体需要。

20%的T3来自甲状腺分泌，而剩下的80%来自T4，T4在外周器官（比如肝和肾）中通过脱碘过程（拿掉一个碘分子）转化为T3。把T4转化为T3的过程需要锌。

T3 和 T4 的低浓度信号会释放促甲状腺激素（TSH），而流通中的高浓度 T3 和 T4 会阻止 TSH 的释放。在甲状腺功能正常的人身上，TSH 浓度可能会在消耗较多甲状腺激素时发生浮动，比如压力、疾病、缺少睡眠、怀孕，或低温。[15]

甲状腺激素异常

甲状腺激素异常可以造成甲状腺激素生成不足（或者说甲状腺功能减退）和甲状腺激素生成过剩（也就是甲状腺功能亢进）。

甲状腺功能减退

甲状腺功能减退或甲状腺激素不足的一些常见症状包括由较慢的新陈代谢导致的增重、健忘、体冷或不耐寒、抑郁、疲劳、皮肤干燥、便秘、失去斗志、脱发、肌肉痉挛、僵硬、关节痛、外层 1/3 眉毛脱落、月经不调、不孕不育和身体虚弱等。

碘不足和桥本氏病

当制造甲状腺激素的原料（碘、硒、锌、酪氨酸）出现不足时，TSH 就会被触发，发出生成更多 TPO 的信号，从而存储的碘开始被转化为可用形式（这也会造成过氧化氢的生成）。如果没有碘可以用，为了促进甲状腺激素的生成，甲状腺就会增生，并通过增加甲状腺细胞体积的方式进行代偿。这种代偿性肿大被称为甲状腺肿。

碘不足会导致甲状腺功能减退和甲状腺肿，很多发展中国家甲减的主要原因正在于此。但是，在美国和很多欧洲国家（已经在食盐和其他食物中添加了碘），甲状腺功能减退的主要原因却是桥本氏病，而非碘不足。事实上，美国有90%的甲减是桥本氏病造成的。

其他甲状腺功能减退的病因包括静息型（或无痛性）甲状腺炎以及产后甲状腺炎，两者都与抗体生成有关，但是随着炎症自行消退抗体也会消退，最终恢复正常的甲状腺功能。但是在很多情况下，几年后患者可能会重现桥本氏病。静息型甲状腺炎被认为和季节性过敏、病毒感染，以及激烈的颈部按摩有关。产后甲状腺炎是由怀孕触发的。或许这两种情况都代表了一种自身免疫反应的开始，这种反应在触发物消失后就会跟着消失。[1, 2, 3, 13]

甲状腺功能亢进

甲状腺功能亢进，或过剩的甲状腺激素会产生全身代谢亢进的表现。典型症状包括体重减轻、心悸、焦虑、眼球凸出、颤抖、易怒、月经不调、疲劳、不耐热，以及食欲增加。患者还会经常出现脱发的症状。

甲亢通常都是由一种名为格氏病的自身免疫疾病引起的，患病期间患者会产生TSH受体的抗体。格氏病有时会发展成桥本氏病，反之亦成立，这两种病似乎有着很近的关系。

桥本氏甲状腺炎

桥本氏甲状腺炎是一种自身免疫疾病，它会对甲状腺腺体造成破坏。这种破坏最终会导致甲状腺激素生成不足，或者甲状腺功能减退。在美国，桥本氏病是甲状腺功能减退的最常见原因，它造成了90%的甲减病例。

你的甲状腺肿大了吗？[5]

检查你的脖子！

你可以用手持型镜子和一杯水来检查自己的甲状腺。甲状腺
位于脖子的底部，喉结之下。

1. 手持镜子，检查喉结以下且紧邻锁骨上方的区域。（不要
   把喉结误认成甲状腺，甲状腺在喉结下方）

2. 在看向镜子的同时，把头向后倾，然后从水杯中喝一口水。

3. 吞咽时，观察你的脖子。注意你吞咽时是否有凸起

4. 如果发现任何凸起，说明你可能出现了甲状腺肿大或甲状
   腺结节。[5]

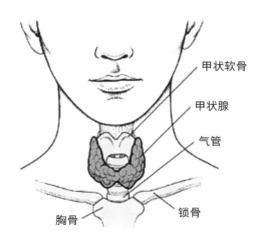

图 1-1　甲状腺图示

来自《默克医学信息手册家庭版（第 2 版）》，第 948 页，由 Mark H. Beers 编辑。
Copyright © 2003 by Merck & Co., Inc., Whitehouse Station, NJ。网址：http://www.
merck.com/mmhe/sec13/ch163/ch163a.html，2013 年 3 月 29 日查阅。

桥本氏甲状腺炎也被称为慢性甲状腺炎、淋巴细胞性甲状腺炎、淋巴细胞性甲状腺肿，以及最近出现的自身免疫甲状腺炎。这种病症最早在1912年被日本内科医生桥本策记录为淋巴瘤性甲状腺肿。

桥本氏病最开始时通常表现为甲状腺的逐渐肿大，患者有时可以通过自检发现。这种症状可能会伴随着声音嘶哑或呼吸困难，而且患者偶尔还会在碰触时感觉疼痛。

当这种破坏刚刚开始时，身体会尽力补偿并生产出更多激素，于是激素水平会保持在"正常"范围内，但是患者本人可能会开始出现甲状腺功能减退的症状。虽然一些患者可能会有轻微的甲减症状，但其他人则可能会出现甲状腺毒症（甲状腺激素过多）。这种初始阶段被称为"亚临床"甲状腺功能减退。亚临床甲减的表现为TSH升高，但T4和T3"正常"。

随着越来越多的甲状腺组织遭到破坏，甲状腺失去了代偿能力，于是患者就出现了甲状腺激素不足的情况。最终这种情况会导致腺体完全失去生产甲状腺激素的能力（萎缩性甲状腺炎），这个阶段也被称为桥本氏甲状腺炎的最终阶段。

在桥本氏病中，有两种自反应抗体。超过90%的桥本氏病患者有甲状腺过氧化物酶抗体（TPOAb），约80%的患者有甲状腺球蛋白抗体（TgAb）。[1, 14]

患病率

桥本氏病影响了将近10%的美国人，而且患病率会随着年龄增长而提高。桥本氏病的主要影响对象是女性，8名患者中就有7名是女性。激素水平波动可能会加剧桥本氏病的发展，峰值效应常见于青春期、孕期以及更年期人群。有超过20%的女性具有与桥本氏病有关的TPOAb。这种情况的发生率在白种人和日本人身上似乎要高于非洲人或墨西哥人。[1, 14]

桥本氏病对甲状腺的改变

如果在显微镜下观察患有桥本氏病的甲状腺，我们会看到甲状腺细胞的毁坏、淋巴细胞的淤积以及甲状腺组织的纤维化。患病的甲状腺细胞更大。而甲状腺球蛋白，这个通常用于储存甲状腺激素和生产甲状腺原料的仓库，则会出现明显的萎缩。

甲状腺的超声波照片通常展示的是一个质地正常的肿大腺体，这张照片会显示出标志性的超声低反射效应（回声反射性低），这意味着甲状腺组织变得没有那么结实而富有弹力了。这些改变会出现在整个腺叶或腺体上。[14]

桥本氏病的症状

桥本氏病患者可能会具有甲减和甲亢两种症状，因为甲状腺细胞被破坏时，存储的激素会被释放到循环系统中，从而导致人体内浓度过高的甲状腺激素，这也被称为甲状腺毒症或桥本氏甲亢。

最终，甲状腺激素被排空，因为甲状腺细胞遭到了破坏，患者将无法再生成足够的激素。这时，甲状腺功能减退症就出现了。

并发症

1/4的患者可能会经历身体症状，比如胸痛和/或关节痛。甲减也会让人更容易罹患心脏病。

桥本氏病患者罹患甲状腺癌的概率也要比普通人高3倍。

怀　孕

遗憾的是，TPOAb为阳性的女性流产的风险更高，而在孕期甲状腺功能低下的女性有生出智障儿童的风险。[16, 17, 18]

甲状腺筛查在我们年轻时不是一项常规检查，所以很多女性直到经历了反复流产后才发现自己患有桥本氏病。

桥本氏病在孕期可能会出现缓解，包括甲状腺肿减小、甲减程度减轻、血清抗体减少，在生产后病情会复发。通常抗体在孕期会有所下降。怀孕也是桥本氏病的一个诱因，还会导致名为产后甲状腺炎的病症，这种病在80%的病例中具有自限性，但是在20%的病例中会发展为桥本氏病。

危险因素

桥本氏病具有遗传易感性，而且这种病容易在家族中频发。所以，桥本氏病患者的直系亲属都有患病风险。桥本氏甲状腺炎有两种类型：与HLA-DR3基因遗传有关的器官衰减型（萎缩型），以及与HLA-DR5遗传有关的甲状腺肿大（甲状腺肿大型）[1]。这些基因在白种人当中非常常见。

对于基因易感人群来说，已确定的环境诱因包括碘摄入、细菌

---

[1] HLA，意为人类白细胞抗原。

和病毒感染、激素失衡、毒素，以及特定类型的药物治疗。令人惊奇的是，吸烟和降低桥本氏病的风险有关。

在拥有同卵孪生兄弟／姐妹的桥本氏病患者中，只有50%的患者的孪生兄弟／姐妹有甲状腺抗体，这说明基因本身并不是决定性因素，环境诱因也极其重要。[1]

共现病症

桥本氏病可能和其他自体免疫疾病有关，如1型糖尿病、多发性硬化、类风湿性关节炎、乳糜泻、狼疮、爱迪生病、恶性贫血，以及甲状旁腺功能减退。多腺体自身免疫是一个医学名词，用来形容一个人患有两种或两种以上的自身免疫疾病的情况。[1]

【诊断】

桥本氏病的检测

甲状腺超声波和血液检查都可以用来诊断桥本氏病。甲状腺功能检查和自身免疫性甲状腺标志物检测都可以通过实验室检查来实现。如果对未经治疗的严重桥本氏病患者进行血液检查，你就会发现TSH较高，而T3和T4的水平较低。大部分桥本氏病患者身上也会出现甲状腺抗体。

筛查试验

对甲状腺功能的筛查试验会用到TSH检测，但这不一定能捕捉到甲状腺的异常。直到桥本氏病进入发展期，TSH才会出现永久性的升高。于是，患者的TSH可能在很多年中都是正常的，但他们自身却会经历令人不快的甲状腺疾病症状。他们会跑到自己的医师面前，抱怨体重增加、感觉疲劳等，而患者会被告知他们的甲状腺功能检测结果完全正常。然而实际情况是，TSH会在一天中波动，身体经常会通过从新陈代谢和其他身体机能中转移能量来做补偿。

未经治疗的甲状腺功能减退会导致过高的TSH。相比之下，未经治疗的甲状腺功能亢进则会导致过低的TSH。患有桥本氏病的人可能会在两极之间波动，并且有时会显示出"正常"的读数。

这是因为当甲状腺激素水平较低时，为了指挥身体做出补偿并制造更多的激素，TSH就被释放出来。

TSH被释放出来后，就会对身体发出生成更多过氧化氢的信号。甲状腺激素的生成，需要来自食物的碘负离子通过氧化过程变为碘。碘是一种可以附着在酪氨酸上并制造甲状腺激素的分子。该转化过程需要过氧化氢。过氧化氢是一种活性氧化剂，在抗氧化剂不足的情况下会导致组织损伤。谷胱甘肽过氧化物酶就是中和过氧化氢的抗氧化剂。硒是这种抗氧化剂的组成成分，而正常甲状腺功能也需要硒。

碘负离子（来自食物）+过氧化氢→碘

大多数传统内科医生用TSH筛查试验来决定一个人是否出现甲状腺异常，但是这样的检测结果经常具有误导性，因为循环系统中的激素水平会随着时间而波动，正如桥本氏病那样，患者的读数可能会在高高低低中起伏。

除此之外，当科学家们首次为健康的人设置TSH的"正常"范

围时，他们无意中把老年患者和其他甲状腺功能受损者的情况也加
入计算，从而导致了过于宽松的参考范围。于是甲状腺激素水平低
下的人经常被告知，他们的甲状腺检查结果是"正常"的（当然，
是基于有偏差的参考范围）。

近几年，美国国家临床生物化学学会指出，95%的并未罹患甲
状腺疾病的人的TSH浓度低于2.5μIU/L，而美国临床内分泌学家学
会界定的新的正常参考范围是0.3 ~ 3.0 μIU/ml。[2]

然而，大多数实验室并没有调整他们为医生提供的报告中的范
围，并保持了0.2 ~ 8.0 μIU/ml这种极为不严格的范围。大多数内科
医生只会在实验室提供数据中寻找"正常"参考范围外的数值，而
且可能并不熟悉最新的指导范围。于是很多内科医生可能错过了
TSH水平偏高的患者。这也是患者应该养成习惯向自己的医师索要
一份实验室检查结果的复件的原因。

功能性医学从业者甚至把正常参考范围进一步界定在1 ~ 2 μIU/ml，
这样健康的人才可以不服用甲状腺药物。

有一点很重要，你需要知道，参考范围可能并不适用于每个人。
对某个人来说是正常的，可能对其他人就是异常的。参考范围考虑
到了95%的人的平均值。所以，并不是每个人都适合于"正常"的
参考范围。如果你是那5%，你可能会有甲减或甲亢的症状，但同
时你的TSH值却是正常的。所有医生都学过那句古老的谚语"治疗
病人，而非实验室检查结果"，但遗憾的是，很多传统医生并没有
遵循这条建议。

哪怕有了重新界定的正常范围，TSH筛查也只能找到处于桥本
氏病晚期的患者，因为在甲状腺功能失调的早期阶段，人体尚能进
行自我补偿。

激素检测

T4和T3是两种主要的甲状腺激素。T4被称为激素原，其生物活性只有T3的1/3。T3是主要的具有生物活性的甲状腺激素。

有两种方法可以检测甲状腺激素水平。总激素水平衡量的是人体中的所有甲状腺激素，但是这种方法可能无法准确地描绘出真实情况。"游离"激素水平衡量的是体内可以履行职责的激素。所以对游离T4和T3的检测更受推崇。

一些临床医生可能只检测T4，但是T3也同样重要，因为有些人可能无法顺利地将T4转化为活跃的T3。因此，人们的T4水平可能正常，但T3水平较低。

通过反三碘甲状腺原氨酸（反T3）可以检测出有多少游离的活跃T3能够在甲状腺受体处进行结合。反T3会在应激情境中产生并和甲状腺受体结合，但是它的作用是将其关闭而非激活。

桥本氏病的最佳检测

在大部分桥本氏甲状腺炎病例中，血液检查会显示出一两类抗甲状腺抗体。TPOAb是出现最多的抗体，TgAb也经常会出现。这些抗体会远远先于TSH发生改变之前出现。

因此，TPOAb筛查在疑似甲状腺疾病的诊断中永远都是至关重要的。

误　诊

因为很多甲状腺疾病症状不甚明确，所以这些症状在初期经常会被医学界视而不见。患者得到的诊断常常是抑郁、压力过大或焦虑。为甲状腺患者开出的药是抗抑郁药或抗焦虑药，而甲状腺功能的问题则不被考虑。

推荐的甲状腺功能检查
□ TSH
□ TPOAb
□ TgAb
□ 游离 T4
□ 游离 T3
□ rT3（可选）

医学研究表明多达 1/3 的抑郁症患者在使用抗抑郁药无效后，服用 Cytomel®（三碘甲状腺原氨酸钠，一种 T3/ 甲状腺激素药物）会让他们的感觉好转。[11] 一些实际上甲状腺失衡的患者甚至被误诊为双相情感障碍或精神分裂症，并被安排住院。

除此之外，患有双相情感障碍以及抑郁和焦虑障碍的患者体内也会经常出现抗甲状腺抗体。[7] 更令人困惑的是，锂，这种用于治疗双相情感障碍的药物可能会诱发桥本氏病。[10]

较高浓度的 TPOAb 似乎和忧虑、强迫症以及焦虑有关。[4] 背后的原因可能是甲状腺激素大量涌入血流，从而导致短暂的甲状腺功能亢进，任何经历过甲亢症状的人都能告诉你这种感觉有多糟糕。焦虑、抑郁或者其他情绪障碍的人应该去检查一下自己的甲状腺功能，特别是 TPOAb。被诊断患有长期精神病的人在接受了正确的甲状腺护理后，也出现过康复的情况。[9]

预　后

根据大部分内分泌学家的说法，从甲状腺机能正常（甲状腺激素水平正常）到甲状腺功能减退的进展是不可逆的，最终的结果是甲状腺细胞的彻底毁坏，但是，有数据表明，20% 的患者的甲状腺功能可以自己恢复正常。[1,8]

这些人会恢复正常的甲状腺功能，哪怕不再使用甲状腺激素替代品。

研究显示：一旦自身免疫攻击停止，损坏的甲状腺就会重新获得再生能力。甲状腺超声波显示出甲状腺组织发生再生，而患者在接受检查时则不再有 TPOAb 呈阳性。[12]

这种再生在成年患者身上经常被忽视，因为他们被诊断为终身甲状腺功能减退，而抗体和超声波检查在初步诊断后将不会再做。

除超声波和 TPOAb 检查外，还有一种检查可以通过使用甲状腺释放激素（TRH）进行测试，如果甲状腺已经恢复，这种方法会造成 T3 和 T4 的增加。这种检查可以帮我们确定一个人是否可以停用甲状腺药物。[8]

虽然这些信息在科学文献中都是现成的，但是大部分内科医生没有尝试通过使用 TRH 来确定患者是否可以停止甲状腺药物治疗。

传统医学还没有意识到生活方式的改变有可能会减慢、停止或逆转疾病发展。这些生活方式干预将会是本书余下章节的焦点。

【本章小结】

- 甲状腺功能检查使用 TSH、游离 T3、游离 T4、TPOAb。
- 甲状腺功能恢复正常后症状有可能消失。

【 我的故事 】

　　我在被确诊为桥本氏病之前，已经被慢性疲劳综合征折磨了 7 年。一开始我把这种疲劳归咎于攻读博士学位过程中的辛苦和生活不规律。

　　但是毕业后，当我有了比较规律的生活后，我找到内科医生咨询我的疲劳感到底是怎么回事，并被告知"一切正常"。大多数人表示我可能有些抑郁。"但是我并不抑郁，我很快乐！"我总是这么回答，"我只是非常疲惫。我每晚要睡 12 个小时。"几年后，我放弃寻找原因并接受了"事实"——我需要的休息时间比我认识的所有人都要长。

　　几年后，新的症状逐渐开始出现，包括焦虑、反酸、脱发，以及不耐寒。我在加利福尼亚州南部睡觉还要盖两层毯子。

　　在一次体检后，我的 TSH 显示为 4.5 μIU/ml（正常值为 0.4～4.0），但是内科医生告诉我："你的甲状腺功能是正常的。没有必要采取任何措施。"他没有检查我的抗体。

　　第二年我又回来做体检，这一次我的 TSH 是 8 μIU/ml，只有到了这时，那位内科医生才建议我向内分泌专家咨询我的甲状腺功能。直到那时，我已经被甲减的症状折磨了 7 年之久！

"千里之行，始于足下。"

——中国谚语

第2章
恢复甲状腺激素水平

传统医学恢复正常甲状腺功能的方式是使用激素补充剂。如果我们用一个正在漏水的杯子来比喻甲状腺激素消耗，那么可以说，传统医学没有考虑漏水的源头（自身免疫损伤），它只是简单地给杯子添加更多水而已。

虽然药物治疗没有从根本上解决问题，却是改善了患者体验并扭转了甲减对身体造成损害的关键性的第一步。一个人是否应该开始服用甲状腺激素替代品主要取决于实验室检查的结果以及患者的症状。

一般来说，如果患者被认为具有亚临床甲状腺功能减退症（促甲状腺素升高但T4水平正常或偏低），内科医生不会开出甲状腺激素的药方，但是越来越多先进的内分泌专家和内科医生已经意识到在亚临床甲减症中进行甲状腺激素补充的价值，特别是针对具有甲减症状的患者来说。

除此之外，新的指导方案也建议在病情发展早期就开始补充甲状腺激素。即使 T4 水平仍然处于基准线以上。新的建议是，在亚临床甲减症中即使没有任何症状，当促甲状腺素高于 10μIU/ml 后就开始补充激素；如果有症状，当促甲状腺素处于 3 ~ 10μIU/ml 时，就开始补充激素。[10,11]

传统医学认为激素补充是终身的，这使得桥本氏病成为一种非常依赖传统医疗系统的慢性疾病，患者需要持续看内科医生、做检查，并且每日服药，在更多的甲状腺组织遭到毁坏后，还有增加用药剂量的可能。

开始服药以及任何剂量改变后的 4 ~ 8 周，患者都需要重新做甲状腺实验室检查。一旦病情稳定，患者应该每 6 ~ 12 个月检查一次，或者在出现甲状腺疾病症状后提高频次。[4]

哪种甲状腺药物最好

甲状腺激素被公认为具有非常有限的治疗指数，作为类似"金凤花姑娘"的药物，它的剂量必须恰到好处才能保证效力并防止不良药物反应的发生。甲状腺激素的剂量以微克计，1 微克是毫克的 1/1000 ！当剂量稍微多一点点时，我们就会出现甲状腺功能亢进的症状；当剂量稍微少一点点时，我们就会出现甲状腺功能减退的症状！

传统内科医生通常会开出 Synthroid® 或左甲状腺素钠，也就是合成版的 T4。因为过去质量控制方面的问题，传统医生通常不会推荐 Armour® 以及其他由动物器官制成的药品。

过去，Armour® 的各批次间曾有一些剂量上的差异，但是鉴于现在质量控制水平的提升，这种情况不太可能再次出现。Nature-Throid®（天然甲状腺片）是另一种甲状腺干粉药物，这种药从未因为T4和T3激素的不一致而被召回。虽然传统治疗方案认为，服用T3/T4混合药品并不会产生额外的益处，而T4药品是更好的选择。然而，这里面的大部分说法来自由制药公司资助的研究，而这类研究的既定方向就在于推广自己的产品。[10]

理解甲状腺的生理机制后，我相信混合型药品对于很多桥本氏病患者来说是有益的。

一些桥本氏病患者无法顺利并有效地将T4转化为T3。比如，将T4转化为T3需要锌，而你将在"消化与损耗"那一章中了解到，桥本氏病患者经常是缺锌的。

在应激情境下，T4会转化为反T3，而非T3。反T3是一种和T3有关的不活跃分子，它不具有生理活性——而只是占地方的哑弹！一旦产生了很多反T3，增加一种含有T3的混合型药品可以确保正确的激素抵达正确的受体。除此之外，很多患者反映他们在服用T3/T4混合药品后感觉更好了。

抑制T4向T3转化的因素[9]				
营养损耗	压力	衰老	酒精	肥胖
化疗	香烟	糖尿病	禁食	大豆
药物	致甲状腺肿因子	农药	辐射	外科手术
肾病和肝病	重金属	生长激素缺乏	黄体酮低	碘过量

美国国家卫生研究院作为一家政府机构（并非由制药公司的津贴资助）做了一个临床试验，为的是观察甲状腺干粉疗法是否优于

单纯的 T4[8]。这项研究的作者总结："干甲状腺提取物（DTE）疗法并未产生生活品质的明显提升；但是 DTE 引起了一定程度的体重下降，而且研究中近半数（48.6%）的患者表示自己更倾向于 DTE，而非 1-T4（左甲状腺素）。DTE 疗法对于一部分甲状腺功能减退的患者可能更有意义"。[13]

甲状腺激素疗法应该因人而异。一些人反映在使用天然干粉激素后的感觉更好，另一些人则对复合型药物更加青睐，其他人则可能更喜欢使用 Synthroid® 或另一版本的合成 T4。

一些患者可能在道德上反对使用由动物制成的药品，比如 Armour®。复合型 T3/T4 提供了另一种选择。这些药物的好处还包括不使用诸如乳糖或麸质这样的补充剂，这些物质会出现在某些甲状腺药物中，对于甲状腺患者来说可能会造成问题（你将在"肠"那一章了解到）。然而复合型 T3/T4 药品需要由经过特殊训练的配制药剂师来配制。这些复合物会比一般药品贵得多而且可能需要冷藏保存才能保持活性。

一些天然甲状腺药物的支持者认为动物的腺体干粉可能是最好的选择，因为这些药物里同样也含有微量的 T1 和 T2，而这些成分可能具有尚未被发现的生物功能。

与此相对的是，亚历山大·哈斯凯尔医生 [Dr. Alexander Haskell，《桥本氏病之希望》（Hope for Hashimoto's）的作者] 以及马克·斯塔尔医生 [Dr. Mark Starr，《2 型甲减》（Hypothyroidism Type II）的作者] 反映，对于某些患者来说，来自动物甲状腺的天然甲状腺配方，比如 Armour®，可能会使自身免疫攻击持续下去，因为这种药物中含有甲状腺球蛋白和甲状腺过氧化物酶，他们只向桥本氏病患者推荐复合和合成的甲状腺药物。[6,7]

　　如果有人在服用甲状腺干粉后先是感觉好转然后又变糟，或是出现了甲状腺抗氧化物酶抗体增加的情况，那么转而服用复合型 T3/T4 药物可能会有帮助。另一些人反映，把甲状腺干粉的剂量增加到抑制水平将会减少对抗体的影响。抑制级的剂量从根本上使我们的甲状腺进入睡眠状态，而我们需要的所有激素都可以从药物中获得。

复合型 T3/T4

　　甲状腺复合物配制的生理学比例通常和 Armour® 相同，但是内科医生也可以选择改变 T3/T4 的剂量，因为配制药剂师是完全从零开始制作这种药物的。

　　T3/T4 的好处是在制作过程中避免了任何令人无法耐受的填充剂，而且这种药物不会增加自体免疫性。大多数 T3/T4 复合物都是速释型的，就像 Armour® 一样，但是配制药剂师也可以做出缓释型药物。一些专业人士推荐缓释配方，这样激素就可以在一天中持续释放，但是有肠道问题的桥本氏病患者可能无法完全吸收这类配方。

　　T3/T4 复合物的缺点在于，经过特殊训练的配制药剂师才能制作这种药物，而且还需要一定时间来准备。除此之外，并非所有配制药剂师都是相同的，准备精确剂量的复合型甲状腺药物需要专业化的过程。于是，患者可能要东奔西走才能找到一位配制药剂师。

　　你需要问你的配制药剂师的问题是：

　　你使用哪类填充剂？

　　原料是什么？

　　这种复合物是缓释的还是速释的？

其他选择

Nature-Throid®、Westhroid-P® 以及 Tirosint® 是其他一些不易引发过敏的选择。甲状腺激素治疗有很多选择。每个人都应该和一位视野开阔的内科医生一起来寻找最适合自己的甲状腺药物。

表 2-1　甲状腺药物 [1,2,4]

品牌名称（通用名称）	描述
Armour® Nature-Throid® Westhroid-P® NP Thyroid® （甲状腺美国药典）	猪甲状腺干粉 T3/T4 复合物 模仿 80%T4 和 20%T3 的生物比例，T4：T3 比例为 4：1 可能还含有甲状腺抗氧化物酶和甲状腺球蛋白，这些成分可能会使某些人的自身免疫攻击持续进行
Proloid®（甲状腺球蛋白）	部分精炼的猪甲状腺球蛋白 T4：T3 比例为 2.5：1
Synthroid®，Levothyroid®，Levoxyl®，Thyro-Tabs®，Unithroid®（左甲状腺素）	合成 T4 产品的吸收不尽相同 不应在品牌 / 药物间来回切换
Cytomel®（碘塞罗宁）	合成 T3
Liotrix®（三碘合剂制剂）	合成 T4：T3 比例为 4：1（在写作本书时处于长期延期交货阶段；www.thyrolar.com）
复合型甲状腺	量身定做的剂量，独一无二的 T3/T4 比例，并且不含有引发过敏的填充物，这种药物可以由专业配制药剂师制作。可以做成速释型或缓释型配方。缓释型产品可能更难以吸收
Tirosint®	T4 配方的新型液体椭圆胶丸，只含有甘油、明胶以及水

药物治疗的目的

药物治疗的目的是缓解症状，并把促甲状腺素、游离T4以及游离T3控制在正常范围内。大多数内分泌专家认为"正常"的促甲状腺素就是参考范围，但很多患者反映自己感觉"就像树懒一样"，而同时他们的促甲状腺素却是"正常"的2.5μIU/L！有些人可能需要提高剂量，直到促甲状腺素低于或等于1μIU/L。

含有T3的甲状腺药物，诸如Armour®、复合型T3/T4、Thyrolar®以及Cytomel®会扰乱甲状腺功能检查结果。在检查甲状腺功能时，应该在每日服药之前进行检查。因为这类药物通常都是在早晨服用的，患者需要延迟检查日当天的药物服用，直到验血结束。

药　量

通常患者会从服用低剂量的甲状腺药物开始，然后逐渐加量直到促甲状腺素、游离T4以及游离T3水平变得正常。这是为了避免身体因为突如其来的改变而受到冲击并确定患者所需的合适药量。在开始服用起始剂量后，要在4～6周后再次测量促甲状腺素和游离T3/T4水平，观察检查结果是否有改善。如果实验室范围仍然没有达到目标，就要增加剂量，而检查还要继续重复。

Synthroid®（左甲状腺素钠）：每日1.7微克/千克体重，每4～6周剂量增加25微克。

Armour®，复合型T3/T4：开始是30毫克；每6周增加15毫克。

Nature-Throid®：开始是32.6毫克，每6周增加16.25毫克。

甲状腺药物间的切换

虽然从 Armour® 到复合型 T3/T4，剂量转化可能是 1∶1 的，但是你得到的药量仍然可能存在差异，所以，更换甲状腺药物之后，一定要在 4～6 周后重复进行实验室检查，以确保你的身体适应得很好。

表 2-2　甲状腺药物剂量转化[1,2,4]

药物名称	Armour®, 复合型 T3/T4	Nature-Throid®	Cytomel®	Synthroid® （左甲状腺素钠）
等效剂量	¼ 粒（15 毫克）	¼ 粒（16.25 毫克）	–	25 微克
等效剂量	½ 粒（30 毫克）	½ 粒（32.5 毫克）	12.5 微克	50 微克（0.05 毫克）
等效剂量	1 粒（60 毫克）	1 粒（65 毫克）	25 微克	100 微克（0.1 毫克）
等效剂量	1½ 粒（90 毫克）	1½ 粒（97.5 毫克）	37.5 微克	150 微克（0.15 毫克）
等效剂量	2 粒（120 毫克）	2 粒（130 毫克）	50 微克	200 微克（0.2 毫克）
等效剂量	3 粒（180 毫克）	3 粒（195 毫克）	75 微克	300 微克（0.3 毫克）

其他传统治疗方法

类固醇曾被用于抑制免疫作用，但是停药后抗体和甲状腺功能不全的问题又会卷土重来。氯喹是一种抗疟疾药物，它同时也被用于风湿性关节炎和癌症的治疗，这种药已被证明可以减少抗甲状腺抗体。医生不推荐使用这种药是因为它具有毒性。

对于甲状腺痛感极强的案例，外科手术也是选择之一。这种手术会移除整个甲状腺，而患者将终身使用甲状腺激素替代品。[3,4]

药物治疗是终身的吗

我想说在最前面的是，药物是对付桥本氏病的神兵利器，而且在我们发掘自身免疫甲状腺炎的成因时，药物会为我们带来极大的好处。

虽然桥本氏病有20%的自然恢复率，但是大部分内科医生会告诉自己的患者需要终身服用补充剂。也许让某人终身服药比一边做检查一边试图降低药量更简单，也更便宜。在某些案例中，一个人甚至可能会变成甲状腺功能亢进患者，这种情况下，药物剂量将不得不降低。在其他情况下，因为激素反馈，药物已成为我们生理机能的一部分，内部激素合成关闭，因为已经有足够的补充激素在体内循环，而这时候我们就需要做TRH检查来确定甲状腺功能是否已经恢复。

生活方式干预也可以帮助我们减少甲状腺抗氧化物酶抗体、逆转甲减和桥本氏病，同时预防其他疾病，并且会让大多数人感觉更好。当自身免疫攻击停止、甲状腺激素再生时，一些人即可以减少甚至摆脱对甲状腺药物的需求。

药物治疗与生活方式干预

对于那些已经服用甲状腺补充剂的人来说，请谨记：一定不要突然停药。突如其来的停药会造成严重的甲减症状并导致促甲状腺素快速增加，从而对甲状腺造成更大伤害。逐渐减少药量的做法是必要的，且须在内科医生的监督下进行。

我知道有一些人拒绝服用甲状腺药物，并且认为服用药物就代表放弃！但事实并非如此！你可以把药物看成战胜桥本氏病的工具之一。在我们努力解决问题时，可以用药物让自己感觉更好。

不要把药物看成无期徒刑，很多情况下，一旦你堵住了身体中的"漏水点"（导致甲状腺出现自身免疫损伤），或许就可以摆脱药物的束缚。如果你的促甲状腺素长时间保持较高水平，那么你身体的其余部分就会受到很大伤害，而且你的恢复也会受到阻碍。

总而言之，如果你的促甲状腺素偏高或者具有甲状腺疾病症状，你就需要服用甲状腺药物。在寻找病症根源的过程中，你完全没有必要受苦。优化药物治疗是桥本氏病患者改善自己生活的第一步。

【本章小结】

- 如果你出现甲减症状，在开始服用或变更甲状腺药物药量前，请与你的医生讨论。
- 复合型 T3/T4 药物可能对许多人有效。
- 在开始服用天然甲状腺干粉后，重新检查甲状腺抗氧化物酶抗体水平。

"自身免疫疾病：唯一强悍到足以把我撂倒的东西就是我自己。"

第3章

什么是自身免疫病

简而言之，自身免疫意味着一个人自身的免疫系统错把正常出现的生理作用看成外部入侵者，并袭击自己。桥本氏甲状腺炎是第一种被医学界所承认的自身免疫疾病。你可能听过甲状腺功能减退症被形容为甲状腺"懒惰"或"不活跃"。人们认为只有老年人才会出现这种病症，但是对于自身免疫型甲状腺功能减退来说，情况并非如此。甲状腺需要加班加点才能生产出充足的激素，而免疫系统却会逐渐破坏甲状腺。问题并不出在甲状腺的表现上，而出在免疫系统上。

简单来说，这个理论是这样的：

（1）甲状腺细胞是被某种触发因素损坏的，如碘、氟化物、病毒感染等；

（2）濒死的甲状腺细胞发送压力信号；

（3）免疫细胞进入以"拯救"甲状腺免受攻击者侵袭；

（4）免疫细胞转而攻击甲状腺；

（5）甲状腺细胞发生更多损坏；

（6）身体没有资源再生甲状腺细胞；

（7）甲状腺无法再产生足够的激素。

"完美风暴"

导致自身免疫问题出现的不是单一事件，而是以正确的顺序发生的一系列事件的"完美风暴"，或者说能够发展出自身免疫问题的"完美情境"。

最近一位美国研究者阿莱西奥·法萨诺（Alessio Fasano）在自身免疫方面有了令人振奋的进展。法萨诺医生和他的同事提出必须存在三种因素，自身免疫问题才会出现：

（1）胃肠道中环境触发因子的遗传易感性；

（2）抗原暴露（触发因子）；

（3）肠道通透性。

肠道通透性和诱因会导致免疫系统失衡，从而导致身体无法分辨自身和外部入侵者。[1, 2]

肠道通透性为什么会和自身免疫失调有关

你的肠道表面积相当于一座网球场那么大，是免疫细胞最多的地方，而且其上面的神经元数量和你的脊髓一样多。

　　研究者们已经发现除消化和吸收营养外，肠道还负责把环境中具有潜在危险的物质拒之于身体之外。特别是肠壁，我们最近发现肠壁还有防止身体把自身识别为外部抗原的功能。

　　当肠壁变得更具有通透性，身体就失去了识别良性物质——比如我们自己的细胞以及我们所吃的食物——的能力，而是把它们当作细菌和病毒等外来入侵者对待。

　　连蛋白是最近发现的一种人类蛋白，它可以可逆地增加肠道通透性。这种蛋白会在患有自身免疫疾病——如风湿性关节炎、桥本氏病、多发性硬化症、1型糖尿病，以及乳糜泻——的人身上大量出现。[1,2]

诱因是如何起作用的

　　我们先以诱因碘为例。

　　碘进入细胞后，甲状腺过氧化物酶（TPO）这种把碘负离子氧化为碘的酶，就被释放出来，为的是让碘附着到甲状腺球蛋白中的酪氨酸残基上，从而形成甲状腺激素（具体细节请参阅"甲状腺基本知识"一章）。[3]

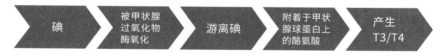

图3-1　甲状腺激素的生成

　　在正常甲状腺细胞中，抗氧化剂谷胱甘肽过氧化物酶会中和过氧化氢，从而防止甲状腺细胞受到损害。这种抗氧化剂是由谷胱甘肽和硒组成的。而必要物质的缺失（如谷胱甘肽和硒）很有可能就是桥本氏病的诱因。

以下机制解释了为什么碘的增加会导致免疫系统问题：

（1）碘化物进入血液。

（2）碘负离子被甲状腺过氧化物酶氧化为碘。

（3）氧化过程中形成氧自由基。

（4）在没有硒的情况下，自由基不会被中和，而会对甲状腺细胞造成伤害。

（5）为了修复损伤，淋巴细胞（一种白细胞）渗入甲状腺组织，产生甲状腺炎症。

（6）炎症导致甲状腺组织被进一步破坏。

（7）更多白细胞渗入甲状腺。

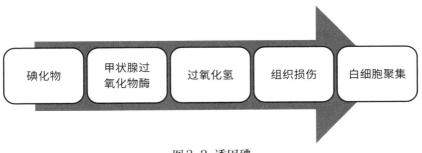

图3-2　诱因碘

我们免疫系统的演化目标是保护我们不受外来入侵者的伤害。当甲状腺过氧化物酶表达造成氧化损伤时，我们的免疫系统就会将其视为敌人。一旦免疫系统认定了一个敌人，就会形成抗体来抵御外敌。在桥本氏病的情况下，目标就是甲状腺过氧化物酶。

甲状腺过氧化物酶抗体（TPOAb）就是在这种甲状腺损伤下产生的。这些抗体会激活免疫系统，从而导致一场倾巢而出的"截杀"行动。

为了把入侵者清除出身体，免疫系统随后发动攻击，不幸的是，在这种情况下，免疫细胞的攻击对象其实是健康的甲状腺组织。

桥本氏病被归类为Ⅳ型超敏反应，也就是迟发型超敏反应（"自我过敏"）。和其他类型免疫反应不同的是，对甲状腺组织的损害并没有以抗体为媒介，而是由抗体在甲状腺细胞上留下"标记"，再由针对抗原的细胞毒性T淋巴细胞对甲状腺细胞发动攻击。[5, 6]

淋巴细胞开始进入甲状腺，并进行破坏，导致瘢痕并进一步造成甲状腺激素生成能力降低。

甲状腺过氧化物酶只要表达，甲状腺过氧化物酶抗体的生成就会使作用在甲状腺上的攻击持续下去。只要甲状腺过氧化物酶还在，这些抗体就会持续生成下去，并最终导致甲状腺组织上出现大量瘢痕，以至于甲状腺不能够再生产出足够的激素。超过90%的桥本氏病患者体内有TPOAb。[6]

除此之外，抗体也会针对甲状腺球蛋白而生成，这种蛋白是甲状腺激素生成路径中的媒介。碘在甲状腺球蛋白中依附于酪氨酸残基，并形成一种新的分子。如果有碘存在，免疫系统就会更容易发现甲状腺球蛋白，甚至有人认为，过量的碘可能会造成"突变的"甲状腺球蛋白分子，而免疫细胞会特别针对这种细胞发起攻击。甲状腺球蛋白还是甲状腺激素的存储分子，于是碘的摄入实际上可能会引发甲状腺功能亢进症的甲状腺毒性发作，从而导致心悸、焦虑，以及躁动，因为存储细胞遭到破坏，而其中存储的甲状腺激素外溢了出来。80%桥本氏病患者体内有TgAb。[6]

总体上说，所有指向甲状腺进程的抗体都被称为微粒体抗体，但是这个词有时也被用来指代甲状腺过氧化物酶抗体，特别是在讨论不同类型的抗体时。这些抗体属于免疫球蛋白G（IgG）型抗体，它们的作用还包括消灭感染以及造成迟发型食物过敏症。

最开始时，自反应自身抗体在引流淋巴结中生成，但是随后可能被转移到甲状腺肿中。

在桥本氏病中，抗体是针对甲状腺过氧化物酶或甲状腺球蛋白生成的。大多数患者会有一种或两种抗体数量升高，反映出活跃的免疫系统攻击。

抗体是自身免疫活动的指标——抗体越多，发生的甲状腺损伤就越多。不同的实验室对抗体有不同的范围界定。总体来说，甲状腺过氧化物酶抗体超过 30 kU/L 就符合桥本氏病的标准，超过 500 kU/L 代表抗体具有攻击性，而低于 100 kU/L 则代表罹患甲减的风险降低。

在甲状腺过氧化物酶抗体升高的情况下服用碘就像是"火上浇油"，因为这样做会加剧桥本氏病的症状并导致抗体增加。最为兼容并包的桥本氏病专家建议避免或减少碘摄入，直到甲状腺过氧化物酶抗体不再升高，或低于 100 kU/L。

降低自身免疫

人们曾经一度认为，一旦自身免疫被激活，持续接触环境诱因将与该作用无关，自身免疫进程可以自我维持并且不可逆转。

但是，自身免疫的实际案例已经驳斥了该理论中的"不可逆"。事实证明：持续的环境诱因是维持这个进程的必要条件。这就意味着一旦诱因消除，自身免疫作用就可以停止并发生逆转。乳糜泻就是其中的一个例子，在这种自身免疫病症中我们鉴别出了一种环境诱因——麸质。在大部分典型的乳糜泻病例中，当环境诱因（麸质）被剔除后，所有症状就都消除了。

表3-1　甲状腺进程阿姆斯特丹（THEA）指数[4]

THEA指数可以帮助那些体内有甲状腺过氧化物酶抗体以及亲属中患有甲状腺疾病的人估算在5年内罹患甲减的风险。注意：抗体量越高，罹患甲减的风险就越大。

甲减进程

特　征	甲减进程
促甲状腺激素（TSH），mIU/L	
＜0.4	0
0.4～2.0	0
＞2.0～4.0	3
＞4.0～5.7	6
＞5.7	9
甲状腺抗氧化物酶抗体（TPOAb），kU/L	
≤100	0
＞100～1000	3
＞1000～10 000	6
＞10 000	9
家庭背景	
2位亲属患有格氏病/弥漫性毒性甲状腺肿	0
2位亲属患有桥本氏病	3
最高THEA指数	21

指数解读

指　数	风险等级	5年内罹患甲减的风险
0～7	低	1.6%
8～10	中	12.2%
11～15	高	30.8%
16～21	很高	85.7%

根据Strieder TGA, Tijssen JGP, Wenzel BE, Endert E, Wiersinga WM的研究改编。根据甲状腺进程阿姆斯特丹（THEA）指数预测自身免疫型甲状腺疾病患者的女性亲属向显性甲状腺功能减退症或甲状腺功能亢进症的发展。《内科学文献》，第168卷（第15号），2008年8月11-25日。

抗体记忆

免疫球蛋白 G 类抗体的半衰期为 21 天，它留在免疫细胞周围的时间一般为 2～3 个月。这类抗体需要以抗原形式出现的持续"提醒"，只有这样，它们才会继续产生。如果抗原被移除，抗体也会消失。要想抗体完全遗忘抗原，所需时间为 9～12 个月。[5]

要想抗体忘记甲状腺，必须满足以下条件：

（1）甲状腺不再表达甲状腺过氧化物酶；

（2）甲状腺细胞没有受损并且可以再生；

（3）没有类似甲状腺过氧化物酶的物质（整腺胶囊、麸质、感染、其他诱因）；

（4）免疫系统平衡；

（5）自身免疫细胞被假目标所迷惑。

有一些条件简单而易于实现，其他的则需要一些时间……

甲状腺会因为两个原因而停止表达甲状腺过氧化物酶。其一是甲状腺的毁灭，这是我们不希望的；其二是甲状腺受到抑制。通过限制碘摄入并服用甲状腺补充剂让促甲状腺激素达到 1mIU/L 左右时，甲状腺抑制就会出现。这个过程可能需要 3 个月。

在自身免疫病症中，传统和替代医学从业者都会关注如何让免疫系统再次取得平衡（传统医学中的类固醇和免疫调节药物，替代医学中的药草、补充剂或针灸）。

虽然这种方法可能有益于在短期内控制免疫系统，或遏制自身免疫情况突发，但是这通常只是暂时的解决方案，一旦药物、针灸，以及药草和补充剂停止，如果导致免疫系统失衡的根本问题没有解决，免疫系统可能会再次失衡。所以我们可以说，免疫调节方法治标不治本。

既然我们无法改变基因，那么解决桥本氏病根源的方法就分为三个方面：

（1）减少诱因；

（2）消除肠道通透性；

（3）为身体提供再生的营养。

鉴别并消除诱因和毒素可能需要几周到几个月的时间。为甲状腺提供重建和解毒所需要的营养可能需要3～6个月。

通过解决自身免疫问题的根源（肠道通透性、肠道失调、感染）来使免疫系统再获平衡可能需要1～3年的时间，但是与此同时，我们可以调节免疫系统并为我们的甲状腺抗体提供一个假目标。

促甲状腺素PMG：诱饵

促甲状腺素PMG是一种补充剂，它可以把循环系统中的抗体中和为甲状腺过氧化物酶和甲状腺球蛋白。在桥本氏病中，濒死的甲状腺细胞发送的压力信号会让白细胞吸附到甲状腺上。

促甲状腺素PMG是一种模仿压力信号的牛甲状腺提取物，它可以迷惑抗体和白细胞。于是抗体就会被吸引到PMG提取物上，而非攻击甲状腺组织。这就给了甲状腺在攻击下喘息的机会，使其可以再生。促甲状腺素PMG不像很多整腺胶囊产品一样含有甲状腺过氧化物酶或甲状腺球蛋白，所以它不会引发针对甲状腺的自身免疫反应。[7]

　　在你努力寻找并治疗桥本氏病根源以及相关诱因的过程中，这种补充剂是另一种可以用来帮助甲状腺恢复功能的工具。

　　推荐大家在开始使用这种补充剂后进行抗体检查。

【本章小结】

- 桥本氏病是一种自身免疫病症，抗体的攻击目标是甲状腺。

- 基因、诱因，以及肠道通透性缺一不可，这样的"完美风暴"才会导致桥本氏病。

- 免疫调节只是临时解决方案。

- 遏制桥本氏病的方法包括三个方面：移除诱因、降低肠道通透性，并为甲状腺提供营养。这个过程需要3个月到3年的时间。

- 在我们努力攻克疾病根源时，促甲状腺素PMG可以充当吸引甲状腺抗体的诱饵。

第二部分 | 找到你问题的根源
Finding Your Root Cause

"无论你认为自己是行还是不行，你都是对的。"

——亨利·福特（Henry Ford）

第4章
找到你问题的根源

我写作本书的目的是指导其他桥本氏病患者找到病症的根源并进行治疗，这一切的基础就是我为战胜自己的疾病而做的研究。我笃信患者的赋权和自我管理，作为医学专业人士，我最为自豪的一点就是有机会可以教其他人照顾自己及其家人的方法。

虽然你在自己的康复之路上可能需要各种医疗专业人士的服务，但是好转的动力以及提问的精神始终来自你自身。毕竟，你比其他任何人都更了解自己。

除此之外，虽然有一些治疗桥本氏病的医疗专业人士学识甚广，但是在读完本书后，你很有可能比他们中的大多数人更了解你的病症。我希望这些信息会让你成为你自己医疗团队的核心人物！

一些医学专家会说一旦得了桥本氏病不可能恢复正常的甲状腺功能，但这并不是事实。他们只是不知道要如何做而已。每天都有人从桥本氏病中恢复过来，一些人的康复发生在意料之外，另一些人的康复则是自己动手实现的。

本书会给你可以自己动手的工具，帮你找到桥本氏病的根源，从而借助治疗得到康复！

桥本氏病到底是怎么回事

桥本氏病是一种复杂的病症，有很多需要我们逐步阐明的层次。虽然传统医学会把每个人体系统都看成一个单独的类别，而且只关心甲状腺生成甲状腺激素的能力，但是桥本氏病并不仅仅是甲状腺功能减退。

我们的甲状腺是复杂人体系统的一部分，它并不是独立存在于真空中的。

除我们在第1章中讨论过的"典型"甲减症状外，桥本氏病患者经常会出现反酸、营养不良、贫血、肠道通透性增加、食物过敏、肠道失调，以及低血糖等症状。

于是身体被困在免疫系统超载、肾上腺功能不全、肠道菌群失调、消化不良、炎症、甲状腺激素释放异常的长期状态中。

这些改变可能会导致桥本氏病的常见症状，包括焦虑、抑郁，以及慢性疲劳。

这种循环在正向反馈环中相互关联并自我加强，于是这种周期自我维持并延续下去，从而导致越来越多的症状出现，直到外部因素介入并打破这个循环。

不幸的是，只是增添甲状腺补充剂并不会使大部分甲状腺患者完全康复。除此之外，单单支援甲状腺可能会削弱肾上腺和免疫平衡，从而反过来为恶性循环提供动力。所以每种干预都需要抵消，从而保证我们不会在不经意间导致身体另一部分的失衡。

　　本书所讨论的生活方式干预，目标是一点点瓦解这种恶性循环。我们从最简单的调节开始，通过移除诱因并修复其他破损系统（目的是恢复平衡）让身体实现自愈。

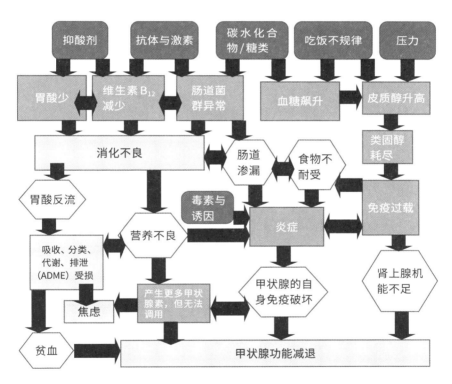

桥本氏病是由一连串复杂事件组成的，疾病通过反馈环不断加强自身。这种恶性循环将会依赖其自身动力持续下去，直到外部因素进行干预并打破循环。

图4-1　桥本氏甲状腺炎：恶性循环

图片由药学博士、美国临床病理学会专家会员 Izabella Wentz 提供

如何找到你的路径

"每次击打都会让你离全垒打更近。"——贝比·鲁斯（Babe Ruth）

从任何慢性疾病中恢复过来并走向健康，都是一趟旅程。你可能会在成功前跌倒。我自己就曾在几年间跌跌撞撞，最终才找到适合我自己的治疗方法。

不要放弃，DIG AT IT！

你如何才能找到自己甲状腺病症的根源？你必须DIG AT IT（挖掘它）。只有这样做，你才会知道应该做出什么样的改变来让自己感觉更好。

缩写词DIG AT IT所代表的是：

D：消耗、消化（Depletions, Digestion）

I：碘、炎症、感染、免疫失衡（Iodine, Inflammation, Infection, Immune Imbalance）

G：肠道、麸质（Gut, Gluten）

A：肾上腺、碱性磷酸酶（Adrenals, Alkaline Phosphatase）

T：诱因（Triggers）

I：不耐受（Intolerances）

T：毒素（Toxins）

当你读到上面标题所对应的章节时，特别要注意测验和评估部分，这样做的目的是确定导致你患上桥本氏病的是哪类危险因素。

　　然后你就可以创造自己的健康时间表。这张时间表应该包括你的整个健康史，一直追溯到你有记忆的时候。感染、压力巨大的时期、对药物的使用（特别是抗生素、制酸剂，以及口服避孕药）、事故，以及和毒性物质的接触（特别需要注意）。

　　标出可能会导致你疾病的事件。

　　在完成时间表之后，你就可以接受检查、治疗，并逐步实现本书"如何痊愈"那部分所讲的内容。

　　我在附录中提供了一个健康时间表的例子给你参考。

　　除此之外，在你开始进行干预时，应该坚持写日志，记录不同生活方式选择对你的健康和心情造成的影响。像下面这样的简单记录可能会很有效：

　　（1）让我感觉更好的东西；
　　（2）让我感觉更糟的东西。

　　这样你就可以根据自己的需求和个性制订自己的治愈计划了。

　　本书是根据不同身体器官来划分的，为的是让内容更有条理，避免让读者一股脑儿接触太多生理学和生物学的信息，但是切记：一定要时刻关注整体情况。我们的身体是一个完整的系统——要想把身体的一部分孤立出来却不影响其他部分是不可能的。

【本章小结】

　　• DIG AT IT，找到桥本氏病的根源并进行治疗。

"糟糕的消化是万恶之源。"

——希波克拉底（Hippocrates）

第5章
消化与损耗

我们在桥本氏病中了解到，就像所有自身免疫病一样，问题在于免疫系统，而不在甲状腺。

事实上，在大多数桥本氏病病例中，甲状腺为了满足对甲状腺激素的需求，需要加班加点工作，但另一边却要受到免疫系统的攻击。

自身免疫问题可能有一部分是因营养损耗而引发的，而营养损耗可能是甲状腺细胞周转增加所造成的。

这里还要提醒一句，大多数替代医学从业者提倡的"甲状腺支援"配方虽然承诺修复"懈怠的甲状腺"，但是并不会治愈自身免疫型甲状腺疾病，而依赖于这种活性成分可能会导致情况的恶化。

有一些营养对于甲状腺功能至关重要，而其他营养则是正常的免疫系统、肝脏、肠，以及肾上腺功能所需要的，所以营养损耗可能会直接或间接导致甲状腺功能受损。

与此相比，其他营养的过剩可能会使自身免疫型甲状腺保持下去。

明智的营养补充对身体有益，不仅能改善甲状腺功能，还能减少甲状腺过氧化物酶抗体（TPO）。

下面这些有益的生活方式干预将在本章中进行详细讨论：

- 营养损耗的原因
- 甲状腺激素对消化的影响
- 解决营养损耗问题
- 硒
- 乙酰半胱氨酸（谷胱甘肽）

营养损耗的原因

为什么我们会有营养损耗

出现在我们渴望舒适、不顾健康的现代生活方式中的各种物质都会对我们的营养水平造成深远的影响。

传统农业与有机农业

传统商业耕作方法降低了我们的营养摄入，因为蔬菜和水果都要从土地中吸收养分。

传统农作物是在合成肥料、合成农药的陪伴下成长的，而且一茬又一茬一直种植在同一块田地上，于是土地变得贫瘠。（如果你住在美国中西部，就会开车经过已经在一个地方存在了几十年的玉米地。）

水果和蔬菜只有在成熟之前采摘下来才能适应全国范围内的运输。这样就使得水果和蔬菜要过早离开已经贫瘠的土地。

与此相对的是，有机农业会轮转农作物、用天然肥料给土地施肥（如堆肥），并且依赖于自然杀虫剂（比如把害虫的天敌引入农场）。

有机农夫还会在蔬菜成熟时进行采摘，而这些蔬菜中的营养也被证明是更为丰富的。一项研究发现，一些有机蔬菜所含有的营养要比传统方法种植的相同蔬菜高出约90%。

食品加工

我们的食物加工方式也会带走很多本应存在的营养。以小麦为例。小麦最初是由淀粉、营养丰富的麸皮，以及胚芽组成的小麦粒。麸皮和胚芽被去掉后只剩下淀粉，也就是所谓的"面粉"。为了更美观，面粉接下来还会被漂白。然后加入几种合成维生素B、铁，以及叶酸。

面包、谷类食品、华夫饼、卷饼、三明治、面食、饼干，以及大多数加工食品中都含有加工小麦制品，它们是标准美国饮食（SAD）的基础，却缺乏营养。

只要人们食用这些产品，他们的身体实际上就会失去营养，而不是得到营养！

更糟的是，小麦制品中还含有麸质，这种蛋白质对许多人来说有毒，而且与许多自身免疫性疾病有关，特别是桥本氏病。

方便之殇

标准美国饮食中的传统食物，缺乏营养物质且充满空热量，这些食物让我们营养不足。

此外，高碳水化合物饮食、口服避孕药、抗生素，以及抑酸剂也改变了我们肠道中的细菌类型。这些细菌负责从我们的食物中提取维生素，同时在我们的肠道内维持稳定。（更多关于这方面的内容请参看"免疫失衡"和"肠道"两章。）

你喜欢番茄吗

商业种植者在番茄还是绿色的时候采摘，在把它们送到不同的商店出售之前，先用乙烯气体（一种加速成熟的激素）喷洒它们。这会使番茄看起来非常漂亮且鲜红，但品尝起来就像（承认吧）橡胶浆液。

我在波兰长大，那里有机耕作非常普遍，我从小吃的是我祖母花园里的番茄。当我们来到美国的时候，我母亲继承了这个传统，开始在我们位于芝加哥郊外的小后院种番茄。

我还记得当我的美国朋友看到我吃番茄"像吃苹果一样"时，有多么惊讶。"你怎么能那样吃番茄？"他们很震惊！但是他们一尝我母亲自种的番茄，就明白了。如果你认为你不喜欢番茄，试试当地农贸市场上卖的土生土长的番茄吧。

药剂和损耗

抑酸剂[3, 4]

药品类别	营养消耗
抑酸剂： 原子泵抑制剂（PPI），常用名： 泮托拉唑，雷贝拉唑、奥美拉唑、埃索美拉唑 H2受体拮抗剂，常用名：法莫替丁、Pepcid®	有益菌群、胡萝卜素、硼、钙、铬、铜、消化酸、叶酸、铁、磷、硒、硫胺素、维生素 B_{12}、维生素C、维生素D、维生素E、维生素K、锌

几乎每个人都认识有胃酸反流问题的人。这种情况在桥本氏病患者中也很常见。

为什么？我们每天都在往嘴里塞加工过的小麦制品、没有天然酶的巴氏杀菌乳制品，以及更多的"垃圾""垃圾"和"垃圾"。我们的消化系统试图告诉我们："不要再喂我这些垃圾了，给我一些真正的食物。"

但是我们的现代社会对我们的身体做了什么呢？给一颗药丸，让身体闭嘴。我们把数十亿美元花在抗酸的非处方药以及抑酸的处方药上。2010年，质子泵抑酸剂，如埃索美拉唑、奥美拉唑，以及兰索拉唑这样的抑酸药物，是美国销量第三高的药品类别，年销售额达139亿美元。

正如这个名字所暗示的那样，抑酸剂会抑制我们的胃产生胃酸。但是，胃酸是分解食物（特别是蛋白质）所必需的。

我认为胃酸反流，在大多数情况下，是一个信号：你没有充分喂饱你的身体。也许，你正在吃一种让你不能忍受的食物（请参阅

"不耐受"一章了解更多相关信息）。

事实上，大多数有胃酸反流问题的人的胃酸是偏低，而非偏高。维生素 B_{12} 的损耗往往是酸生产不足的原因。此外，抑制胃酸会使我们无法从食物中提取铁和维生素 B_{12}，导致另一种恶性循环，从而造成其他消化问题、贫血、脱发，甚至神经问题。

使用质子泵抑制剂和其他抑酸剂的治疗方法最近受到了美国食品药品监督管理局的审查，因为这些药物增加了骨折的风险，而且人们对这种药物的需求也受到了质疑。

大多数人不应该长期使用质子泵抑制剂。当然，某些情况下可能有正当的理由需要服用药物来抑制酸的分泌，例如在医院治疗出血性消化溃疡时。然而，各界似乎一致认为质子泵抑制剂在胃食管反流病上被过度使用了，即使这是该药物最常见的用途。如果你不再想通过服药来解决"想吃什么就吃什么"的问题，并愿意探究你实际上正在经历这些症状的原因，那么你的总体健康状况将会大大改善。

对于停用质子泵抑制剂的提示：如果突然停止使用这些药物，会导致胃酸问题的反弹。在你寻找替代品时，建议逐渐减少药物的使用。例如，如果你每天服用两片药，那就改成每天服用一片，持续一周，然后再改成每隔一天服用一次。

当你开始停止使用质子泵抑制剂时，也可以将药物过渡到 Pepcid®（法莫替丁）上。Pepcid® 是另一种不会引起反弹的酸阻滞剂。虽然它比质子泵抑制剂更可取，但仍不适合长期用于胃食管反流病。在搞清自己的饮食习惯一两个星期后，你将可以逐渐减少对 Pepcid® 的使用。

瑜伽修行者的生姜茶有助于解决胃酸反流问题，并在过渡时期发挥作用。

你有胃酸反流问题吗

我的故事来自www.thyroidrootcause.org博客

我也有。从慢性咳嗽、疼痛、灼烧、窒息的感觉开始……我尝试了各种可能的非处方药……我看了我的初级保健医生、过敏医生、胃肠病学医生、耳鼻喉医生，最后还吃了一次钡餐，吞下了那种恶心的粉笔一样的物质……结果表明：我患有滑动性食管裂孔疝并伴有自发性反流。

我喝了几加仑的牛奶来缓解这种灼烧感。我喝过几瓶胃能达，而且身边总是有一瓶抗酸剂。我试过埃索美拉唑、奥美拉唑、雷贝拉唑、法莫替丁，甚至考虑过做手术。然而胃酸反流还在继续。

我几乎坐着睡了3年。3年来，我一直避免红酒、番茄汁、橙子，以及其他所有"酸性"食物。然而胃酸反流还在继续。

我没有放弃……而是走了一条全面路线……我试图从按摩师那里得到调整，把我的裂孔疝推回去。我尝试用瑜伽来放松自己，尝试过姜茶，戒掉咖啡因，吃了更多的镁。然而胃酸反流还是没有停止……

然后，就在我几乎放弃并认为自己将一直不得不忍受它的时候……我在饮食习惯上做了一点儿改变，我以为这点儿改变永远都不会造成任何影响，然而就是这一点，让我在做出改变的3天之后赶走了胃酸反流，在经历了3年的持续痛苦之后，我的慢性咳嗽消失了，而且再也没有复发！

变化是什么？我把乳制品戒了。我食用乳制品已经很多年了，没有任何明显的问题，所以我从不怀疑它是我消化问题的罪魁祸首。然而在我做了一个免疫球蛋白A食物不耐受测试后，结果表明：我对乳制品很敏感。

自从我两年前停止食用乳制品以来，我就再也没有患过反流病……（除了几次我不小心吃了一些含有乳制品的东西）

戒掉乳制品会改变你的一切吗？我不知道。

但不要放弃。你可能只需要一个小小的改变，就会感觉更好！

含有雌激素/黄体酮的产品[3, 4]

药品类别	营养损耗
雌性激素，比如口服避孕药或激素替代疗法 别名：避孕药、雌性激素/黄体酮组合药物、雌性激素、黄体酮 常见品牌：悦姿、Mircette®、炔雌醇诺孕酯、普力马	有益菌群、脱氢表雄酮、叶酸、镁、褪黑素、核黄素、硒、硫铵、维生素A、维生素B$_5$（泛酸）、维生素B$_6$（吡哆醇）、维生素B$_{12}$、维生素C（抗坏血素）、锌

口服避孕药是非常方便的。女性可以一天吃一粒，然后停止排卵，就不用再担心怀孕了。我依靠避孕药来帮助缓解大量的月经出血以及在度假时推迟经期。在我准备好做母亲之前，避孕帮助我在20多岁的时候追求我的事业和梦想。但是我希望我当时知道与"药片"相关的风险，比如有益菌群的变化以及可能导致诸多健康问题的营养素消耗。避孕药可能是导致女性自身免疫疾病比男性更普遍的原因之一。

此外，我从来都不知道避孕药有什么替代品。我知道避孕套对于大多数典型使用者来说都有很高的失败率，至于自然的避孕方法，我可以用一个古老的笑话来解释："你怎么称呼那些使用安全期避孕法的人？""父母。"

然而，除了安全期避孕法，还有一些基于女性生殖周期的可靠的自然避孕方法。

有关避孕药的更多信息以及可靠的自然避孕方法，请参阅"诱因"一章。

抗生素

药品类别	营养损耗
抗生素 常用名：青霉素、环丙沙星、头孢氨苄、阿奇霉素，以及诸多其他种类	益生菌群、维生素B、钙、镁、铁

在这一节的开始，我想首先申明，抗生素药物可以挽救生命，它是现代医学的一个巨大进步，我永远不会告诉患有严重急性疾病的人，比如患有肾脏感染、呼吸道感染或脓肿的人拒绝使用抗生素。虽然如此，但抗生素若被过度使用，就会对健康产生很多负面影响。

益生菌群主要分为两类：革兰阳性（许多友好菌种）和革兰阴性（其中许多菌种如果存在太多，会在我们体内变成有毒的细菌）。

发生感染的可能是革兰阳性或阴性菌，虽然一些较新的抗生素可能会更加具体地作用于一种细菌，但大多数抗生素是"广谱"的，这就意味着它们能杀死各种细菌。大多数抗生素都无法分辨导致你感染的坏细菌与帮助你消化或提取维生素并保持肠道内平衡的好细菌。

这会给我们体内的机会致病菌和真菌带来竞争优势，让它们在我们的好细菌被摧毁时接管身体。抗生素实际上可以杀死我们的益生菌群——例如，爱吃牛奶的乳酸菌——并且使我们无法消化乳制品。

由于有益细菌是我们免疫系统的主要成分，我们怀疑抗生素的使用是过敏、慢性疾病、自身免疫性疾病、消化问题，甚至癌症患病率升高的原因。

大多数抗生素，在剂量适当、时间适当的情况下使用，对于那些遵循高营养饮食（其中富含益生菌）的人来说应该不是问题。

但是在美国，抗生素的过度使用证据确凿。目前存在着各种组织，试图解决治疗细菌感染抗生素的过度使用和适当使用问题。

例如，许多人会因为感冒或流感症状去看医生。这些感染通常是由病毒病原体引起的，但医生开出的药仍然会是阿莫西林或另一种广谱抗生素。这些抗生素对感冒或流感没有帮助，因为它们不能对抗病毒或真菌，只能对抗细菌。然而另一方面，抗生素却会对有益的细菌产生负面影响。

我想到的另一个例子是通常为了治疗痤疮而开出的抗生素，这种情况持续了许多年。痤疮对脆弱和敏感的青少年来说是很难对付的，许多青少年反映，在痤疮改善后，他们的自尊心增强了，然而抗生素并不是唯一的选择。既然我们现在开始理解痤疮与细菌的关系，知道我们可以通过食物的选择来影响细菌的存在，那么我们应该完全可以想到，通过营养丰富且不含垃圾食品的饮食可以改善许多痤疮病症。

我建议父母和青少年先尝试饮食方法来改变。增加像鳄梨这样的好脂肪、绿果菜露，避免像乳制品和麸质这样的易过敏食品可能会有很大帮助，而且这样做还可以避免使用处方药。

甲状腺功能和营养提取

甲状腺功能减退本身将导致我们提取食物中的矿物质和维生素的能力变弱。甲状腺激素会决定我们整个身体的新陈代谢。因此，消化道也不能幸免，尤其是肠道。缺乏足够的甲状腺激素会使养分提取更加困难，效率降低，并且从根本上导致养分缺乏。

甲状腺激素的缺乏会导致体温偏低，这不仅会使我们在微风中感到不舒服，而且还会影响激素合成和其他重要的身体进程，如消化、毛发生长、皮肤更替和再生、伤口愈合等。

胃酸缺乏、便秘，以及植物纤维物质不完全消化也与甲状腺功能减退有关。[7]

大多数患有甲状腺疾病和肾上腺疲乏的人没有胃酸，或只有低胃酸（盐酸或HC1），而胃酸恰恰是分解蛋白质所必需的。这就是所谓的"胃酸缺乏"或"胃酸过少"。缺乏足够的消化酶会导致氨基酸、铁、锌，以及其他需要从蛋白质中获得的营养物质枯竭。症状包括：在吃了蛋白质后胃里胀气，有烧灼感，肿胀，以及感觉坠痛。

在多达50%的甲减患者中，肝功能测试可能会受到干扰，肝功能问题会导致胆汁输出减少，从而影响我们对脂质的消化。值得注意的是，胆结石在桥本氏病中也比较常见。[7]

桥本氏病患者被诊断出患有乳糜泻的可能性也是其他人的5倍。最近，麸质不耐受已被描述为一种范围，只有最严重的受损案例才被诊断为乳糜泻。此外，一些患有桥本氏病的人可能对牛奶蛋白（乳清蛋白或酪蛋白）、鸡蛋蛋白（卵清蛋白）或大豆蛋白表现出类似乳糜泻的不耐受。

这类病症有很多尚未被发现，当人们继续食用这些食物时，它们正在损害他们的肠道并剥夺自己的重要营养。这听起来令人惊讶，但即使是超重的人也可能因为他们所吃的食物而进入彻底营养不良和营养不足的状态。医疗机构可以提供食物不耐受的检查，我将在本书的"食物不耐受及其检查"一章中讨论。

解决营养损耗问题

低胃酸

患者可能需要使用消化酶、益生菌，以及补充酸来帮助消化蛋白质。带有胃蛋白酶的甜菜碱是一种补充剂，用于提高胃酸水平，是我们可以买到的胶囊形药物。

剂量：在富含蛋白质的一餐后，患者应该服用甜菜碱，从每餐一粒胶囊开始。此后，每餐增加一粒胶囊，直到感到酸过多的症状（打嗝、灼烧感等）。此时，你就知道你的剂量应比导致症状出现的剂量少一粒胶囊。

胃蛋白酶甜菜碱滴定法举例：

第一餐，一粒胶囊，无症状

第二餐，两粒胶囊，无症状

第三餐，三粒胶囊，无症状

第四餐，四粒胶囊，喉部有轻微灼烧感

适合剂量为，每餐三粒胶囊

许多人会惊讶地发现，从他们开始在吃饭时服用消化酶之后，他们的精力又旺盛了许多。我知道在我开始使用胃蛋白酶甜菜碱后，我感觉自己像一个全新的人。

消化酶可以刺激你身体自身产生酸，帮助你从食物中提取营养。过一段时间后，当你自己的身体开始产生足够的消化酸时，你就应该能够脱离这些酶了。或者，柠檬汁和苹果醋也可以帮助产生更多的消化酸。如果你的胃酸产生后无法靠自身恢复正常水平，请考虑幽门螺杆菌检查（更多信息参阅"感染"一章内容）。

正常甲状腺功能所需营养

硒、铁、维生素A、维生素E、维生素B、钾、碘，以及锌都是正常甲状腺功能所必需的。其他营养物质，虽然不直接与甲状腺功能有关，但对于正常的免疫系统、肠道、肝脏，以及肾上腺功能却必不可少。

大多数被诊断为桥本氏病的人体内的维生素B_{12}、抗氧化物硒、维生素E和谷胱甘肽含量很低，此外，锌和铁蛋白（铁储存蛋白）的含量也很低。

维生素B_{12}

维生素B_{12}水平低可能导致贫血、肠绒毛发育不足，以及消化障碍。我们饮食中的维生素B_{12}存在于动物蛋白质中。维生素B_{12}通过盐酸和蛋白酶（胃中的一种酶）的活动被释放出来，然后得到吸收。桥本氏病患者通常盐酸水平较低，所以经常有维生素B_{12}缺乏的风险。在标准的实验室检查中，摄入添加叶酸的面包和谷物可能会掩盖这一缺陷。

维生素B_{12}天然存在于动物制品中，包括鱼、肉、家禽、蛋、牛奶，以及其他乳制品。维生素B_{12}通常不存在于植物性食物中，因此素食者，尤其是严格素食主义者，更有可能缺乏维生素B_{12}。

使用维生素B_{12}补充剂对素食者来说是有必要的，在这种状况得到改善之前，对那些胃酸水平较低的人可能也是有帮助的，而且维

生素 B_{12} 处于游离状态，不需要分离。

维生素 B_{12} 的替代品包括片剂、舌下含服液，以及注射剂。我更喜欢舌下的方式，因为这对那些有吸收问题的人来说可能更有益，而且这比注射更方便。

在 10 天内，维生素 B_{12} 每日舌下含服的剂量为 1 ~ 3 毫克（1000 ~ 3000 微克）。然后每周一次，为期 4 周。然后每月一次。对营养缺乏者来说，这种做法已被证明可以有效恢复维生素 B_{12} 水平。

抗氧化剂

抗氧化剂包括维生素 C、维生素 E、β - 胡萝卜素（维生素 A 前体），以及矿物质硒和锰。

这些物质能起到自由基清除剂的作用，保护我们的身体免受氧化反应产生的活性氧的破坏。正如在"自身免疫"一章中所讨论的那样，缺乏抗氧化剂可能会导致甲状腺每次加工碘时过氧化氢对甲状腺造成损害。

每日营养推荐量（RDA）的设立是为了指导公众，让他们知道每种营养素需要多少才能预防明显的疾病。然而，这些来自几十年前的数据没有从当前的研究中受益，它们是在没有充分了解营养如何影响我们的生理的情况下确定的。不幸的是，这些指导方针已经成为我们在营养摄入方面的"理想状态"。大多数抗氧化剂的每日营养推荐量太低了，以至于我们无法从中获益。

例如，在剂量超过 600 毫克时，维生素 C 就会成为抗氧化剂，而推荐的每日摄入量只有 60 毫克，是有效剂量的十分之一。虽然 60 毫克可以防止坏血病，但不能防止自由基的破坏。维生素 E 是一种抗氧化剂，剂量为 200 ~ 400 毫克（每日营养推荐量为 10 毫克），对于桥本氏病患者来说应服用200～400微克的硒（每日营养推荐量为70微克）。维生素C和E可以在许多食物中找到，但是补充剂可能也会有帮助。

然而，当维生素A作为补充剂服用时，服用过量会产生毒副作用，因此只能从食物中摄取。胡萝卜、南瓜，以及红薯是维生素A前体β-胡萝卜素最丰富的来源。它们不会造成任何伤害，除了可能会让皮肤变黄，这被称为胡萝卜素着色（严重！）。此时我们将知道我们已经有足够的维生素A，因为我们的身体将停止把β-胡萝卜素转化为维生素A。额外的β-胡萝卜素将被储存在我们的脂肪细胞中，直到它被转化成维生素A。当我们限制摄入富含β-胡萝卜素的食物时，皮肤变黄是可逆的。皮肤变黄在甲状腺功能减退的人群中更常见，因为缺乏甲状腺激素，所以患者转换β-胡萝卜素的能力可能会受到损害。如果你的皮肤变黄，这当然是一个减少摄入胡萝卜、南瓜，以及红薯的信号。

硒

在正常的甲状腺功能中，来自食物的碘将引发过氧化氢的产生，从而使碘转化为可用的碘形式。活性过氧化氢会导致氧化损伤，而氧化损伤会被抗氧化剂硒所中和，所以硒是甲状腺合成的必要组成部分。

然而，在过量摄入碘化钾的情况下，人体内将产生更多的过氧化氢，于是需要更多的硒才能中和。再加上硒缺乏，你就能明白，为什么过量的碘摄入会导致过氧化氢量达到危险水平。当活性过氧化氢导致氧化损伤和周围甲状腺组织炎症时，这种炎症会使淋巴细胞或白细胞聚集起来并开始清理受损细胞。

随着白细胞的聚集，将会形成少量抗体，以标记需要清理的受损细胞。通过小鼠模型，我们发现小鼠体内会自发出现低浓度的循环甲状腺过氧化物酶抗体，我的理论是：这是一种清理机能。由于碘过剩和硒缺乏而受到过量氧化损伤的细胞的更替率较高，于是免疫系统就会产生更多的抗体，并开始转移目标，从而导致免疫系统无法分辨自身和非自身。自身免疫就是这样开始的。因此，硒缺乏也被认为是桥本氏病的一个危险因素。

　　更多碘→更多过氧化氢→没有足够的硒/谷胱甘肽来中和→很多氧化损伤细胞→炎症与白细胞集合→有过量抗体形成来标记受损细胞→免疫转移→自身识别（自身免疫）受损

　　根据美国国立卫生研究院的研究，大多数硒缺乏症的病例与严重的肠胃问题有关，如克罗恩病或胃切除术后，但是由于小肠受损引起的吸收不良、乳糜泻，以及其他炎症性肠道疾病患者身上也可能会发生硒缺乏症。

　　桥本氏病和乳糜泻的共存已经明确。我甚至可以大胆地说，一个人的乳糜泻不需要很严重，就会对硒的吸收造成影响。

　　硒在甲状腺功能中起着非常重要的作用：

（1）作为催化剂，将没有活性的 T4 转化为具有生物活性的 T3；
（2）通过形成硒蛋白保护甲状腺细胞免受过氧化氢的氧化损害。

有三种特殊疾病与硒缺乏症有关：

• 克山病存在于缺硒的儿童中，这种病也与心脏扩张和功能障碍有关；

- 大骨节病是由于碘和硒的缺乏而引起的骨畸形；
- 黏液水肿型地方性克汀病会导致智力残疾，瘢痕组织将出现在甲状腺上。

注：黏液水肿：黏蛋白和水肿。黏蛋白是一种在甲状腺功能减退中积累的物质。

研究表明，补硒可以减轻过量摄入碘对甲状腺造成的毒性作用。

硒是一种微量矿物质，它被结合到蛋白质中，形成像谷胱甘肽过氧化物酶这样的抗氧化剂。这种蛋白质被称为硒蛋白，它通过将过氧化氢（H_2O_2）分解成水分子来防止由碘负离子转化成碘而产生的氧化损害。这样身体就可以去除受到氧化损伤的细胞，从而保持组织的完整性，防止白细胞聚集。[15]

$$H_2O_2 + 谷胱甘肽过氧化物酶 \rightarrow H_2O（水）$$

然而，在碘过多的情况下，就会出现相对的硒缺乏。由于谷胱甘肽过氧化物酶是由硒组成的，当硒耗尽时，酶的活性就会受到损害。据研究，"硒补充剂可以减轻过量碘所造成的甲状腺过氧化物酶损害"。[15]在缺乏硒元素的儿童中发现的瘢痕组织，也进一步证实了一种观点，即缺乏抗氧化剂硒会导致甲状腺组织的破坏，因为身体没有能力中和过氧化氢。

在一项针对小鼠的研究中，碘诱发了自身免疫性甲状腺炎，当小鼠得到硒后，病情的发展被阻断了。硒能降低甲状腺球蛋白抗体的滴度，增加在体内循环的调节性T细胞的数量，帮助免疫系统识别自身，防止自身免疫性甲状腺炎中的淋巴细胞对甲状腺细胞的浸润。

在非洲进行的一项研究表明，补硒两个月可恢复谷胱甘肽过氧化物酶的活性，并通过增加T4向活性T3的转化来改善甲状腺功能。

一项类似的研究发现，硒可以作为一种抗氧化剂来抵御甲状腺自身免疫，同时硒也会影响HLA-DR基因的表达，从而进一步防止自身免疫。此外，用超声波检查补充硒后的甲状腺会发现甲状腺的病变有所减少。

硒的每日摄入推荐量在美国被定为55微克，并且建议上限为400微克。在南达科他州进行的一项研究中，并没有发现724微克会造成任何毒性迹象，然而，据报道，在中国，每天摄入900微克的硒，指甲结构就会发生变化，这是一种中毒迹象。

大多数报告中的中毒案例都与工业事故以及制造误差有关。据报道，硒中毒的症状包括胃肠道功能紊乱、脱发、毛发和指甲变化、周围神经病变、疲劳、易怒、口腔异味，以及皮肤变成黄疸色等。

虽然通过增加像巴西坚果这样富含硒的食物的摄入来补充硒是很诱人的，但一定要认识到，在不同的土壤中种植的食物，硒的含量差异很大。虽然达科他地区的土壤富含硒元素，但俄罗斯和中国等其他地区土壤中的硒含量并不充足。

粮食进口再次使这些问题变得复杂。据报道，一颗巴西坚果中的硒含量可能会根据坚果生长的地区而相差10倍。这意味着，每盎司坚果中的硒可能有55微克，也可能有550微克。此外，由于肠胃问题而引起的吸收问题可能会限制食物中硒的可用性。

虽然硒的每日营养推荐量经常出现在多种维生素/矿物质组合中，但推荐量还不足以减少甲状腺过氧化物酶抗体。已经有研究测试了硒能够减少甲状腺过氧化物酶抗体的最小剂量，该剂量被确定为每天200微克，即使100微克的剂量也没有产生统计意义上显著的甲状腺过氧化物酶抗体减少。矿物质的生物利用度非常低，而且会受到食物或其他物质的严重影响。

复合维生素补充剂的成分多种多样，而这种重要矿物质的吸收可能会减少。我建议空腹服用硒与维生素E，维生素E会与硒协同作用，以确保正常的吸收。

铁蛋白

铁是为我们全身输送氧气所必需的元素，也是细胞生长和分化所必需的。缺铁会导致细胞供氧受限、疲劳、精神难以集中，以及免疫功能下降等症状。缺铁是导致贫血的潜在原因。

你的医生可能会通过对红细胞、血红蛋白、红细胞压积，以及铁含量进行测试来检查贫血，所有这些指标都可能是正常水平。但是，你仍然可能贫血。如果没有足够的铁，身体可能会从较不重要的生理过程（如毛发生长）中提取铁，以保持血液循环中足够的铁。

铁蛋白是你体内铁储备蛋白的名称。铁蛋白会将T3转运到细胞核并进一步利用T3激素。

铁蛋白缺乏是绝经前妇女脱发的主要原因，也是导致桥本氏病女性患者在甲状腺素水平正常的情况下，仍持续脱发的原因。铁蛋白脱发表现为在洗头和梳头过程中脱发的增加，以及没有特定形态或秃斑的毛发整体变薄。而且，女人可能会发现自己全身的毛发都变细了，密度也降低了。

铁蛋白水平是可以测量出来的，它将可以更好地估测你的身体储存了多少铁以及有多少可用。

所有桥本氏病女性患者如有脱发症状都应该检查自己的铁蛋白含量。

　　除了饮食中含铁丰富的食物摄入较少以及盐酸缺乏外，怀孕（由于对铁的需求增加）和月经频繁也增加了铁蛋白缺乏的风险。在每次月经期间，妇女都会损失 10 ~ 15 毫克铁，而怀孕可能会造成600 ~ 1000 毫克铁的损失。

　　由于铁需要酸的存在才能被吸收，所以在进餐时服用抗酸剂和钙补充剂可能会减少食物和补充剂中铁的吸收。

　　任何在服用质子泵抑制剂或抑酸药物的人都应该立即检查自己的铁蛋白水平。

　　饮食因素也会影响身体中铁的含量。茶和咖啡中的鞣酸会抑制铁的吸收，所以应该在饮用时与含铁的膳食间隔一小时。坚果、豆类，以及谷物中的植酸也可能影响铁的吸收。

　　女性的正常铁蛋白水平在 12 ~ 150 纳克/毫升。需要至少 40 纳克/毫升的铁蛋白水平才能防止脱发，而头发再生则需要至少 70 纳克/毫升的铁蛋白水平。甲状腺功能的最佳铁蛋白水平在 90 ~ 110 纳克/毫升。

　　铁存在于血红素食品和非血红素食品中。血红素食品（主要是动物产品）是更利于吸收的形式。铁含量最高的是动物内脏、肉类……是的，美味的动物肝脏。牛肉、火鸡肉，以及鸡肉是第二好的选择。（向我所有的素食朋友道歉。）与此相比，坚果、豆类和菠菜中都含有非血红素铁，但是通常吸收得没有那么好。

　　为了恢复你的铁含量，你可以每周吃两次煮熟的动物肝脏，或者每周吃几次牛肉。维生素 C 能增加铁的吸收，所以服用维生素 C片或吃富含维生素 C 的食物，如西蓝花以及富含铁的食物，是提高铁和铁蛋白水平的最佳方法。吃一片甜菜碱和胃蛋白酶补充剂也能制造出一个利于铁吸收的酸性环境。

　　大多数铁补充剂属于非血红素形式，因此可能不会被吸收。此外，许多人发现补充剂会造成严重的胃痛，而且会导致严重的便秘！如果选择服用铁补充剂，要非常小心，因为铁补充剂是儿童和成人服药过量的主要原因之一。铁过量可能是致命的，所以要确保不让儿童接触到铁。成人在服用铁补充剂之前，一定要和你的医生或药剂师确定适合的剂量。

锌

锌是构筑我们健康的重要元素。在人体所需的约100种不同酶反应中，锌都会起到催化作用，它会参与脱氧核糖核酸（DNA）合成、蛋白质合成，以及细胞分裂。正常的味觉和嗅觉、解毒、伤口愈合，以及甲状腺功能都需要锌。锌不储存在人体内，因此需要每天摄入锌才能保持足够的水平。

在普通人群中，四分之一的人可能缺锌，而大多数甲状腺功能减退的人实际上都缺锌。锌缺乏症会阻止T4转化为具有活性的T3。从而导致蛋白质的代谢减缓。形成促甲状腺激素也需要锌，而且在不断生产更多促甲状腺激素的甲减患者中，锌可能会耗尽。

锌缺乏症还与肠道通透性加重、易感染，以及细菌毒素解毒能力降低有关。

牡蛎的锌含量最高，但它们并不是大多数人每天都喜欢吃的食物。牛肉、肝脏、猪肉、龙虾，以及鸡肉是仅次于牡蛎的锌来源，因为与非肉类来源相比，从肉中获取锌更容易。因此，素食主义者缺锌的风险会有所增加。

锌的吸收可能会受到肠道疾病（如乳糜泻和其他吸收不良综合征）的影响。在谷物、豆类、坚果，以及种子中发现的植酸能够和锌结合在一起，并在与含锌的食物一起食用时阻碍其吸收。在吃饭的同时摄入铁补充剂也会阻碍锌的吸收。

缺锌可能会以碱性磷酸酶水平低的形式出现在肝功能血检中。碱性磷酸酶将在关于它的专属章节中进行更详细的讨论。

为了解决缺锌的问题，我们可以使用锌补充剂，每天的剂量不宜超过30毫克。锌补充量超过40毫克可能会导致铜的消耗，因此，如果你选择服用锌，也应该同时服用铜补充剂。通常1.5～3毫克的铜就足够了。（通常建议是，每摄入15毫克锌服用1毫克铜。）注意：锌会导致铜和铁的损耗。在一项研究中，在10周内注射50毫克锌会影响铁和铜的吸收。

缺铜的症状是：对补铁没有反应的贫血、走路和平衡出现问题、疲劳，以及头晕。

氨基酸缺乏

蛋白质会被分解成氨基酸，氨基酸也被称为我们细胞的组成部分。由于蛋白质消化受损，桥本氏病患者也可能缺乏氨基酸。游离形式的氨基酸补充剂可能会有帮助，但是，大剂量的氨基酸补充并不一定会产生正面效果。

酪氨酸

酪氨酸是生产甲状腺激素所必需的，通常与碘一起出现在"天然甲状腺补充剂"中。在桥本氏病中，使用酪氨酸是有争议的。酪氨酸会促进甲状腺激素的产生，但也会促进肾上腺激素的产生，从而可能加剧甲状腺遭受的自身免疫攻击。从食物来源或营养配方中摄取少量酪氨酸可能不会引起问题，但我对高剂量酪氨酸补充剂持谨慎态度。

谷氨酰胺

桥本氏病和慢性应激患者的氨基酸谷氨酰胺通常会发生损耗。

这种氨基酸对于正常的肠黏膜和免疫功能是必不可少的。（在"肠"一章中会讲到更多。）

对于营养损耗的检查

在我们的营养彻底消耗殆尽以前，标准的血液检查并不总能显示出维生素和矿物质的缺乏，因为身体会使营养抽离身体中不太重要的部位，比如毛发，从而尽可能为血液提供这些营养。毛发检查可能会对营养水平的变化更加敏感，而且可由患者自己安排。此外，有一些实验室专门从事微量营养素检测，可以通过医生来订购。（"检查"一章中有更多信息。）

抗营养素

我们讨论过一些含有抗营养素的食物的例子，这些食物（比如植酸）会结合维生素和矿物质，妨碍营养在人体中的吸收。这些食物会通过消耗正常功能所需的必要营养素来影响甲状腺功能。

还有一些食物甚至会影响没有自身免疫疾病以及促甲状腺激素水平处于正常范围内的人，使他们无法很好地生成具有活性的甲状腺激素。

致甲状腺肿因子

致甲状腺肿因子是一种通过干扰甲状腺激素的生成来抑制甲状腺的物质。作为一种补偿机制，甲状腺会发生扩张以抵消激素的减少。这种扩张也被称为甲状腺肿。

你可能听说过，如果你患有甲状腺疾病，就应该避免吃会导致甲状腺肿的食物。这只说对了一半，因为所有致病因子并不是生而平等的。不同的食物中含有不同的致甲状腺肿因子。

导致甲状腺肿的食物		
竹笋	小白菜	芸薹属素菜类
西蓝花	花椰菜苗	球芽甘蓝
卷心菜	菜籽油	木薯
花椰菜	菜心	羽衣甘蓝叶
山葵	无头甘蓝	苤蓝
小米	日本芜菁	芥菜
桃子	花生	梨
松子	水萝卜	油菜籽
油花椰菜	芜菁甘蓝	大豆
菠菜	草莓	地瓜
芜菁	红萝卜	

十字花科蔬菜

　　像卷心菜、西蓝花，以及花椰菜这样的十字花科蔬菜含有硫代葡萄糖苷，这种物质会阻止碘进入甲状腺。生食太多会在本来正常的人身上引起甲状腺功能减退的症状。

　　幸运的是，十字花科蔬菜只在未加工时导致甲状腺肿。稍稍煮或蒸一下就会使硫代葡萄糖苷失去活性，就像发酵蔬菜（如泡菜）一样，从而降低致病因子的活性。虽然食用发酵和煮熟的十字花科蔬菜是首选，但偶尔少量生吃这些食物不会加剧自身免疫性甲状腺疾病。但是菜籽油，这种经常出现在加工食品中的致甲状腺肿因子，则应该避免。

大　豆

　　大豆是一种特别的致甲状腺肿因子，对桥本氏病患者尤其有害。大豆中的异黄酮、染料木素、大豆苷元，以及黄豆黄素会通过阻断甲状腺过氧化物酶的活性来降低甲状腺的产出。

　　大豆与自身免疫性甲状腺疾病的发生有关，而食用大豆婴儿配方奶粉的儿童产生抗甲状腺抗体的可能性几乎是母乳喂养儿童的3倍。

　　在大豆异黄酮如何影响动物的研究中，出现了潜在的不良反应，如生殖器官的增大、内分泌功能的紊乱，以及抗甲状腺作用。增加血液中经胆汁循环的T4的损失，也可能导致抗甲状腺作用。

表5-1　甲状腺的致甲状腺肿效应

天然物质	作用物	影　响
小米、大豆	类黄酮	影响甲状腺过氧化物酶活性
木薯、地瓜、高粱	生氰糖甙变形为硫氰酸酯	抑制碘的甲状腺吸收
巴西棕榈椰、木薯淀粉	类黄酮	抑制甲状腺过氧化物酶
十字花科蔬菜：卷心菜、花椰菜、西蓝花、苤蓝、油菜	硫配醣体	影响碘的甲状腺吸收
海藻（巨藻）	碘过量	抑制甲状腺激素的释放
营养不良	维生素A缺乏	增加对促甲状腺激素的刺激
	铁缺乏	减少依赖于血红素的甲状腺过氧化物酶甲状腺活性
硒	硒缺乏	积累过氧化物并导致脱碘酶的缺乏；影响甲状腺激素合成

　　大豆中的致甲状腺肿因子在烹饪后仍然存在，另外，大豆是一种非常常见的致敏原。因此，甲状腺功能低下者和桥本氏病患者应彻底避免接触大豆。就我个人而言，我遭受过一场"大豆危机"——在吃了大豆后，我一整天都感觉精疲力竭。

　　小米是一种与小麦无关的粮食作物，经常用于无麸质面包和烘焙制品。然而，小米中也含有抑制甲状腺过氧化物酶的异黄酮，甲状腺疾病患者应该避免食用。

【本章小结】

- 桥本氏病患者的消化能力受损，导致营养物质损耗。
- 饮食、药物，以及生活方式都会影响消化。
- 检查维生素 B_{12}、锌、铁蛋白的含量。
- 根据结果指示使用补充剂。
- 考虑每天摄入 200 ~ 400 微克的硒代蛋氨酸。
- 考虑在食用蛋白质时服用甜菜碱和胃蛋白酶。
- 致甲状腺肿因子是存在于食物中的干扰甲状腺功能的物质。
- 大多数致甲状腺肿因子能通过烹饪和发酵灭活，可以适量食用。
- 大豆烹饪后，其中的致甲状腺肿因子仍然存在，所以应避免食用大豆。

【 我的故事 】

当我最初被诊断为桥本氏病的时候，在得知硒有助于减少抗甲状腺抗体后，我决定每天吃两个巴西坚果。虽然坚果很美味，但不幸的是，我没有在我的下一个实验室检查中看到甲状腺过氧化物酶抗体的变化。

然而，2011 年夏天在我开始每天摄入 200 微克的硒并减少大豆的摄入之后，我很快注意到我的感觉平静了许多（甲状腺毒性减弱的信号）。

这种感觉得到了我的实验室结果的支持，它显示甲状腺过氧化物酶抗体从 800 多降到了 300 多。

"毒性存在于万物之中，无一例外。是毒药还是解药，取决于剂量。

——帕拉塞尔苏斯（Paracelsus）

第6章

关于碘的争论

甲状腺对碘的水平非常敏感，已证明，甲状腺可以根据现有的碘水平调整其生理机能。碘的摄入和甲状腺疾病的关系被描述为U形分布，看来这是另一种敏感的补充剂！

丹麦的研究人员发现，碘对甲状腺功能减退的影响似乎也是U形的，摄入量太低或太高都会导致甲状腺功能减退（太低会导致甲状腺肿，太高则发生自身免疫疾病）。建议每日最大阈值为150微克。

众所周知，如果严重缺碘，甲状腺功能减退、甲状腺肿，以及脑损伤的病例就会出现。相反，一些研究表明，摄入过量的碘可以导致桥本氏甲状腺功能减退，过量的碘摄入现在被认为是桥本氏病的环境触发因素之一。

在1924年全国食盐碘化计划开始之前，桥本氏病在美国是不被承认的。在其他许多国家，研究表明：食盐加碘后自身免疫性甲状

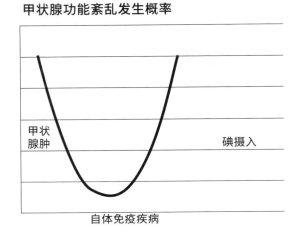

甲状腺功能紊乱发生概率

甲状
腺肿   碘摄入

自体免疫疾病

图6-1　碘对甲状腺功能紊乱的影响

腺炎的发病率出现了急剧上升。

随着甲状腺疾病发病率的变化，我们观察到了碘摄入量的些许变化。在大多数轻度到中度缺碘病例中，甲状腺补充并限制了碘在甲状腺激素生产中的使用，同时保持了甲状腺激素的正常生产。然而，为了达到这个目的，甲状腺发生了扩张（这种扩张被称为甲状腺肿）。

随着年龄的增长，促甲状腺激素（TSH）水平呈下降趋势，这是由于甲状腺的慢性扩张和甲状腺激素的逐渐增加。因此，在老年人的轻度碘缺乏案例中，更有可能发生的是甲亢。

与此相反的是，人们观察到，高碘摄入量的人群随着年龄增长，促甲状腺激素会增加，而且甲状腺功能减退的概率也会增加。据推测，这也可能是甲状腺为了适应高水平碘而做出的补偿。白种人似乎尤其容易受到影响。

随着碘含量的提高，甲状腺中出现了更多的细胞死亡。过氧化氢是一种活性氧，是碘在甲状腺中转化为可利用状态时产生的。过多的过氧化氢会导致甲状腺细胞受损。于是淋巴细胞就要来"清理"这些死亡的甲状腺细胞。

由于甲状腺过氧化物酶（TPO）是引发过氧化氢的酶，所以甲状腺过氧化物酶可能会被认为是一种"入侵者"，因为它会通过过氧化氢的释放对周围组织造成损害。碘摄入越多，需要转化的就越多，这就意味着会有更多的过氧化氢和更多的淋巴细胞在甲状腺中聚集。

也许由于过氧化氢的释放，导致我们的身体认为这种生理过程是外来入侵的结果，从而导致甲状腺组织受到损伤。

碘过量问题

过量的碘会导致甲状腺功能暂时减退，以防止甲亢（碘阻滞效应）发生，这是一种保护机制。由碘阻滞效应引起的甲状腺功能减退没有自身免疫成分。

各种研究都提到过自身免疫性甲状腺炎和由碘过量引起的非自身免疫性甲状腺功能减退。

伊朗的研究人员记录了 1994 年全国食盐碘化项目前后甲状腺过氧化物酶抗体（TPOAb）和甲状腺球蛋白抗体（TgAb）出现的概率。1983—1984 年，在德黑兰随机抽样的 465 名成年人中，有 3.2% 和 4% 的人 TPOAb 和 TgAb 呈阳性。

1999—2000 年，在德黑兰的 1426 名成年人中再次进行了同样的抽样，这一次，TPOAb 呈阳性的人有 12.5%，TgAb 呈阳性的人有 16.8%。碘的添加使桥本氏病的发病率在五六年的时间里增加了近 2 倍！

在希腊、中国、斯里兰卡，以及意大利进行的研究表明，食盐中添加碘后，桥本氏病的发生率也出现了类似的增长。

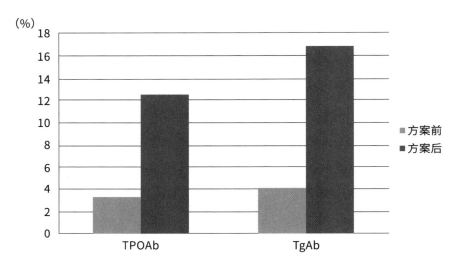

图6-2　国家食盐加碘方案前后德黑兰TPOAb和TgAb的出现率

碘越多，桥本氏病的发生率越高

碘似乎有剂量反应效应。斯洛文尼亚的一项研究跟踪了1999年斯洛文尼亚供应的食盐中碘化钾添加量从10毫克/千克增加到25毫克/千克之后甲状腺疾病的发生率。这一增加导致甲状腺疾病的发生率出现了重大变化。虽然缺碘性甲状腺功能减退（甲状腺肿）的发病率明显下降，但桥本氏病的发病率在碘增加后比基准水平增加了一倍多。

即使小剂量的碘也会恶化桥本氏病的状况

在德国，对 40 名被检测为抗甲状腺抗体阳性的人或甲状腺超声显示出与桥本氏病类似的低回声模式的人，给予了低剂量碘化钾（250 微克）。对照组由 43 名具有类似特征的受试者组成。

摄碘组有 9 名患者的甲状腺出现异常，而对照组只有 1 人。摄碘组的 9 例患者中，有 7 例出现了亚临床甲状腺功能减退，1 例出现甲状腺功能减退，另 1 例出现甲状腺功能亢进。他们的甲状腺过氧化物酶抗体水平以及甲状腺超声也有变化。在碘摄入量下降后，7 名亚临床患者中的 3 名以及甲状腺功能亢进者的甲状腺功能恢复了正常。

既然碘会增加桥本氏病的发病率，即使是很小剂量的碘也会在短期内导致甲状腺异常的发展，那么在服用碘盐的情况下，每 5 名妇女中就有 1 名会在一生中的某个时候出现甲状腺功能障碍就不足为奇了。

同样不令人惊讶的是，今天美国 90% ~ 99% 的甲状腺功能减退病例是桥本氏病造成的，而由于缺碘导致的甲状腺功能减退的发生率却鲜有出现。

我仍认为碘是激素生成所必需的

是的。甲状腺每天需要摄入大约 52 微克的碘以产生甲状腺激素。

美国对碘的每日摄入推荐量，对于未怀孕的女性是 150 微克，对于孕妇是 220 微克，对于哺乳期妇女是 290 微克，对于 1 ~ 13 岁的儿童是 90 ~ 120 微克。碘摄入量的上限被规定为 1100 微克。然而，每天服用 400 微克碘的研究参与者却已经开始出现亚临床甲状腺功能减退的征兆。

现在大多数的指导方案会申明，导致不良反应发生的碘剂量可能各不相同，自身免疫性甲状腺疾病的患者可能会因为对于一般人而言安全的碘摄入而受到不良影响。

因此，碘的摄入似乎有一个非常狭窄的治疗指数。一些研究甚至表明，轻微的碘缺乏可以防止桥本氏病的发展。

我摄入了多少碘

虽然美国人每天可能平均消耗6～10克盐（主要由于加工食品），但我们却很难估计标准美国饮食的含碘量，因为我们不能确定这些预加工食物用的是加碘盐还是非加碘盐。

据美国食品药物监督管理局估计，从2003—2004年，美国人的平均碘摄入量从138～353微克不等。然而，这一数据没有考虑到人们通过加碘盐而获得的额外的碘。

高剂量碘饮食和治疗方案的支持者常常以日本为例，这个国家的碘摄入量是最高的，平均每人每天1000～3000微克，但其慢性病发病率却较低。然而，据报道，桥本氏病在日本和美国的发病率相似。[29] 有趣的是，在日本，研究者们发现有一个特定基因和桥本氏病的发展有关联，但在美国却没有。因此，与白种人相比，日本人在基因上可能更能适应高碘摄入量。

测量碘状态的检查

超过90%的膳食碘是通过尿液排出的，因此膳食碘摄入量可以通过尿碘检查来测量。现场尿碘测定是一个有效且相对容易的工具，可以测量碘的状态。ZRT实验室（"检查"一章中有更多信息）允许大部分州的居民自行安排尿碘检测。

碘的来源

除碘盐（据估计，每克盐含47.5微克碘，或每茶匙盐含285微克碘）外，其他碘源还包括海藻（海带、紫菜、昆布、裙带菜）、海鲜、乳制品（在乳制品工业中使用碘消毒剂以及含碘饲料）、谷物和鸡蛋（母鸡饲料中含碘）。

植物也可能含有碘元素，数量会因土壤中碘的含量或含碘肥料的使用而有所不同。与内陆和山区相比，靠近海洋地区的土壤中通常含有更丰富的碘。

食品的进口会使评估变得困难。一个经常被忽略的碘来源是螺旋藻，一种被吹捧为对健康有益的蓝绿藻类。关于各种食品的碘估算含量的完整清单，请参阅本章末尾的评估。

表6-1　碘的食物来源样本

食　物	每份近似微克	每日营养摄入量占比
海草，整体或片状，1克	16 ~ 2984	11% ~ 1989%
鳕鱼，烤制，85克	99	66%
酸奶，原味，低脂，1杯	75	50%
加碘盐，1.5克（约1/4茶匙）	71	47%
牛奶，低脂，1杯	56	37%

（续表）

食　物	每份近似微克	每日营养摄入量占比
鱼糕，85克	54	36%
白面包，添加过营养素，2片	45	30%
糖浆含量高的什锦水果，灌装，1/2杯	42	28%
虾，85克	35	23%
冰激凌，巧克力味，1/2杯	30	20%
煮制通心粉，添加过营养素，1杯	27	18%
蛋，一大颗	24	16%
吞拿鱼，罐装浸油，沥干，85克	17	11%
奶油玉米，罐装，1/2杯	14	9%
西梅干，5个	13	9%
切达奶酪，28克	12	8%
葡萄干麦片，1杯	11	7%
煮制青豆，成熟，1/2杯	8	5%
苹果汁，1杯	7	5%
煮制冻豌豆，1/2杯	3	2%
熟香蕉，一根半	3	2%

资料来源：http://ods.od.nih.gov/factsheets/Iodine-HealthProfessional/.

除饮食来源外，碘还可以在诸如胺碘酮（桥本氏病的已知诱因）和非处方复合维生素补充剂、产前维生素，当然，还有碘补充剂等药物中找到。

那些有望"促进甲状腺功能""帮助萎靡不振的甲状腺"的配方通常含有高剂量的碘，急性自身免疫性甲状腺功能减退患者不应该使用。

经过加工的食品，如腌肉、蛋糕、馅饼、速溶饮品、大蒜盐、人造色素（特别是人工赤色 3 号色素），也含有碘元素，坚持低碘饮食的人应避免食用。

标准美国饮食中的碘

让我们来算算吧，从我们的 SAD[1]（标准美国饮食）标准认为是"健康"的早餐开始。（注意：这里的双关语绝对是有意的！）

早餐	碘
1 杯奶	56 微克
葡萄干麦片	11 微克
香蕉	3 微克
午餐	
酸奶	75 微克
面包（2 片）	90 微克
切达奶酪	12 微克
罐装吞拿鱼	17 微克

---

[1] SAD 是标准美国饮食 Standard American Diet 的缩写，但 sad 也有悲伤、伤感之意。——译者注

晚餐前要摄入264微克的碘……

如果你还吃了复合维生素呢？

一粒善存复合维生素片包含150微克的碘。

现在你已经摄入了414微克了……

我们中那些喜欢在食物中加盐的人呢？

每1/4茶匙就会增加71微克……485微克了。

那么出去吃寿司呢？

将海藻和鱼结合起来，可以轻松使你的碘摄入量达到1000微克，甚至更多。

如果想把冰激凌作为甜点呢？

你应该差不多明白了。对于自身免疫性甲状腺疾病患者来说，标准美国饮食超过了安全的碘摄入量。

争　论

桥本氏病患者是否应该回避碘、摄入碘或者忽略碘，一直是自身免疫性甲状腺社区的一个颇有争议的话题。主张使用高剂量碘的人声称，在动物身上进行的研究表明，无机碘除非与甲状腺素结合，否则不会诱发自身免疫性甲状腺炎。然而，通过对文献的回顾我们会发现许多其他研究结果，这些研究结果表明，事实恰恰相反。[3]

在自身免疫性甲状腺炎的小鼠实验模型中，小鼠自发产生的甲状腺过氧化物酶抗体水平较低，我认为这是一种正常的生理"清除"状态。当在小鼠的饮用水中添加碘时，自身免疫性甲状腺炎的发病率和严重程度显著增加了。事实上，要刺激动物模型的自身免疫性甲状腺炎时，人们使用的就是过量的碘。

此外，在韩国进行的一项研究表明，仅仅限制碘的摄入就能在3个月内使桥本氏病引起甲状腺功能减退的患者恢复到甲状腺正常的状态。这项研究是针对90名患者随机进行的，他们要么继续摄入同样剂量的碘，要么将碘摄入量限制在每天100微克以下。限碘组有78%的人在3个月内恢复了正常的甲状腺功能，其表现为促甲状腺激素值正常。

恢复的预测因素是较低的初始促甲状腺激素和较高的初始碘排泄量。

碘摄入量限制3个月后甲状腺功能恢复的预测因素

疾病持续时间较短
促甲状腺激素水平接近正常参考范围
基线碘水平高

作者报告称，在3个月试验结束时，研究小组中未能恢复正常促甲状腺激素的患者的促甲状腺激素也呈下降趋势，并预测如果给予更多的时间，他们的甲状腺机能也将恢复正常。

有趣的是，对照组的45.5%人也恢复了正常功能。这一比例远远高于20%（据传闻）的桥本氏病患者甲状腺功能自然恢复的概率。研究者们不能确定控制组的一些成员是否决定限制自己的碘摄入量，或者是否有其他的变量造成了这一高数值。研究者建议，在开始服用甲状腺补充药物之前，碘的限制应该是桥本氏甲状腺功能减退患者的首要措施。

虽然我认为这听起来像是一个从此扔掉你的碘盐盒的令人信服的理由，但这项研究中仍有一些事情需要注意。

（1）甲状腺过氧化物酶值仅在基准时测量过，没有在3个月的
　　　后续行动中测量。

（2）没有用超声检查来比较基准时和3个月后的甲状腺损伤。

（3）没有对碘的来源进行检查，从而排除氟和溴等卤族元素可
　　　能产生的交叉污染，这些卤族元素可能存在于海带、海藻，
　　　以及韩国其他传统的富含碘的食物中。

（4）研究期间没有评估硒的水平。

卤族元素与碘的相互作用

　　我们的碘摄入阈值可能会受到卤族元素的影响，如氯、溴，以
及氟。这些分子的结合结构或"业务端"可能看起来非常类似于碘
的结合结构。

　　我们体内与微量营养素结合的蛋白质、酶，以及转运物的储存
能力是有限的。含有类似化学结构的过量分子可能会占据通常用于
加工碘的所有位点。这是现代药理学的基础，也是药物与药物相互
作用的发生方式。当卤族元素占据指定的碘结合位点时，即使是在
"正常"的治疗剂量下，碘的吸收、分布、代谢或排泄也可能会发生
变化，从而导致毒性。（有关卤族元素的更多信息将在"毒素"一章
中进行介绍。）

表6-2　评估：你从食物中获得了多少碘

（改编自 http://foodhealth.info/iodine/）

含碘量最高的食物	碘（微克）
海草，整个或片状	160 ~ 29 840
加碘盐	1855
鳕鱼肝，罐装	500
鱼肝油	400
油浸沙丁鱼，罐装，沥干	400
肉汁，牛肉，脱水	390
生鳕鱼，大西洋	360
肉酱，鱼肉或贝类	310
黑线鳕，蒸制	260
鱼肉慕斯	250
黑线鳕，裹上面包屑，炸制	250
黑线鳕，烟熏	250
鲱鱼，烟熏，浸油	200
汤，海鲜	198
乌鱼，烤制	190
鱿鱼，炸制	173
鳕鱼，烤制	130
鳕鱼，腌制，清蒸	130
龙虾，煮制	130
马鲛鱼，炸制	130
甲壳类动物或软体动物（平均）	123

（续表）

含碘量最高的食物	碘（微克）
鱼块，炸制	120
鱼子酱	117
熟海螺	114
鳕鱼，蒸制	110
生鱼糕，冷冻	110
贻贝，煮制	106
生牡蛎，太平洋	101
熟蟹	100
马鲛鱼，烤制	100

* 每100克食物的碘含量。

含碘量较高的食物	碘（微克）
马鲛鱼，烟熏	98
熟蛋黄	89
奶，脱脂，粉状	85
沙丁鱼，油浸，罐装，沥干	80
熟蛤蜊	80
生鳕鱼	80
奶，低脂，粉状	80
滨螺	80
奶，全脂，粉状	71
牙鳕，蒸制	70

（续表）

含碘量较高的食物	碘（微克）
土耳其烤肉，鱼肉	68
奶油冻，英式奶油	67
鲱鱼，铁扒烤	67
番茄沙丁鱼，罐装，沥干	67
生胡瓜鱼	67
巧克力慕斯	66
奶，低脂，调味	66
粗面粉布丁	65
熟螯虾	65
番茄皮尔彻德鱼，罐装	64
熟鱼肉（平均）	62
鱼子酱替代品，鲂鱼	60
蟹，罐装	60
酱汁鱼，冷冻	60
意大利汤团，土豆	60
奶，脱脂，添加维生素	60
生黑鲈	60
酸豆奶，调味	60
提拉米苏	60
牙鳕，炸制	60
谷物棒，低卡	53

＊每100克食物的碘含量。

含碘量中等的食物	碘（微克）
蛋，煮制	52
蛋，炒制	52
煎蛋卷，不加料	52
烤苹果奶酥	50
奶酪，洛克福	50
黑巧克力，70%可可	50
水果奶油布丁，来自面包房	50
千层饼中的鲑鱼	50
酱汁，荷兰式	50
酱汁，香蒜沙司	50
蓝奶酪，布雷斯	48
奶酪，鲁伊	48
长条面包三明治，烟熏鲑鱼，黄油	46
琵琶鱼或鮟鱇鱼，铁扒烤	45
生小龙虾	45
蛋，炸制，加盐	45
熟金枪鱼	45
香草煎蛋卷	45
煎蛋卷，奶酪	44
生鲑鱼，人工养殖	44
生扇贝，大西洋珊瑚地区	43
奶酪，艾德姆	42
海鲜肉馅饼	42

（续表）

含碘量中等的食物	碘（微克）
挪威海螯虾，炸制	41
鲱鱼，烟熏	40
培根煎蛋卷	40
鲑鱼，烟熏	40
水果酸豆奶	40
鳟鱼，烟熏	40
生金枪鱼	40
番茄马鲛鱼，罐装	40

＊每 100 克食物的碘含量。

富含碘的食物	碘（微克）
蛋，煮得老	39
蛋，煮得嫩	39
生鸡蛋，整个	39
奶酪，羊奶，克罗汀	39
鲱鱼，炸制	38
鲱鱼，卡帕奇欧生鱼片	38
波弗特奶酪	38
蘑菇鸡蛋卷	37
奶酪，切达	37
奶酪，里伐罗特	37
熟虾或明虾	37

（续表）

富含碘的食物	碘（微克）
甜筒	36
奶酪，蓬莱韦克	35
巧克力粉，加甜，浓缩	35
蛋酒	35
汤，番茄奶油	35

＊每100克食物的碘含量。

【 本章小结 】

- 碘会导致自身免疫攻击持续。
- 检查碘含量。
- 如果碘的水平正常，则限制碘的摄入量为每天＜100微克，直到甲状腺过氧化物酶抗体低于100kU/L。

【 我和碘的故事 】

由于我就是自己的实验小豚鼠，所以我在自己身上进行了补碘测试，不幸的是，碘摄入量提高后，我注意到我的甲状腺毒性症状增加了（甲状腺组织破坏导致的甲状腺毒性）。

另一些人则反映，由于摄入了更多富含碘的食物，甲状腺过氧化物酶抗体有所增加。我亲自做过碘量测试，当时我的碘量处于正常范围内。

根据我的实验，我的结论是，虽然我完全同意高剂量碘支持者的观点，即碘对乳腺健康和乳腺癌的预防很重要，但我不同意所有甲状腺病人都患有缺碘症并且需要服用高剂量补充剂的说法。

在最近的一次采访中，高剂量碘的支持者，《克服甲状腺疾病》（*Overcoming Thyroid Disorders*）一书的作者大卫·布朗斯坦医生（Dr. David Brownstein）说，碘会加剧自身免疫性甲状腺疾病，并会对情况起到类似"火上浇油"的作用。

我猜想高剂量的碘不会导致桥本氏病的发生，但对于一个负担过重的系统来说，高剂量的碘实在是太难应付了，因此碘会延续甲状腺毁灭的恶性循环。

也许一旦身体的其他症状（缺乏症、肾上腺、肠道）被修复，碘就不会再助长桥本氏病。在接下来的章节中我将做更详细的介绍！

"在某个地方，有某种东西让你的身体发炎，导致免疫失衡。"

第7章

炎　症

炎症存在于大多数自身免疫性疾病中，可以触发肾上腺疲劳以及自身免疫级联反应。体内炎症的原因可能有多种，包括感染、食物不耐受、损伤、内部菌群，以及由不平衡的 ω-3 和 ω-6 比例失衡造成的促炎环境。因此，为了恢复平衡，我们需要确保我们正在促进的是一个抗炎环境。

我们的身体需要基本的 ω-3 和 ω-6 脂肪，它们的比例应该是 1∶1 才能达到正常的免疫功能。ω-3 脂肪酸会减少炎症，而 ω-6 脂肪酸会促进炎症。虽然炎症对我们的身体会起到保护作用，但是过多的炎症会引发问题。大多数美国人摄入过多的 ω-6 必需脂肪酸，而缺乏足够的 ω-3 必需脂肪酸。

在我们的饮食中，ω-6 最常见的来源是食用植物油、坚果，以及种子。植物油包括菜籽油、玉米油、大豆油、花生油、葵花籽油、红花籽油、棉籽油、人造黄油，以及起酥油。

经过加工的食品中也经常含有同样的油脂，如沙拉酱、商店里买的调味品、蛋黄酱、薯片、人造奶酪、商店里买的烤坚果、饼干、小吃、酱料，以及杂货店中的几乎所有食品。

植物油和人造黄油多年来一直被推荐为饱和脂肪的一种健康并廉价的替代品，然而，人们现在已经认识到它们对人身健康有害，应该从饮食中去除。

植物油中的 ω-6 酸含量很高，食用它们可能会导致免疫失衡。ω-6 酸不仅在人体细胞中很容易氧化，在受热或受光时也很容易氧化。这些氧化的脂肪会引起细胞的炎症和突变，也会增加患癌症的风险。

同时，像黄油、猪油，以及动物脂肪这样的饱和脂肪也受到了指责。然而，这些传统食物可能是比致炎植物油更好的选择。

西安大略大学的一项研究表明，饮食中饱和脂肪较多的人比饮食中饱和脂肪含量较少的人患癌的风险要低。（把猪油拿来！）

另一项研究得出的结论是，食用多元不饱和脂肪（比如植物油中的脂肪）易引发癌症，而饱和脂肪则能预防癌症和减少炎症。

植物油和人造黄油在 20 世纪才被引入我们的饮食。传统的天然油的制备方法，如挤压或分离，比如橄榄油，不会从玉米和大豆等粮食中萃取植物油。植物油是在工厂里生产的，人们用化学方式把油从作物中提取出来并进行处理。例如，菜籽油是由油菜籽制成的，人们通过石油溶剂来提取菜籽油。而且许多植物油通常是由转基因作物制成的，其中含有大量的杀虫剂。

当研究者在动物的饮食中添加大量多元不饱和脂肪时，得出的结论是，多元不饱和脂肪会导致学习问题、对肝脏有毒、导致免疫系统故障、造成智力和身体发育缓慢，并导致染色体损伤和过早老化。此外，富含多元不饱和脂肪的饮食会增加癌症、心脏病和体重增加的概率。

ω-3

通过多吃富含 ω-3 脂肪酸的食物以及减少 ω-6 脂肪酸的摄入来促进 ω-3 与 ω-6 比例的改善，可能有助于恢复免疫平衡。

ω-3 酸主要存在于鱼类、贝类，以及亚麻籽中，对于那些不能食用足够数量的鱼类或担心汞含量超标的人也可以使用补充剂。

人们发现，补充 ω-3 酸有助于防治各种自身免疫性疾病。每天服用鱼油补充剂的推荐剂量为 1 ~ 4 克。

各种肉类中的 ω- 酸含量取决于动物的饮食类型。草食有机牛肉中的 ω-6 要比大豆或玉米饲养的牛肉中少。

健康的油脂

推荐给桥本氏病患者的三种油是椰子油、初榨橄榄油，以及鳕鱼肝油。

椰子油是一种由中链脂肪酸组成的饱和脂肪，可能会对甲状腺功能低下的人有益。它可以增加新陈代谢并促进体重减轻（如用其取代不饱和脂肪），也可以起到抗氧化剂的作用。

哪种食物含有较高的 ω-6 脂肪酸

ω-6 脂肪酸在卡路里中占比较高的食物

＞50%（最高）	20%~50%（较高）	10%~20%（高）
葡萄籽油	芝麻油	鸡油
玉米油	南瓜子	杏仁
核桃	人造黄油	菜籽油
棉花籽油	碧根果	亚麻籽油
豆油	花生酱	腰果
	开心果	鸭油
		培根油
		猪油

含有中低水平 ω-6 脂肪酸的食物（来自 ω-6 的卡路里在总热量中的占比）

最低（＜2%）	低（2%~5%）	中（5%~10%）
椰子油	玉米	橄榄油
排骨	葵花籽油	鹅油
奶	黄油	鳄梨
牛肉	牛肉	橄榄
夏威夷果	奶油	培根
鸡肉（无皮）	可可脂	蛋
羊肉	胡萝卜	带骨猪排
奶酪	糙米	爆米花
粗燕麦粉	面粉	燕麦
甜菜		
椰奶		
大米		
鲑鱼		
山药		
土豆		
海鲜		

对于甲减患者来说，在日常饮食中加入椰子油，也许可以达到改善精力、健康减重的目的。对于成年人来说，每天4汤匙似乎是最理想的食用量。椰子油可以在许多美味的食谱中代替黄油，并且可以在饮茶时代替奶油。内服椰子油对皮肤也有保湿作用。超模米兰达·可儿（Miranda Kerr）认为她美丽的皮肤和头发归功于她每天食用的4汤匙椰子油！

椰子油非常稳定，因为中链甘油三酯在加热时不会产生反式脂肪，所以它是烹饪和油炸的首选。此外，椰子油具有抗病毒、抗真菌，以及抗其他菌的特性。

初榨橄榄油富含单一不饱和脂肪，而多不饱和脂肪含量低，在沙拉酱和蛋黄酱中使用这种油最为合适。但初榨橄榄油不能用于烹饪或油炸，因为单一不饱和脂肪在高温下会氧化。

鳕鱼肝油是ω-3脂肪酸的重要来源，这种油可以用来做调味品，但不能在烹饪中使用。

炎症的实验室检查

C反应蛋白和同型半胱氨酸是炎症的非特异性标记，可以用作血液检查。

【本章小结】

- 加工植物油会引发炎症。
- 使用椰子油、初榨橄榄油，以及鳕鱼肝油。
- 考虑服用鱼油补充剂。

"疾病骑马来，但是用脚走。"

——荷兰谚语

第 8 章

感 染

当我们努力找出问题的根源时，就会不断提出问题，直到找到答案。我们现在知道甲状腺功能减退是因为甲状腺功能的破坏，而甲状腺功能的破坏是因为自身抗体。那么为什么免疫系统会产生自抗体呢？

让我们来探讨一下目前的自体免疫理论。

传统的自身免疫性理论认为病原体在自身免疫性疾病的发展过程中起着重要作用。

分子模仿

除了碘过量引起的氧化损伤，免疫细胞也可能由于病毒/细菌感染而注意到甲状腺，这种感染要么感染了甲状腺细胞且需要被清除，要么看起来与甲状腺细胞相似，从而导致"分子模仿"。

抗原是产生抗体的物质。分子模仿理论认为细菌细胞或其他微生物"触发器"与构成我们部分生理机能的细胞或"自体"抗原有相似的外观。

当感染发生时，这些感染细胞被认为是外来的。这对于消除感染来说是很好的，但有时免疫系统会攻击感染细胞中的蛋白质，而这种蛋白质类似于我们自身细胞中的蛋白质。这无意中导致了免疫系统与我们的"自体"抗原（即我们自己的细胞）的交叉反应。我们认为这种身份错误的情况触发了自身免疫。

其中一个例子就是链球菌。正是这种细菌造成了常见的被称为"链球菌性咽喉炎"的咽喉感染。在某些情况下，特别是在没有在两到三周内用抗生素治疗感染的情况下，免疫系统将开始攻击链球菌。

不幸的是，这种细菌细胞壁的一种成分类似于人类心脏瓣膜，这会导致免疫系统在错误识别细胞的情况下攻击人类的心脏瓣膜。这种反应被称为风湿热，它可能是致命的，并且常常需要心脏瓣膜移植。阿诺德·施瓦辛格（Arnold Schwarzenegger）可能是最著名的患者，并因此必须进行心脏瓣膜移植。

旁观者效应

"旁观者效应"是另一个经典的自身免疫理论，它提出细菌在感染过程中通过破坏"自体"抗原而将其暴露给免疫系统。在这种情况下，"自体"由于被认为是共犯而成为免疫系统的目标。

这一理论表明，自身免疫可能是由一种导致甲状腺细胞损伤的病毒感染引起的。在许多情况下，感染可能是"无声的"，而人们并不知道他们实际上受到了感染。这种首次感染启动了自身免疫反应。

这种类型的感染最初可能是短暂的甲状腺炎症，比如无症状性甲状腺炎，但在适当的条件下，就会变成像桥本氏病那样的慢性自身免疫性甲状腺炎。我们将在以后的章节中探讨这些原因。

感　染

已经有人提出各种病原体（从细菌到病毒，再到真菌和寄生虫）在桥本氏病的发展中发挥的作用。特雷弗·马歇尔（Trevor Marshall）博士指出，引发自身免疫过程的不仅仅是一种细菌或病毒，而是各种病原体的组合，有时还包括一种缺失的共栖物种，而该物种将决定病人所患自身免疫疾病的类型。

$$微生物 A + 微生物 B = 疾病 C$$
$$微生物 D + 微生物 E - 微生物 F = 疾病 G$$

马歇尔博士和他的同事在自身免疫性疾病患者的唾液中发现了各种病毒抗原、细菌抗原，以及真菌抗原。这些人没有表现出被感染的症状，但这些微生物掩藏在他们体内。

哪些细菌和病毒与触发桥本氏病相关

已有多种细菌感染被认为似乎和诱发自身免疫性甲状腺炎有关，包括幽门螺杆菌（正是导致溃疡的细菌）、伯氏疏螺旋体（与莱姆病有关），以及小肠结肠炎耶尔森氏菌。

　　研究发现，在桥本氏病患者中，耶尔森氏菌抗体（表明接触了该菌种）的概率是正常人的14倍。耶尔森氏菌膜包含一个结合促甲状腺激素的位点，根据分子模仿理论，它就是主要嫌疑人。这种细菌产生的感染可以诱发抗体，其针对对象是识别和刺激促甲状腺激素受体（如甲状腺过氧化物酶或甲状腺球蛋白）的位点。人们可以从被污染的肉类、家禽、乳制品，以及海鲜（特别是牡蛎）上感染耶尔森氏菌。2012年，一个消费者团体发现美国销售的猪肉中有67%受到耶尔森氏菌的污染。

　　医生可以用血液测试或呼气测试来检查幽门螺杆菌。包柔氏螺旋体是一种现成的血液检查，只需要在体检时添加耶尔森氏菌检查就可以通过综合粪便分析验证耶尔森氏菌的存在。

　　此外，还涉及一些病毒，包括柯萨奇病毒、丙型肝炎病毒、白血病病毒（人类1型嗜淋巴细胞淋巴病毒）、肠病毒、风疹、腮腺炎、细小病毒，以及EB病毒（导致单核细胞增多症的病毒）。

　　相比于健康对照组，桥本氏病患者出现抗体（说明与这些病毒有接触）的情况更普遍。有趣的是，EB病毒也会产生T3抗体。在实验室检查中会显示为T3升高，但游离T3降低。

　　布朗斯坦博士报告说，他在许多自身免疫性疾病中发现了潜在的感染。这些潜在的感染可能是自身免疫性疾病的部分病因。通过治疗感染，许多自身免疫疾病的症状会得到改善或缓解。

　　布朗斯坦博士在桥本氏病和其他自身免疫性疾病中发现的一些生物体包括伯氏疏螺旋体、布鲁氏菌、白色念珠菌、衣原体、柯克斯体、真菌、乙型肝炎、结核分枝杆菌、支原体、尼瑟菌、细小病毒、金黄色葡萄球菌、链球菌、梅毒螺旋体，等等。

研究人员已经确定支原体、念珠菌，以及 EB 病毒是与桥本氏病有关的最常见的感染。

劫持者

细菌和病毒可以通过调节我们的免疫系统来保护自己，并在我们的身体中"伪装"，向免疫系统发出信息从而防止免疫系统对其进行破坏。

因此，病原体可能"隐藏"在受到自身免疫攻击的某一个目标器官中，同时损害该器官并引发炎症。炎症被免疫系统识别后，免疫系统反而会攻击该器官的组织。

EB 病毒是一种导致单核细胞增多症的病毒，这是一种在大学生中很常见的使人体弱的病毒感染，也被称为"接吻病"，因为个人会通过被感染者的唾液接触到病毒。

被称为 $CD8^+T$ 淋巴细胞的特定免疫细胞是对抗 EB 病毒所必需的，然而，一些人体内的这类免疫细胞的基准可能较低。（$CD8^+T$ 淋巴细胞会随着年龄的增长而减少且在女性中含量较低，而且在维生素 D 摄入量低时容易出问题。）当这些战斗细胞处于低水平时，EB 病毒可能就会占据我们的器官（如甲状腺），并劫持器官用以帮助病毒隐藏和繁殖。

治疗感染

新的自身免疫理论已经证实，一旦抗原（诱因）被移除，抗体就会消失，我们身体的无辜部分（在桥本氏病的例子中就是甲状腺过氧化物酶）将不再是目标。

　　由于碘被认为是桥本氏病的诱因，医生会建议病人减少碘的摄入。甲状腺过氧化物酶是一个"旁观者"，每次被释放都会受到免疫系统的攻击，而减少碘的摄入将阻止甲状腺过氧化物酶的表达。对碘的限制还会防止甲状腺球蛋白的碘化，从而降低其成为免疫系统目标的可能性。对另一些人来说，肾上腺功能障碍是一个诱因，需要消除肾上腺应激源才能使身体痊愈。

　　在感染的病例中，一旦感染被消除，而免疫系统意识到感染已经消失时，甲状腺过氧化物酶就不应该再是诱因。因此，治疗感染可能有助于治愈桥本氏病。在其他情况下，感染消失了，但免疫系统可能还需要一次重新启动。

用于自身免疫性疾病的抗生素

　　对1型糖尿病小鼠模型的研究发现，一些抗生素的使用实际上阻止了1型糖尿病（DM）的发展（研究中使用的抗生素有夫西地酸、黏菌素、磺胺甲恶唑，以及盐酸多西环素）。

　　研究发现，许多菌剂也可能参与诱发了桥本氏病。这些菌剂包括小肠结肠炎耶尔森氏菌，鸟型结核分枝杆菌亚种类结核（MAP），以及幽门螺杆菌。MAP和幽门螺杆菌也被怀疑与格氏病有关，这是另一种自身免疫性甲状腺疾病，会导致甲状腺功能亢进症（甲状腺过度活跃）。有趣的是，两种用于治疗格氏病的药物硫脲和甲巯咪唑对MAP都显示出了抗菌活性。

　　布朗斯坦博士报告说，大多数自身免疫性甲状腺疾病是由感染引起的，他会对患者进行隐性感染的检查。他在自己的自身免疫性甲状腺疾病治疗计划中使用了脉冲式应用抗生素的方法，比如盐酸多西环素。

一些人反映在服用了抗生素盐酸多西环素后，甲状腺过氧化物酶抗体变得正常了，这种抗生素对小肠结肠炎耶尔森氏菌和其他革兰阴性菌有效。其他桥本氏病患者则反映在服用了盐酸多西环素、抗病毒药、抗寄生物药剂，或抗真菌的药物和草药后，感觉更好了。

请和你的医生一起检查感染情况，并审慎地使用抗生素，因为如果使用不当，抗生素会非常危险。市场上有许多不同的抗生素，每一种都以不同的细菌群为目标，每一种都有各自的副作用。

在不知道感染原因的情况下盲目服用抗生素可能会在不经意间破坏有益的细菌。

一定要在抗生素治疗过程中补充益生菌，但要在一天的不同时间段来补充，以免有益的细菌被抗生素意外杀死。和你的药剂师一起找出抗生素的半衰期，从而找到服用益生菌的最佳时间。

具有抗感染作用的天然物质

益生菌、特级初榨椰子油、整瓣蒜、发酵食品、甘草酸（甘草）、槲皮黄酮、半胱氨酸、辅酶 Q10、姜黄、牛至油

寄生虫

在患有桥本氏病、纤维肌痛，以及其他自身免疫性疾病的人身上可以发现寄生虫，如蠕虫、吸虫，以及原虫。尽管我们通常认为寄生虫在第三世界国家更为常见，但它们也会出现在美国人身上。奥马尔·阿明医生（Dr. Omar Amin）是一位寄生虫学专家，据他估计，三分之一的美国人身上存在寄生虫感染。

　　他建议对肠道通透性加重、消化不良、过敏、疲劳、肠易激、放屁、腹胀、痉挛，以及具有其他胃肠症状的人进行寄生虫检查。现有的寄生虫检查包括血液检查（必须要求检查一种特定寄生虫）、寻找虫卵或寄生虫的粪便测试，以及内镜检查（用一根管子插入肠道检查内容物）。

　　综合粪便分析是用来寻找寄生虫最有效的检查，但通常你需要提出对特定寄生虫进行检测的要求，因为这些寄生虫没有被纳入标准检查中。实验室会检查粪便中是否有寄生虫及其可能存在的迹象，如虫卵。

　　粪便检查有一定的局限性，因为寄生虫不一定总能在被检查的粪便中排出。因此，当你怀疑自己有寄生虫时，疾病控制中心建议应至少进行三次粪便检查。此外，能够感染人类的寄生虫物种数不胜数，但通常实验室只能检查少数几种。

　　阴性的检查结果并不一定是准确的。据一些自身免疫性疾病患者和一些具有其他健康问题的人反映，他们的测试结果虽然是阴性的，但是他们仍然按照寄生虫清除治疗方案驱除了寄生虫。

　　此外，并非所有实验室都具有同等的实力。有些实验室可能更适合进行寄生虫检查。阿明医生经营的实验室就是专门进行寄生虫综合检查的。此外，该实验室还能对其他导致胃肠不适的原因进行检查，如假丝酵母、细菌感染，以及条件致病菌。

　　桥本氏病与免疫系统功能障碍、肠道通透性增加，以及营养损耗有关。寄生虫可以改变免疫系统，导致肠道通透性增加并消耗身体的营养。由于所有这些因素似乎都存在于桥本氏病中，我们或许应该开始研究寄生虫感染在引发桥本氏病方面的作用。

　　免疫缺陷、营养不足、低胃酸，以及缺乏有益的细菌可能会使桥本氏病患者特别容易感染寄生虫。寄生虫既可能从国外旅行中获得，也可能从本国的土壤、水域、肉类，以及宠物身上获得。

寄生虫感染的症状包括间歇性腹泻和便秘、消化问题、痔疮、排便疼痛、粪便中出现黏液、放屁、腹胀、肛门瘙痒，以及维生素和矿物质缺乏。一些人反映自己有失眠和对某些食物不耐受的症状。然而，寄生虫也可以在不引起任何症状的情况下生活在我们体内。

治疗寄生虫的处方药是现成的，那些通过检查发现寄生虫的人应该与自己的医生合作，采用适当的药物。

针对寄生虫也有天然的治疗方法，一些人发现他们自身免疫性疾病的症状在使用了天然寄生虫清除产品之后得到了改善。

抗寄生物草药

芦荟（库拉索芦荟）、大茴香（茴芹）、伏牛花（刺檗）、黑胡桃、腰果（槚如树属）、卷薄荷（留兰香）、大蒜（百合科）、北美黄连（黄连碱）、葡萄柚种子提取物、俄勒冈葡萄（冬青叶小檗）、木瓜（番木瓜）、石榴、南瓜（南瓜子）、甜罗勒（罗勒属）、百里香、姜黄、苦艾（青蒿素）

寄生虫清洗

单一碳水化合物、精制食品、果汁、乳制品，以及水果会帮助寄生虫扩散，如果你怀疑自己有寄生虫，应该避免食用这些食品。

可以加入到饮食中并且有助于消除寄生虫的物质包括大蒜、南瓜子、石榴、甜菜，以及胡萝卜。纤维也可以帮助身体清除蠕虫。木瓜种子和木瓜提取物（木瓜蛋白酶）有助于消灭蠕虫并使肠道保持天然酸性状态。益生菌、锌，以及维生素C据称也有助于恢复免疫功能。

　　某些草药也可以用来消灭寄生虫，它们经常数量不等地出现在各种寄生虫净化混合配方中，比如阿明医生诊所制作的呼玛蠕虫及自由/清洁/修复配方。草药并非没有副作用，所以使用须谨慎，最好是在训练有素的草药医生的监督下使用。

【本章小结】

- 自身免疫性疾病可以由感染引起。
- 多种感染都与桥本氏病有关。
- 去医院检查寄生虫、细菌、病毒，以及真菌感染。
- 患有桥本氏病的人由于消化功能受损，更容易感染寄生虫。
- 视需要消除感染。

"你现在的境况不能决定你去哪里，只能决定你从哪里出发"。

——奈都·昆宾（Nido Qubein）

第9章

免疫失衡

是鸡还是蛋

病原体导致自身免疫疾病的另一种理论是，自身免疫问题会导致我们控制病原体的能力受到损害，因此，自身免疫性疾病患者比常人更有可能携带病原体。

在考虑治疗的目标时，我们总是着眼于发生故障的系统。科学家会通过观察免疫系统的失衡来确定可能对自身免疫性疾病产生影响的机会。

免疫系统概述

白细胞是免疫细胞，帮助我们抵御外来入侵和感染。它们在骨髓中产生，可以发育成几种不同类型的细胞，包括淋巴球（淋巴细胞）。

淋巴细胞进一步分化为B细胞（这些细胞通过与病原体结合形成抗体来标记病原体并对其进行破坏）；自然杀伤细胞（这些细胞的目标是感染细胞或癌变细胞）和T细胞。T细胞是宿主防御（打击病原体入侵，就像我们的朋友CD8$^+$T细胞一样）和自体免疫过程涉及的主要细胞类型，特别是辅助T（Th）细胞。

为了应对威胁，免疫系统有能力决定应该产生哪些类型的细胞。所有Th细胞在开始时都是初级辅助T细胞（Thp）。在骨髓中产生的它们被进一步分化为三种不同的细胞类型；Th-1细胞是为了应对细菌和病毒而产生的，Th-2细胞是为了应对寄生虫，而Th-17细胞是为了应对真菌。

此外，胸腺产生的调节性T细胞负责抑制免疫反应和自身耐受。

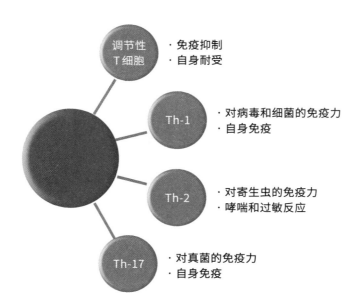

图9-1　辅助T细胞分化

改编自Sanna Filén S.和Lahesmaa R.的《T淋巴细胞中的GIMAP蛋白》，《信号传导期刊》2010卷，2010年。

　　每一种类型的 T 细胞都会产生不同的白细胞介素（IL）。作为不同免疫过程的信号分子，这些白细胞介素也会向胸腺发出信号要求更多增援，同时刺激其自身产生更多细胞因子并抑制其他细胞因子（Th-1 细胞因子会刺激 Th-1 细胞因子的产生，并抑制 Th2 细胞因子，反之亦然）。在正常情况下，这些类型的细胞会保持平衡，但是在自身免疫性疾病的情况下，就会产生不平衡。

Th-1

　　Th-1 细胞是免疫系统分支（被称为细胞免疫或细胞介导免疫）的一部分，是我们抵御胞内病原体或在细胞内生存和复制的病原体（如病毒和某些细菌）的防线。这种免疫反应最善于清除受到病毒感染的细胞，但也会通过淋巴细胞参与对付真菌、原生动物、肿瘤，以及胞内细菌。细胞介导免疫与移植器官的免疫排斥有关。

　　细胞免疫是一种免疫反应，它不产生抗体，而是激活不同类型的细胞——包括吞噬细胞、自然杀伤细胞（NK）、抗原特异性细胞毒性 T 淋巴细胞——来攻击和杀死感染病毒的细胞、带有胞内细菌的细胞，以及癌细胞。Th-1 的反应减退与慢性感染以及癌症有关。

　　免疫系统的这种分支会产生肿瘤坏死因子阿尔法、干扰素（ING）伽马、白介素 -2 和白介素 -12，它们会刺激自然杀伤细胞和细胞毒性细胞，并且具有抗炎作用。免疫反应与炎症、迟发型过敏，以及 IgG2 抗体有关，就像桥本氏病患者体内的抗体一样。有研究发现桥本氏病患者体内的 Th-1 细胞有所增加，在较严重的病例中 Th-1 细胞则会出现显著的增加。

　　某些免疫调节药物（基于自然产生的 Th-1 物质），包括干扰素（用于治疗肝炎）和白介素 -2（用于治疗黑色素瘤）已被证明与桥本氏甲状腺炎的发展有关。这些药物 / 细胞因子会抑制调节性 T 细胞，并转入 Th-1 细胞的生产。

Th-2

Th-2 的路径被称为体液介导免疫。它之所以被如此命名，是因为它包含了胞外物质，或者说本来应该在细胞外（体液中）的物质。

当寄生虫（如蠕虫）入侵我们细胞周围的区域时，这条路径就会被激活。该路径产生的细胞因子为：白介素 -4、白介素 -5、白介素 -1、白介素 -13。这些细胞因子会抑制 Th-1 炎症细胞因子的产生并刺激 B 细胞的生成。B 细胞负责生产标记入侵者的抗体并指挥免疫反应。

免疫球蛋白 E（IgE）介导过敏反应很有可能牵涉到过度活跃的 Th-2 系统，IgE 介导过敏反应包括非常讨厌的季节性花粉过敏，以及对蜜蜂、贝类和坚果的过敏性反应。

Th-17

最近的研究发现 Th-17 细胞可能与自身免疫性疾病有关。如果有胞外微生物或生活在细胞外的微生物（如真菌和某些细菌），那么 Th-17 细胞就会变得活跃。

这些细胞产生的白介素 -17、白介素 -23 是促炎性细胞因子，它们会对柠檬杆菌、克雷伯氏肺炎杆菌、白色念珠致病菌种起到抑制作用，并能引起自身免疫。白介素 -17a 是一种促炎性细胞因子，会对其遭遇的细胞产生直接毒性。在桥本氏病和格氏病中，Th-17 似乎都被激活了。

调节性 T 细胞

调节性 T 细胞（Tregs）原名抑制 T 细胞，其作用是在感染后使免疫系统恢复平衡。这种细胞产生于胸腺，具有抗炎和免疫抑制作用，并能促进自身的免疫耐受。调节性 T 细胞与免疫抑制细胞因子——转化生长因子 - β 和白介素 -10——有关。调节性 T 细胞似乎与 Th-17 细胞呈反比关系，这意味着，Th-17 细胞越多，分化为调节性 T 细胞的细胞就越少。研究者在包括桥本氏病在内的自身免疫性疾病中发现了调节性 T 细胞的减少，而在癌症和感染（欺骗身体提高调节性 T 细胞的产量）中发现了调节性 T 细胞的增加，这样它们就可以在免疫系统的眼皮子底下蒙混过关。小鼠实验模型显示调节性 T 细胞如果耗尽会导致甲状腺功能减退。

免疫失衡

在正常情况下，免疫的分支系统会协同工作，从而克服感染。一个健康的免疫系统能够在这些分支间保持平衡，并且迅速将平衡转移到我们对抗感染时最需要的细胞类型上。身体还能够在不再需要战斗细胞时停止其生产。这些分支的失衡将会导致自身免疫性疾病，或自身识别能力缺陷。

因此，在大多数自身免疫性疾病中会出现免疫"失衡"。例如，Th-1 细胞数量增加与桥本氏病有关，而 Th-2 细胞数量增加则与格氏病和哮喘有关。

然而，并非所有受到影响的人都会遇到这种情况，一些桥本氏病患者可能会有过多的 Th-2 细胞，或者没有一条明确的主导路径。

由Th-1、Th-2、Th-17系统引起的炎症因子过多（与调节性T
细胞产生的免疫抑制因子不足有关）通常与自身免疫性疾病有关。

压力、怀孕，以及激素水平失衡可能与改变免疫平衡有关（更
多有关激素平衡的信息可以在"诱因"一章中找到）。

肾上腺激素的缺乏也会让身体进入Th-1的统治下。随着我们的
肾上腺激素在压力下消耗殆尽，不难想象自身免疫疾病的发展往往
会与极端和/或长期慢性压力有关。肾上腺和压力在桥本氏病发展过
程中的意义我们将在"肾上腺"一章中讨论。

在胰岛素激增的情况下，免疫系统的Th-2分支也可能会变得过
于活跃，这将导致B细胞的产量增加。

许多自身免疫性疾病与细胞向Th-2细胞（抗体产生）的过度分
化有关。女性占自身免疫性疾病患者的90%，她们通常表现为Th-2
细胞因子占主导地位。桥本氏病似乎与占主导地位的Th-1细胞因子
分化有关。在达提思·卡拉奇安（Datis Kharrazian）医生的书《为
什么我的实验室结果正常却还有甲状腺疾病症状？》中，他说，桥
本氏病患者可能患有两种类型失衡中的任何一种，但大多数患者表
现出了Th-1主导的特征。

表9-1　Th-1与Th-2主导的不同疾病

细胞免疫介导（Th-1）	体液免疫介导（Th-2）
桥本氏甲状腺炎	格氏病
多发性硬化症	哮喘
类风湿性关节炎	狼疮
克罗恩病	季节性过敏
1型糖尿病	溃疡性结肠炎
牛皮癣	
巨乳头性结膜炎	

研究发现，桥本氏病的患者有更多的 Th-1 细胞，这些细胞会产生干扰素伽马（促进炎症），以及更多的白介素 -2、白介素 -12 和白介素 -18，这些白介素也是由 Th-1 细胞产生的细胞因子。此外，研究还发现，Th-2 的减少会产生白介素 -4，而白介素 -4 有对抗自身免疫性炎症疾病的作用。

表9-2　桥本氏病中的细胞因子

细胞因子	桥本氏病	健康对照组	统计显著与否
白介素 -2	12.16 ± 0.66	7.36 ± 0.45	是
干扰素 -G	7.6 ± 0.33	5.09 ± 0.27	是
白介素 -12	3.57 ± 0.19	2.59 ± 0.23	是
白介素 -18	27.52 ± 1.75	15.16 ± 1.62	是

改编自 Phenekos C 等的《描述桥本氏甲状腺炎（Th-1）与格氏病（Th-2）患者的 Th-1 与 Th-2 血清细胞因子谱》，《神经免疫调节》，2004 年；11（4）: 209-13。

两种自身免疫甲状腺疾病中都存在 Th-17

研究者在患有桥本氏病的小鼠的甲状腺细胞中均发现了 Th-1 和 Th-17，研究认为，白介素 -17 细胞对桥本氏病的发展至关重要。新的研究表明，Th-17（而非 Th-1）可能会导致与桥本氏病发病机制有关的损伤。这就解释了为什么桥本氏病的一些患者同时显示出了 Th-1 和 Th-2 的主要地位，而且没有明确的主导细胞。

免疫调节物质

　　一些天然物质已经被证明可以改变我们的免疫系统，从而产生更多的 Th-1 细胞，如 β - 葡聚糖蘑菇、紫锥菊，以及甘草。相关产品有时在广告中被称为"免疫促进剂"或"免疫兴奋剂"。此外，低强度的运动（如散步、太极，以及恢复性瑜伽）、益生菌株植物乳杆菌，以及玉屏风散（一种中草药配方），也已在临床试验中被证明有助于 Th-1 型细胞的生产。

　　相比之下，松树皮提取物、姜黄中的姜黄素、绿茶，以及白藜

表 9-3　免疫调节物质

刺激Th-1细胞生产	刺激Th-2细胞生产
南非醉茄	酒精
黄芪	新烟草碱
β-葡聚糖蘑菇及其他促进免疫的蘑菇	假丝酵母
小球藻和其他藻类制品*	皮质醇
紫锥花	来自姜黄的姜黄素
雌性激素	脱氢表雄酮
谷胱甘肽	染料木素
革兰阴性菌（内毒素）	绿茶提取物
甘草	番茄红素
蜜蜂花（香蜂叶）	寄生虫
人参	松树皮提取物
白绒水龙骨蕨提取物	碧萝芷（苹果中的天然成分）
硒	槲皮素
病毒	白藜芦醇
瑜伽，恢复性锻炼	可溶性纤维
	剧烈运动
	白柳树皮

*藻类可能含有高剂量的碘

芦醇等物质已被证明能促进 Th-2 型细胞的生产。据说，强度较高且持续时间较长的训练也能提高 Th-2 的响应能力。

当免疫系统的一个分支过度活跃时，或许可以通过利用某些物质——能够增强欠活跃分支或削弱过度活跃分支——来恢复平衡。

虽然许多人会认同，在自身免疫性疾病中 Th-1 和 Th-2 的比例可能是"失衡的"，但试图盲目操纵平衡也可能是有害的。我们必须知道天平的哪一边是低的才能恢复平衡。

针灸疗法

研究发现针灸可以平衡 Th-1 和 Th-2 的比例，并对各种疾病都有帮助，包括不育、子宫内膜异位、疼痛，以及自身免疫性疾病。一般认为，针灸可以引起神经细胞的生理反应，从而促进能够调节免疫系统的细胞因子的释放。最近的研究表明，针灸可以通过促进 Th-2 细胞因子来帮助恢复 Th-1 失调的平衡，并且有助于缓解像桥本氏病那样的 IV 超敏反应。对于那些持怀疑态度并用"安慰剂效应"来引证的人来说，值得注意的是，除了患者的报告，许多这类研究是在诸如狗、老鼠，以及豚鼠这样的动物身上进行的。

就我个人而言，我的甲状腺过氧化物酶抗体在接受针灸治疗后从 2000 下降到了 300 多。我的抗体在一年多的时间里一直保持在较低水平，但当我搬到另一个州并停止针灸后，抗体又开始增加了。

细胞因子检查和细胞因子比例

医生和病人都可以要求进行细胞因子检查，从而检测免疫系统的哪一个分支过度活跃。

你也许可以测量基准水平的细胞因子，并在干预后进行重新测量。但是我还是要提醒你，这些实验室通常被视作"仅用于研究目的"，不被承认可以帮助或治疗任何疾病，因此保险公司通常不会承担这些检查的费用。

在这些实验室中，我们可以测定由 Th-1 和 Th-2 分支表达的各种细胞因子。

作为替代方案，一些从业者建议检查一种或多种与加强 Th-1 或 Th-2 分支有关的物质。理论上，如果一个人接受了强化 Th-1 的物质并且感觉更好，那么他肯定有一个过度活跃的 Th-2 系统，而如果她感觉更糟，她则有一个过度活跃的 Th-1 系统，反之亦然。需要注意的症状可能包括心悸、焦虑、颤抖、失眠、易怒，以及出汗过多。

这些都是甲状腺功能亢进的症状，当甲状腺功能的破坏加重从而导致大量甲状腺激素迅速进入循环时就会出现这种情况。

虽然有些人在检查之后可能会感觉自己的状况变得更好或更糟了，但我个人觉得我们中的许多人可能需要一个客观的标准来定义我们状况的恶化或改善。一些专业人士建议混合服用多种不同的补充剂，从而改变一个人的 Th-1 和 Th-2 平衡。这样做可能会对一些人有帮助，但并非对所有桥本氏病患者都有效。

此外，长期服用补充剂以"减弱"免疫反应可能有助于治疗症状，但无法触及桥本氏病的根本原因。

另外，大多数自身免疫性疾病中出现了 Th-17 细胞，而这些细胞似乎抑制了调节性 T 细胞的产生。

研究人员现在提出，免疫调节应该具有抗炎性，目的是增加调节性 T 细胞的生产，而不是试图控制 Th-1 的比例。

增加了的调节性 T 细胞的数量应该会通过下调过度活跃的免疫系统来抑制和促进自我抗原的识别和耐受，从而重新平衡 Th-1 和 Th-2 比例。

抗炎方法

在研究如何治愈自己时，我发现吸烟可以降低桥本氏病的患病风险。这让我很气愤，因为我曾经是一个想让自己变得更健康的吸烟者，结果却患上了自身免疫性疾病。当然，再次开始吸烟是愚蠢的，因为吸烟还有许多其他的风险远远超过了益处。我一直很奇怪吸烟是怎样降低桥本氏病的发病率的，直到我找到了一种新的补充剂。

新烟草碱

新烟草碱是一种可以作为膳食补充剂的天然生物碱，存在于茄属植物家族（如番茄、烟草、辣椒等）中。新烟草碱具有抗炎作用，能够减少与 Th-1 介导自身免疫发展有关的细胞因子（白介素 -18、白介素 -1R2）的表达。

来自约翰霍普金斯大学的研究人员已经证明，新烟草碱降低了桥本氏病在小鼠中的发病率和严重性。

相关的人类临床试验最近也已完成，其结果显示出甲状腺过氧化物酶抗体显著的减少，以及炎症在 3 个月内出现了减轻。在撰写本书的时候还没有来自这次试验的数据，但是药物生产者提供了一些例子。

一位被研究的患者在 16 天内每天服用 0.12 毫克 / 千克体重的新烟草碱后，抗体水平大幅下降。她的甲状腺过氧化物酶抗体从 3655 国际单位减少到了 300 国际单位。

在研究了每天0.12毫克/千克 ~ 0.267毫克/千克的剂量后，研究人员发现这个剂量范围在减少甲状腺过氧化物酶抗体方面是安全且有效的。对于一个体重45千克的妇女来说，这个剂量相当于每天5 ~ 12毫克。新烟草碱的半衰期约为8小时，应每隔6 ~ 8小时服用一次，以确保体内新烟草碱水平保持稳定。

开始时，新烟草碱的剂量应保持在较低的1 ~ 2毫克/每天，并在一周内逐渐增加到目标剂量。药物应该会在几天到几个星期内开始起作用。早期的研究表明，新烟草碱必须持续服用才能对免疫系统产生影响。

当起始剂量太高时，会出现头痛、恶心、呕吐，以及肝功能变化等副作用。

在寻找免疫系统失衡的原因时，这种补充剂也许是减少炎症和抗体的有效工具。

注：某些桥本氏病患者可能会对茄属植物过敏。

姜黄素

姜黄素，来自香料姜黄，有抗炎的特点，可以帮我们降低自身免疫性疾病的发病率。姜黄素通过减少Th-1细胞因子（肿瘤坏死因子-A、白介素-1/2/6/8/12）来产生抗炎作用。

研究发现，姜黄素可以减轻Th-1自身免疫疾病——类风湿性关节炎——的关节炎症状。另外，姜黄素似乎在各种胃肠疾病中都有抗炎的疗效。姜黄素能够改善克罗恩病（Th-1介导）、溃疡性结肠炎（Th-2介导），以及肠易激综合征。

虽然一些研究人员认为，在典型的印度饮食中，每天摄入的姜黄素可能具有消炎作用，但香料中的姜黄素含量可能不足以对自身免疫性疾病产生消炎作用。姜黄素可以作为一种补充剂，但它本身很快就会被排出体外，因此需要与胡椒中的一种生物碱——胡椒碱——结合才能在体内保持较长时间的活性。

姜黄素似乎是非常安全的，即使剂量高达 8 克/天也没有问题，然而，某些桥本氏病患者（特别是对茄属植物过敏的人）可能会对胡椒碱产生不耐受，以至于无法使用这种补充剂。

增加调节性 T 细胞

自身免疫性疾病也更有可能发生在远离赤道的地区。这可能是由于当地人维生素 D 水平不足。维生素 D 缺乏症与免疫功能不正常有关——缺少能消灭 EB 病毒/人类疱疹病毒 4 型的 CD8$^+$T 细胞，以及能够保持免疫系统平衡的调节性 T 细胞。

近年来，维生素 D 在人体健康中的作用得到了研究者和医学界的大力强调。血清维生素 D 水平与人类预期寿命直接相关。威廉·格兰特（William Grant）博士是维生素 D 方面的专家，他提出提高血清维生素 D 水平可以每年减少 30% 的癌症死亡。

维生素 D 影响着我们身体中 3000～30 000 个基因，许多疾病也与维生素 D 水平有关，包括心脏病、抑郁症，以及自身免疫性疾病。

众所周知，维生素 D 通过影响负责控制 Th-1 和 Th-2 表达和分化的调节性 T 细胞，在平衡 Th-1（细胞介导）和 Th-2（体液）免疫系统响应方面发挥着作用。

在动物模型中，维生素 D 能积极阻止自身免疫问题的发展，维生素 D 缺乏症与自身免疫性甲状腺炎有着密切的联系。

在人类中，自身免疫性甲亢患者血清中的1,25(OH) 2D3 水平明显低于非自身免疫性甲亢患者。

随着人们对皮肤癌的认识以及对防晒霜的使用越来越普及，人们哪怕在夏季也得不到足够的维生素D，而那些生活在北方气候中的人，在寒冷的月份里特别容易缺乏维生素D。

维生素D缺乏是我们社会中最不被认可的缺乏症，据估计，有85%的美国人缺乏维生素D。在土耳其进行的一项研究发现，92%的桥本氏病患者缺乏维生素D。研究证明，我们现在应该服用的维生素D的剂量要比目前每天400国际单位的推荐摄入量高得多。

维生素D缺乏症的检查

如果你生活在北方，而每天又不在外面待一段时间，你就有可能缺乏维生素D。

维生素D水平应该保持在60～80纳克/升，以达到甲状腺受体和免疫系统的最佳功能。你应该定期去检查维生素D的水平，特别是在冬季。有两种现成的测试：1,25 (OH)D 和 25(OH)D。25(OH)D检查，也被称为25-羟基维生素D，是首选。

维生素D的来源包括鱼肝油、鱼、加入营养素的乳制品和橙汁、鸡蛋，以及最重要的阳光。事实上，我们离赤道越远，患上自身免疫性疾病的可能性就越高。

为了保持自然健康，我们可能会想要多吃富含维生素D的食物。然而，食物中维生素D的含量可能不会对每个人都起作用。

研究发现，格氏病（另一种自身免疫性甲状腺疾病）改变了维生素D的结合方式，而维生素D受体基因的异常也出现在许多其他自身免疫性疾病中。这些患者难以将补充的维生素D转化为活性形式。此外，EBV病毒/人类疱疹病毒4型和其他病原体也会劫持维生素D受体，从而使得维生素D补充剂毫无用处。

有什么药可以治疗？海滩假期！

恢复最理想的维生素D水平的最好方法是阳光照射、安全的日晒床，以及口服维生素D_3补充剂。食物中最好的维生素D来自野生鲑鱼，每100克约含有800国际单位的D_3；鳕鱼肝油，则每茶匙含有700国际单位。

从细菌和寄生虫身上我们可以学到什么

研究发现，某些类型的细菌为了使自己可以在宿主中生存，会积极地操纵调节性T细胞。研究者在小鼠自身免疫性疾病的模型中使用某些益生菌菌株，结果表明，该菌株会增加T细胞的分化从而产生更多调节性T细胞并对疾病（关节炎、哮喘）产生影响。这些有益的菌株包括干酪乳杆菌、唾液乳杆菌、鼠李糖乳杆菌、乳酸双歧杆菌、罗伊氏乳杆菌。另一项研究是关于植物乳杆菌的，这种细菌能通过增强对Th-1的反应来降低过敏的风险。

相比之下，在实验室中进行的体外研究表明，两歧双歧杆菌和嗜酸乳杆菌能够抑制调节性T细胞的活动，而动物双歧杆菌则会引起更多的炎症。因此，作为购买者要小心——并非所有益生菌都是一样的。某些益生菌可能会对特定自身免疫性疾病有益，而另一些则不然。

除了将在以后章节中进一步讨论的益生菌，已被确认的其他增加调节性T细胞的方式包括举重、紫外线日光浴，以及食物和补充剂。

研究发现可以增加调节性T细胞数量的物质/方式
儿茶素（一种绿茶中的化合物）、举重、骨髓推拿、紫外光、维生素A、维生素D、木瓜、丁酸盐、L-谷胱甘肽、超氧化物歧化酶

据称，某些物质会削弱免疫系统功能，我们应该把这些物质从饮食中去除。这些食物包括加工食品、促炎性植物油、白糖，以及酒精。

肠道渗漏、低盐酸，以及消化不良等病症（产生循环免疫复合物）；体温低、接触重金属和环境污染物、吸烟、病毒、细菌或真菌病原体也会削弱免疫系统功能，我们应该予以解决。

生活方式因素，如久坐的生活方式、消极的态度、慢性压力、失眠，以及肌肉快速增长（由重量级举重或合成类固醇造成）也会削弱免疫系统功能，我们应加以调整从而确保健康的免疫功能。

与之相对立的是，已确定的免疫增强物质包括大蒜提取物（也具有抗菌功能）、维生素E（抗氧化剂）、银杏（可以减少过量的皮质醇产生）、初乳、脱氢表雄酮（一种肾上腺激素）、橄榄油、椰子油、草药、维生素A、鱼肝油、L-谷氨酰胺、益生菌、低剂量的纳曲酮（LDN），以及 ω-3脂肪酸。

充足的水分、锻炼、冥想、积极的态度、宽恕和放下怨恨，以及长期的目标不仅对我们的整体健康有益，而且对免疫功能有益。

低剂量纳曲酮

据称，低剂量的纳曲酮（LDN）可以增强免疫功能，其作用方式为增加内源性肾上腺素的分泌、减少炎症细胞因子、促进 DNA 合成，并且减缓胃肠道活动从而促进愈合。纳曲酮会增加调节性 T 细胞因子白介素 -1 和转化生长因子 -b 的数量，从而导致 Th-17 这种自身免疫促进剂的减少。

纳曲酮是一种经过美国食品药品监督管理局批准的药物，每天服用 50 毫克可用于鸦片类药物的戒断。但是，研究发现，只有每天 1.5 ~ 4.5 毫克的低剂量才能调节免疫系统，并且在改善自身免疫性疾病（包括克罗恩病、花叶病和桥本氏病）以及其他与免疫系统相关的疾病（如癌症和艾滋病）方面显示出作用。

致力于分享关于低剂量纳曲酮研究的网站 www.lowdosenaltrexone.org，充满了在启动纳曲酮的几个月后，溃疡、肿瘤以及病变消失的感言。该网站的作者甚至警告那些使用甲状腺激素补充剂的桥本氏病患者从低剂量开始使用纳曲酮（每晚 1.5 毫克），否则病情可能会因为迅速改善而出现甲亢迹象。

这种药物只能通过处方获得，特殊的专业配药房可以配制出低剂量的药物（足智多谋的人也可以用砂浆、岩钉，以及精确的测量工具来实现）。幸运的是，即使没有保险，这种药物也是通用的，而且价格很便宜。

我曾经尝试过使用低剂量的纳曲酮，但我发现服用了几个晚上后我有点儿烦躁。但这是在我开始改变自己的饮食之前，从那以后，我听说了一些人的印证，低剂量纳曲酮在结合渗漏肠道饮食时能发挥较好的效果。

【本章小结】

- 桥本氏病患者的免疫系统会出现失衡，从而导致更多的炎症。
- 维生素D缺乏症与自身免疫有关。去检查一下维生素D的水平。
- 可以通过海滩度假、晒黑，以及使用补充剂来增加维生素D，使维生素D的水平保持在60~80纳克/升。
- 新烟草碱是一种通过防止炎性免疫系统反应来减少甲状腺过氧化物酶抗体的补充剂。
- 姜黄素与胡椒碱已显示出减少炎性自身免疫反应与肠道炎症的希望。
- 低剂量纳曲酮是一种处方药，可以通过调节免疫系统来减少自身免疫攻击。
- 在我们努力识别和消除诱因并修复肠道通透性时，免疫调节物质可能有助于减缓或阻止甲状腺细胞的破坏。

"所有疾病皆从肠起。"

——希波克拉底

第 10 章

肠

那么接下来最大的问题是……我们如何让自己的健康和免疫系统恢复过来？似乎条条大路都能通向罗马！

虽然已发现的与桥本氏病有关的病原体种类繁多，但研究人员无法确定任何特定病原体与桥本氏病具有明确的因果关系。这意味着，并不是每个受到这些病原体感染的人（即使有遗传易感性）都会罹患桥本氏病。另外，并不是每个桥本氏病患者都有这些感染。研究者在桥本氏病患者身上也发现了其他潜在的触发因素，包括碘、压力、毒素，以及我们体内的微生物菌群。

除了遗传易感性和诱因之外，必须要有第三块拼图的存在，桥本氏病才会产生。

这种共同的联系存在于所有自身免疫性疾病中，并且更接近自身免疫问题发展的根源——肠道通透性的增加，也就是"肠漏症"。

那么肠道跟免疫系统和自身免疫有什么关系呢？息息相关！因为正是肠黏膜阻止了自身免疫反应！

研究人员发现，除了消化和吸收营养物质以及保持水和电解质的平衡，肠道还负责帮助免疫系统识别外来入侵者和自体抗原，从而促进对病原体的控制并防止自身免疫反应。

肠　壁

整个肠道被一层上皮细胞所覆盖，它的重要作用是在肠道内的肮脏环境（部分消化的食物、花粉、粪便、死亡细胞，以及细菌）中与身体其他部分保持一层保护性黏膜屏障，从而防止这些物质对人体造成潜在伤害。

这一层黏膜是由细胞间的紧密连接形成的，类似于构成一块布的螺纹纤维。然而，这里面的线不是静止的，它们彼此间的距离或"紧密性"可能会受到各种因素的影响。

"肠漏症"到底是什么

"肠漏"是指小肠的渗透性出现异常增加。在渗漏的肠道中，肠道的紧密连接变得松散，使得那些通常不能获得系统通路的物质进入到血液循环中。

一旦食物、细菌，以及自体抗原等物质通过肠道屏障进入循环，免疫系统就会将它们识别为外来物质，从而导致体内和肠道的炎症，进一步增加渗透性，并触发食物过敏和自身免疫。

是什么导致了肠漏

　　法萨诺医生已经发现，在肠漏情况下，我们会分泌过量的连蛋白——一种调节紧密连接之间通透性的蛋白质。在几乎每一种自身免疫性疾病中，这种蛋白质都会过量！导致这种蛋白质过度释放的因素很多，包括胶质蛋白（麸质）、食物不耐受、心理压力、不饱和脂肪、非甾体抗炎药（NSAID），如布洛芬和萘普生、酒精、病原细菌，以及从大肠（结肠）到小肠的细菌过度生长。

　　这样的渗透性增加被认为是清除小肠细菌和毒素的防御机制。各种食物和补充剂以及手术、创伤和炎症也能增加肠道通透性。

　　高级糖基化终产物（AGES）来自高温烹饪的高脂肪食品，它可能会加重炎症，并有增加肠道通透性的风险。

增加肠道通透性的因素
高龄、AGES、酒精、辣椒素（甜椒、辣椒、辣椒粉）、食物过敏、麸朊（麸质）、L-丙氨酸、大量色氨酸、亚油酸、金盏花、啤酒花、非甾体抗炎药、小肠内的细菌过量生长、病原菌、心理压力（生气、害怕）、剧烈运动、外科手术/创伤、不饱和脂肪、连蛋白

肠道紧密连接蛋白

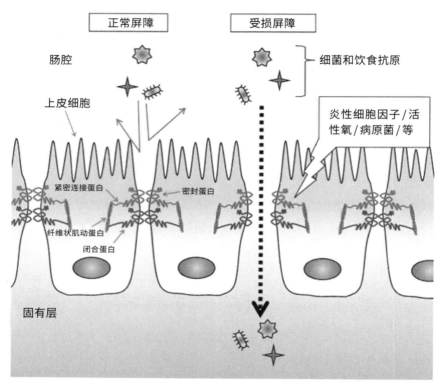

图10-1　肠上皮紧密连接蛋白（TJ）是一道物理屏障。肠道紧密连接蛋白严格调节肠通透性，屏障损害会使细菌和饮食抗原穿过上皮进入循环。这种情况会诱发炎症和组织（包括肠道）中的免疫反应，从而导致肠道疾病和自身免疫性疾病

图片翻版自《营养生物化学期刊》第22卷，Suzuki, T. Hara, H. 的《类黄酮在肠道紧密连接调节中的作用》，图1。版权所有2011年，经爱思唯尔允许和重印。

肠道通透性的检查

通过甘露醇-乳果糖肠道通透性测试对肠道通透性进行检测相当简单且无创。

患者喝下两种预先测量过的糖：乳果糖和甘露醇。通过接下来6小时内采集的尿液样本中两种糖的水平，可以反映出肠道通透性或吸收不良的程度。

甘露醇是一种单糖，应该被肠道屏障吸收。相反，乳果糖是一种二糖，通常不会被吸收，除非肠道屏障受到了破坏。

试验会测定尿中乳果糖与甘露醇的比例。如比率较高，则意味着过多的乳果糖被吸收，表明被检查者患有肠漏综合征。

测试可以重复，用以衡量肠漏治疗的进展。

最佳肠功能的支柱

为了修复我们的免疫系统，我们必须恢复最佳肠道功能。最佳肠道功能的支柱是消化、消除、微生物平衡，以及肠道完整性。

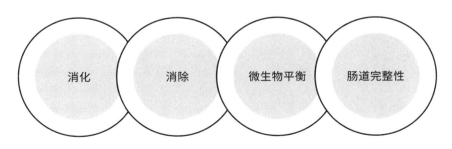

图10-2　最佳肠功能支柱

肠道小测试：你是否有肠功能受损的症状

许多桥本氏病患者和其他自身免疫性疾病患者不会立即将肠道功能不良与他们的免疫状态联系起来。有些人可能没有意识到自己的症状，直到他们停止进食某些食物（详见"不耐受"一章）。

☐ 吃完饭后我有一种肚胀或饱腹的感觉，有时还会打嗝、发烧或胀气。
☐ 我有慢性酵母感染或真菌感染。
☐ 我吃了补充剂后感到恶心。
☐ 吃完饭后我感到疲劳。
☐ 我有胃灼热的感觉。
☐ 我经常使用抗酸剂。
☐ 我有慢性腹痛。
☐ 我腹泻。
☐ 我大便有黏液。
☐ 我有便秘（每天少于一或两次）。
☐ 我的大便油腻、大坨、不成形，或恶臭。
☐ 我在大便里看到了没有完全消化的食物。
☐ 我对某些食物过敏、不耐受，或有反应。
☐ 我不能忍受碳水化合物（吃面包或其他糖会引起胀气）。
☐ 我肛门瘙痒。
☐ 我牙龈出血或有牙龈炎。
☐ 我有地图样舌（舌头上长有地图状皮疹，说明食物过敏或酵母过量生长）。
☐ 我舌头上有溃疡。
☐ 我有溃疡。
☐ 我渴望糖果和面包。

改编自Hyman, M.在2009年出版的《终极心灵伴侣指南》（*The Ultra Mind Companion Guide*）。

肠道细菌是自身免疫问题的根源

当肠道内壁受损时，本不能穿越肠道屏障的肠道细菌进入循环并引起炎症。而破坏肠道内壁的也是肠道细菌！

你的肠道里有100万亿个细菌、酵母，以及其他微生物。实际上，你的微生物细胞比你的自身细胞多10倍。最新研究表明，肠道内的微生物平衡决定了我们的消化、免疫系统平衡、情绪，以及整体健康状况。

细菌宇宙

在一个不断变化的细菌宇宙中，数万亿细菌生活在我们的肠道里。事实上，大多数成年人的肠道内都有300～500种独特的细菌，其中许多还尚未被确定。

在这些微生物中，大约有30～40种是主要类型，占种群总数的99%。每个人的细菌宇宙都被认为是独一无二的，就像指纹一样。由于这些细菌通过粪便被排泄出来，所以主要类型可以通过个人的粪便来测定。

细菌的数量和种类在整个肠道内也各不相同。正常情况下，作为消化道上部的小肠只有少数几种细菌，与拥有微生物数量最多的结肠相比微生物数量较少。

肠道内细菌的作用

正是我们独特的常驻细菌帮助了我们免疫系统的发展，并决定了应该启动的免疫反应类型。

我们都听说过正常菌群，也就是"友好""共生"或"有益"细菌，它们生活在一个有利于人类宿主和细菌自身的合作环境中。

这些细菌会利用人体提供的资源，如食物和一个舒适的繁殖环境，同时反过来使我们受益。它们帮助我们分解不可消化的食物，如多糖；帮助我们合成微营养素、短链脂肪酸，并且吸收微量元素。

这种细菌通过发酵的方式，以任何人都无法消化的纤维为食。在发酵过程中，产生出短链脂肪酸、乳酸、琥珀酸、乙醇、氢气，以及二氧化碳气体。

这些有益细菌附着在肠道组织上，在消化道中繁殖。它们与病原体竞争肠道附着物和营养素，并产生杀死外来细菌和生物体的物质。

这种安排被称为共生关系，在这种关系中，宿主和细菌都能茁壮成长。

这些细菌的大量存在有助于我们代谢复合碳水化合物、维持正常的肠道屏障，并且抑制肠道炎症。

最著名的有益细菌是乳酸菌和双歧杆菌，它们被微生物学家归类为革兰阳性菌。

机会致病菌

我们的肠道也是其他类型细菌的家园，这些细菌被称为机会致病菌，因为它们在一切平衡的时候表现良好，但机会出现时，它们就会变得很顽皮。这些细菌会乘人之危，例如它们可能会在免疫系统受损、消化受损、肠道通透性增加、乳酸菌或双歧杆菌损耗，甚至我们遭受心理压力时，成为潜在的病原体。

人类消化道中的革兰阴性条件致病菌
蜂房哈夫尼菌、绿脓杆菌、摩根氏菌属、奇异变形杆菌、普通变形杆菌、恶臭假单胞菌、柯氏柠檬酸杆菌、肺炎克雷伯菌

当黏膜屏障被破坏时，每个人的胃肠道中都有一些细菌可能是致病的。

迈克尔·梅斯医生（Dr. Michael Maes）是一位精神病学家，并且是专门治疗慢性疲劳综合征的先驱。他在他的诊所中发现慢性疲劳综合征患者的肠道通透性增加了，梅斯医生和他的同事发现，在肠漏情况下，某些通常存在于人类肠道中的革兰阴性肠杆菌会通过肠壁进入慢性疲劳综合征和抑郁症患者的循环中。

当细菌穿过肠壁进入血液或淋巴系统（细菌移位）而后被白细胞识别和攻击时，我们就可以在血清中检测到针对通常存在于肠道中的细菌的免疫球蛋白 M（IgM）和免疫球蛋白 A（IgA）抗体。

通过使用抗体血清测试，梅斯博士测量到了人体对内毒素反应的增加，内毒素是革兰阴性细菌在慢性疲劳综合征和抑郁症患者体内释放的一种物质。他已经能够将患者的症状与 IgA 和 IgM 对内毒素反应的水平联系起来，从而证明对细菌更强的反应会导致慢性疲劳和抑郁的症状加重。

当细菌进入血液或淋巴系统时，它们可能会充当超抗原，或通过分子模仿诱发自身免疫反应。

生态失调

革兰阴性肠杆菌是正常菌群的一部分，但在适当的环境下会致病，从而导致自身免疫疾病。

不同细菌可能会产生自己独特的副产品，例如，甲烷菌会产生甲烷气体（通常情况下不是有害的，除非过量并造成便秘和肠易激综合征）；而在发酵过程中，硫酸盐还原细菌会产生有害的硫化氢气体，这种气体会损害结肠上皮。

这些革兰阴性菌通常在人类的肠道中少量存在，然而，某些人却可能有过多的革兰阴性菌，而没有足够的革兰阳性菌，这就造成了肠道菌群的不平衡，也被称为肠道生态失调。

当革兰阴性菌占主导地位时，它们可以附着在肠壁上并劫持肠壁屏障，从而进入血液和淋巴系统。

变形杆菌

当有益细菌耗尽时，加上胃酸不足且蛋白质消化不充分，革兰阴性菌的变形杆菌种就会过度生长，然后附着在肠道内壁。这种细菌通过发酵的方式，以不完全消化的食物为食，并因此释放出损害肠黏膜细胞的毒素。这种情况会引起炎症，从而导致免疫系统失衡。

变形杆菌不会发酵乳制品，但会发酵果糖和未消化的肉类。当肉类和蛋白质发酵时，会释放出对肠壁有损害的硫酸盐气体。对于你身边人来说，坏消息是，这种气体有一种臭鸡蛋的气味。

这种细菌能够进入循环，并与自身免疫问题有关，因为这些细菌细胞壁中的蛋白质类似于我们自身抗原的各个部分，从而导致分子模仿。变形杆菌的细菌细胞壁中含有脂多糖（LPS）这种内毒素。脂多糖在细菌死亡或复制时释放并引起炎症。于是，脂多糖就成了免疫系统的触发器。

变形杆菌还会使酪蛋白液化，致使酪蛋白穿透肠道壁并引发针对酪蛋白的免疫反应。研究发现，变形杆菌种的细菌可能通过分子模仿导致类风湿性关节炎，因为它们的细胞壁看起来与我们的内部组织十分相似。

假丝酵母菌

　　白色假丝酵母念珠菌虽然不是细菌，但它是一种机会致病酵母，通常存在于我们的肠道内，当有益的细菌、营养物质或免疫系统受到破坏时，它会变得具有传染性或致病性。对抗生素或类固醇的使用、怀孕、反复阴道酵母感染、避孕药，以及富含碳水化合物的饮食都会增加假丝酵母菌过度生长的风险。

　　假丝酵母菌过度生长存在于大多数桥本氏病患者中。假丝酵母菌喜欢含淀粉的食物、糖，以及酒精。如果你也和假丝酵母菌分享这种共同的爱好，你可能会无意中导致肠道里的假丝酵母菌过度生长。

　　假丝酵母菌感染的症状可能类似于甲状腺功能减退的许多症状，包括精神呆滞、四肢冰冷，以及嗜睡。

　　假丝酵母菌可以通过饮食、益生菌、补充剂，以及抗真菌草药和药物来控制。

　　假丝酵母菌饮食：为了饿死真菌，一般建议除了摒弃单一碳水化合物，还要剔除坚果、种子、谷物、玉米、蘑菇、土豆、水果、乳制品，以及酒精。生酮饮食仍会继续喂养假丝酵母菌。（详见"饮食"一章。）

　　假丝酵母菌有两种形态：正常的酵母球和细长的致病菌丝。菌丝形态使得假丝酵母菌可以渗透到黏膜内层，并使肠道通透性增加。有几种补充剂已经被证明可以阻止菌丝形态的转换，或者将菌丝形态转换回不再具有致病性的酵母形态。

　　这些物质包括生物素、百里香中的百里香酚、牛至中的香芹酚、丁香中的丁香酚、辛酸和十一烯酸。生物素可能会对桥本氏病患者特别有益，因为它有助于发挥肾上腺功能和防止脱发。我推荐每天服用5000微克。

虽然大多数假丝酵母菌的病例可以通过饮食和补充剂来控制，但有些病例可能需要使用抗真菌草药，甚至需要使用如制霉菌素和氟康唑这样的抗真菌药物。

有许多关于如何战胜假丝酵母菌/念珠菌的书，我推荐《身体生态饮食》(*The Body Ecology Diet*)，对于那些想要获得更多信息的人来说，这是一本很好的资料。

是什么决定了细菌的平衡

刚出生时，我们的肠道是无菌的，我们从母亲那里接收了大部分的细菌。药物的使用、我们受到的感染、吃过的食物，以及心理或生理上的压力会促进一些细菌的扩散，同时导致另一些细菌数量的减少。

药　物

降低小肠酸性的处方和非处方药均会导致坏细菌的过度生长。比如酸性抑制剂，如 Tums™（抗胃酸咀嚼钙片）、我可舒适、法莫替丁，以及奥美拉唑。

抗生素可以消灭我们正常的"保护性"菌群，让病原细菌接管。这是因为抗生素的作用通常是"广谱"的，这意味着它们不会在"全球定位系统（GPS）"的引导下仅仅杀死病原细菌，而是同时杀死有益的细菌（作为一种副作用）。

医院获得性艰难梭菌结肠炎感染是抗生素引起的菌群失衡的例

证之一：病人在使用广谱抗生素治疗其他病症后，由于艰难梭菌的过度生长而反复经历疼痛和严重腹泻。艰难梭菌如果治疗不成功将会危及生命。

一种更常见，但不太严重的例子是使用抗生素治疗咽喉或泌尿道感染后的阴道酵母菌感染。

其他药物，如口服避孕药，会改变肠道 pH 值，导致某些菌株的丰富和其他菌株的匮乏。

压　力

研究人员还发现，压力环境会增加肠道内的致病菌数量。压力环境会导致神经化学物质肾上腺素（Epi）和去甲肾上腺素（NE）——负责我们战斗或逃跑的化学物质——的释放，随后涌入肠道。

触发去甲状腺素的应激情境（如愤怒和恐惧）会导致大肠杆菌、小肠结肠炎耶尔森氏菌和绿脓杆菌的加速增长。另外，在应激情境下，大肠杆菌会释放出一种物质，这种物质本质上是其他革兰阴性菌的"生长激素"，让其他潜在的致病细菌知道是时候开始"繁殖和攻击"了。

这些应激情境为经常致病的革兰阴性菌创造了一个有益的环境，但不利于乳酸菌等有益细菌的生存。

大量的研究和案例报告已经发现，肠道疾病的恶化往往发生在一个充满压力的时间段之后，而且我们现在了解到，在压力时期繁殖的细菌类型之间可能有着相互联系。

饮　食

饮食的变化，即使是很小的变化，也会对细菌的种类产生影响。

每天在饮食中添加15克低聚果糖或菊粉（以果糖为基础的膳食纤维）会导致研究对象粪便中的双歧杆菌成为主要细菌类型。而在加入菊粉之前，拟杆菌、梭菌，以及梭杆菌才是主要的类型。

据《打破恶性循环》（*Breaking the Vicious Cycle*）一书的作者伊莱恩·高茨查尔（Elaine Gotschall）说，富含精制碳水化合物的饮食会导致肠道菌群受损。观察性数据表明，与未受影响的人相比，受肠道疾病影响的人更有可能食用了富含单一碳水化合物的饮食。

如果正常菌群失衡会怎么样

在这种向不友好菌种倾斜的转变中，这些细菌产生的过量发酵副产品会导致肠道损伤，破坏微绒毛（含有负责消化的刷状缘酶）。在某些情况下，肠壁可能会产生更多的保护性黏液以防止损害。多余的黏液会覆盖在刷状缘酶上，在食物和酶之间形成一道屏障，而这些酶是消化食物所必需的。

在其他情况下，据反映，黏膜边界可能会缩小，从而致使肠壁受到损害。当细菌变得不平衡时，病原细菌的过度生长将导致内皮细胞内壁的损害，因为病原细菌会产生自己的酶来破坏肠道内壁的保护层，并降解胰腺和刷状缘酶。

第一种受到影响的酶将是乳糖酶（分解牛奶中的乳糖的酶）。一旦细菌的世界稳定下来，它也是最后一种能够再生的酶。有趣的是，统计数据表明，70%的人缺乏这种酶，这也使得本书作者不得不怀疑，不能接受乳糖的人是否也患有肠道菌群失衡。

某些碳水化合物如单糖不需要消化就可以被人体吸收并提供营养，双糖和多糖没有刷状缘酶的作用就不能被消化或吸收，因为刷状缘酶会将双糖和多糖分离成可吸收的单糖成分。

这些未经消化的碳水化合物留在肠道内，就成了细菌的"午餐"。病原细菌发酵碳水化合物，从而导致胀气、放屁，以及腹胀和进一步的肠道损伤，形成伊莱恩·高茨查尔所描述的"恶性循环"。

此外，如果没有适当的消化和有益细菌的帮助，即使摄入足够的食物，患者也可能会营养不良或缺乏维生素。

维生素 B_{12} 缺乏可能就是这种吸收不良所造成的，这种情况将进一步助长"恶性循环"，因为维生素 B_{12} 是肠绒毛成长和正常工作所必需的。对甲状腺健康来说很重要的其他营养物质，如硒、锌和 ω-3 脂肪酸也可能会因此而消耗殆尽。

检 查

粪便检查可以检测微生物的平衡。这些检查可以告诉我们是否缺乏有益细菌，或者是否有过量的病原生物体，如潜在致病的革兰阴性菌或假丝酵母菌。

同样，这些检查还可以用来检测小肠结肠炎耶尔森氏菌。

我推荐热那亚诊断法的 CDSA 2.0 检查，这种检查也可以用来检测消化/吸收、肠道免疫、代谢参数、寄生虫，以及肠道菌群的混合物。这项检查有助于通过量化有益和致病细菌的数量来确定微生物是否平衡。

你也可以在 Parasitetesting.com 上订购寄生虫检查时添加完整肠道检查（Full GI Panel）选项，于是检查结果将显示除寄生虫外的潜在致病细菌。这项检查非常全面，一直都囊括各种病原体及耶尔森氏菌的检测。然而，这种检查的局限性在于没有显示有益的细菌。

这些检查对于决定你的行动方向很有帮助。例如，我发现虽然我有很多双歧杆菌，但我没有乳酸菌！大肠杆菌和普通变形杆菌也出现了过度生长。

小肠细菌过度生长

小　肠

小肠上有数以百万计的细小黏膜指状突起，被称为肠绒毛，这些绒毛排列在肠壁上。肠绒毛由上皮细胞组成，它们身上覆盖着甚至更小的微绒毛，这些微绒毛构成了刷状缘细胞的"模糊边缘"。这些细胞含有能够消化碳水化合物、蛋白质和脂肪的刷状缘酶（其中包括淀粉酶、乳糖酶、麦芽糖酶和蔗糖酶）。

上皮细胞之间的空间被称为紧密连接。在正常情况下，食物会被运输到小肠，在那里，刷状缘酶将对其进行进一步加工。

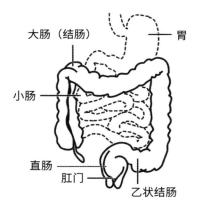

大肠（结肠）　　　　胃

小肠

直肠

肛门　　　乙状结肠

图10-3　肠道

人类肠道图。由 Duncan Lock 绘制，已进入公共领域。来自 http://commons.wikimedia. org/wiki/File:Intestinediagram.svg，2013 年 3 月 29 日获得。

大　肠

大肠也被称为结肠。结肠内的细菌依赖宿主来喂养，食物主要包括那些未被小肠消化 / 吸收的碳水化合物，如淀粉、多糖、纤维、糖，以及低聚糖。结肠细菌会发酵未消化的食物、黏液、脱落的上皮细胞，以及胰脏酶，并从中获得能量以帮助自身生长和繁殖。

来自结肠的细菌也可能会蔓延到小肠，在那里它们可能会引发过度生长。小肠细菌过度生长与各种胃肠疾病有关，如克罗恩病和肠易激综合征。同时这也是肠道通透性增加的潜在原因。

一般来说，小肠的细菌比结肠少，但在某些情况下（例如食物中毒后），可能会有更多细菌进入小肠。氢呼气测试可以用来检测小肠细菌过度生长的情况。

食物和肠道通透性

当一个人出现肠漏时，食物就永远不会被完全消化。相反，食物颗粒也可以穿越肠道屏障进入循环。就像细菌一样，循环中的这些物质会被我们的免疫系统识别为"入侵者"，免疫系统会发射一种白细胞攻击，导致食物不耐受情况的出现，而通过检测针对这些食物的免疫球蛋白 G（IgG）抗体（类似于针对细菌所产生的内毒素的抗体）可以检测出对特定食物的不耐受。

不知何故，无论是细菌还是食物都与甲状腺过氧化物酶有着交叉结合（旁观者效应），于是免疫系统开始产生针对甲状腺过氧化物酶的 IgG 抗体。随着时间的推移，食物和细菌成为环境诱因，致使 IgG 抗体长期存在。关于这一点，在"食物不耐受"一章中将有详细介绍。

麸质自身免疫连接

特定蛋白质可能会诱发免疫系统反应。最贴切的例子就是乳糜泻中的麸质不耐受。麸质是一种在小麦中存在的蛋白质，它会损伤麸质不耐受者的肠道，从而破坏肠道吸收营养的能力。研究人员发现，麸质不耐受可能是一种范围，许多人其实都有不耐受的情况，但在接受筛选测试时检查结果却呈阴性。

某些筛选测试的另一个问题是它会测量你的身体对麸质的反应——肠道IgA反应。在某些晚期病例中，你的肠道可能已经受到非常严重的损伤，以至于IgA会少到无法产生免疫反应。在这种情况下，受试者将被检测出麸质不耐受呈阴性。如果对肠道进行活体组织切片（这是一个昂贵得多的侵入性手术，除非筛查结果呈阳性，否则不太可能会进行），它会显示出肠道已经受到了严重的损伤。

对麸质不耐受或其他任何不耐受的最好检测是将其从你的饮食中剔除几个星期，然后在你重新引入被怀疑的食物时看看是否会有问题。

如果你患有桥本氏病，你可能会有一定程度的麸质不耐受，所以你需要从饮食中去除麸质。有些人对乳制品中的酪蛋白和乳清有相同的反应。其他人则可能会对鸡蛋或大豆中的蛋白质有这种反应。

我知道我的检查结果是对麸质不耐受，但对乳制品蛋白有严重的不耐受。从我的饮食中拿走这两样东西后我感觉好多了，剔除它们是我恢复的关键。对这两种食物的再次尝试也确实证实了我的过敏症。

尽管与一般人群相比，桥本氏病患者乳糜泻的发病率要高出5～15倍，但是与乳糜泻无关的麸质不耐受也是许多自身免疫性疾病的一个因素。麸质对肠道渗透性也会造成影响，即使是在没有乳糜泻的情况下。

在启动了无麸质饮食后，许多自身免疫性疾病患者的症状据反映已得到了改善。接触麸质的时间长度与自身免疫性疾病的发生呈正相关。这意味着，你吃麸质的时间越长，就越有可能患上自身免疫性疾病！一些研究人员发现，3～6个月的无麸质饮食可以消除器官特异性抗体，如桥本氏病的甲状腺抗体。一些人反映说，在没有任何其他生活方式改变的情况下，他们的甲状腺过氧化物酶抗体在去除麸质后消失了。因此，每个自身免疫性疾病患者都应该进行3～6个月的无麸质试验。

我们的"主食"从什么时候开始变得有害

在包括美国和欧洲在内的许多国家，乳糜泻、自身免疫性疾病，以及麸质不耐受的发病率正在节节攀升。

传统面包制作技术会使用一种"酸面团"发酵工艺来分解麸质蛋白。这个过程包括在面粉中加入一种特殊类型的酵母，大约需要3天时间面包才能开始烘烤。

常见的面包制作技术不会采用这种烦琐的工艺，面包、谷类食品，以及加工食品中的大多数小麦成分含有麸质。

小规模的研究表明，用传统发酵工艺制作的小麦面包似乎对乳糜泻患者是安全的。另外，另一项研究表明，在面包发酵过程中产生的一些有益细菌可能会促进乳糜泻患者的康复。

那么什么是乳糜泻和麸质过敏？它们和桥本氏病又有什么关系

乳糜泻是一种自身免疫性疾病，患者只要食用麸质 —— 小麦、大麦和黑麦中的一种蛋白质 —— 就会导致身体攻击小肠内壁。

对肠道的攻击会摧毁肠绒毛 —— 一种像毛发一样的纤弱突起。肠绒毛覆盖肠道，并能消化和吸收食物中的营养。

因为身体无法充分吸收肠道内食物的营养，这种对肠绒毛的损害会导致患有乳糜泻/麸质不耐受的人营养不良，无论他吃多少食物。肠绒毛还含有帮助我们消化食物的酶，所以乳糜泻会损害许多其他食物的消化，特别是那些含有乳糖的食物。

解决肠道通透性问题

为了治愈自身免疫性疾病，我们需要降低肠道通透性。这要通过清除攻击性药物和重新平衡营养损耗来完成，因为正是这些问题阻碍了我们身体工作的最佳状态。同时，我们还必须消除导致营养损耗的习惯和压力。

在某些情况下，针对革兰阴性菌使用抗生素可能会有帮助，但这样做并不总能解决问题的根源，甚至可能会进一步损害肠道内的细菌平衡。

梅斯医生发现，在一年内把肠漏饮食法和抗氧化剂（如谷氨酰胺、N-乙酰半胱氨酸以及锌）相结合，有助于"收紧"肠道的紧密连接。

此外，可供利用的其他抗氧化剂包括左旋肉碱、辅酶Q10、牛磺酸、硫辛酸（在肉碱和/或辅酶Q10缺乏的情况下）、伽马谷维素、姜黄素，以及槲皮素（在全身或细胞内炎症的情况下），同时进行的还有一种"肠漏饮食法"，主要特征为无麸质、无乳制品，以及低热量。

梅斯医生的说法就是："天然抗炎和抗氧化物质可以通过减少内脏源性炎症和收紧开放的紧密连接屏障来改善肠道屏障的完整性。"

谷氨酰胺

谷氨酰胺是治疗肠道通透性的最好物质。谷氨酰胺的缺乏会导致实验小鼠和营养不良儿童的肠道通透性加重。

研究发现，谷氨酰胺补充剂可以减少非甾体抗炎药所造成的损害和肠道泄漏，并且可以降低做过腹部手术的病人的肠道通透性。

胃肠道中的新上皮会在 3 ~ 6 天内产生，而谷氨酰胺可以和其他氨基酸（如亮氨酸和精氨酸）一起协助修复胃肠道内壁。谷氨酰胺需要口服才能起效。

在两个月内，每千克体重每天服用 0.5 克谷氨酰胺可以降低克罗恩病患者的肠道通透性。而梅斯医生使用了更保守的剂量，每天 7 克。

锌

对于其他病症，如克罗恩病，锌补充剂也被证明可以收紧渗漏的肠道。梅斯及其他研究者发现慢性疲劳综合征患者的锌含量较低。其他的研究则表明，促炎性细胞因子（如白介素 -6）水平升高，锌就会降低。此外，低锌也与甲状腺功能减退有关。梅斯医生每天使用的剂量是 30 毫克。

N- 乙酰半胱氨酸（NAC）

谷胱甘肽是一种桥本氏病患者所缺乏的抗氧化剂。它有助于防止自由基对甲状腺造成损害，但如果口服，谷胱甘肽则不能被很好地吸收。N- 乙酰半胱氨酸（NAC）是谷胱甘肽的前体，可以口服。NAC

已被用于治疗肠道通透性，但是，如果空腹服用会导致胃部不适，因此应该与食物一起服用。梅斯医生让慢性疲劳病人每天服用1.8克。

能够降低肠道通透性的因素
来自益生菌和发酵食品的有益菌种、N-乙酰半胱氨酸、AT-1001（拉瑞唑来）、黑胡椒、青椒、肉豆蔻、月桂叶（胡椒碱）、红茶、鱼精蛋白、谷氨酰胺、锌、槲皮素、饱和脂肪、中链脂肪酸、月桂酸和棕榈酸、丁酸盐、肠漏饮食法

重新平衡细菌群落

大多数桥本氏病患者的细菌群落处于失衡状态。这似乎是许多自身免疫性疾病的根源，由此而导致肠道通透性增加和自体免疫问题恶化。因此，克服自身免疫性疾病的策略是使菌群重新平衡，从而促进肠道通透性的正常化。当我们的菌群不平衡时，就会因为持续的抗原刺激而导致自身免疫性疾病。

我们可以通过药物、饮食，以及益生菌和消化酶补充剂来重新平衡菌群。

饮食（参考"饮食"一章获取更多信息）

（1）在一种为期两周的要素饮食法中，为了减少小肠细菌的过度生长，要用一种易于消化的液体配方来代替食物。然而，对于高血糖或体重不足的人来说，液体饮食可能是一个不利条件。

（2）特定的碳水化合物饮食法和GAPS饮食法是限制食用可发酵碳水化合物的方案，这样做可以缓慢地重新平衡菌群。

（3）每天食用发酵食物，如酸菜和泡菜，发酵食物中含有有益的细菌，随着时间的推移，这些细菌将取代病原菌。

益生菌

益生菌可以用来重新平衡正常菌群。正如发酵食品一样，益生菌中有益的细菌也有助于取代病原菌。

当开始食用益生菌和发酵食品时，建议从小剂量开始，并逐渐增加剂量直到感觉到消亡反应。

消亡反应，也被称为赫克斯海默氏反应，或者有时也被称为赫氏反映，是一种在病原体死亡时发生的反应，此时的病原体释放内毒素的速度比人体能够清除它们的速度还要快（在"碱性磷酸酶"一章你将读到更多关于细菌毒素的信息）。

如果消亡反应太严重，剂量可以减少一点，但在维持益生菌原有剂量的情况下，反应一般应在 3 ~ 5 天内消失。

消亡反应的症状包括嗜睡、难以集中精神、渴望甜食、腹泻、皮疹、易怒、气喘、腹胀、头痛、恶心、呕吐、充血，以及自身免疫性症状增加。

如果消亡反应过于严重，则可能需要减少益生菌的剂量，以防止更多的自身免疫损伤，否则身体可能会试图通过免疫调节来使自身摆脱毒性作用。（详见"免疫平衡"一章。）

在选择益生菌时，以下是重要的考虑因素：

（1）多株益菌（不仅仅是乳酸菌）

（2）活性细菌浓度，以菌落形成单位（CFU）表示。每粒胶囊所含细菌应以 10 亿为单位。

有益菌种（益生菌）举例	
枯草杆菌	德式乳杆菌
两歧双歧杆菌	嗜乳酸杆菌 DDS-1
短双歧杆菌	瑞士乳杆菌
婴儿双歧杆菌	乳酸乳杆菌
长双歧杆菌	植物乳杆菌
嗜酸乳酸杆菌	罗伊氏乳杆菌
短乳杆菌	鼠李糖乳杆菌
保加利亚乳杆菌	唾液乳杆菌
干酪乳杆菌	嗜热链球菌

饮食、益生菌，以及补充剂的缺点是，它们需要 6 个月至 2 年才能改变细菌的菌群。同时，自身免疫过程可能仍在扩散。而甲状腺药物、要素饮食，以及免疫调节（详见"不耐症"一章）是在治疗过程中可以用来支撑我们的拐杖。

益生元

任何人都无法很好地消化纤维，所以纤维通常都是肠道细菌的食物。你可能已经听说过菊粉和低聚果糖（FOS）等益生元纤维，益生元经常与益生菌一起被用来喂养有益细菌并促进它们生长。不幸的是，在肠道生态失调的情况下，这些美味的食物反而会被"坏人"吃掉。这就是为什么我不推荐在生态失调的情况下使用抗生素。另外，虽然纤维是均衡饮食中的健康成分，但在某些情况下，我们可能需要在一段时间内完全限制纤维才能治愈生态失调。在"饮食"一章中我们将进一步讨论限制纤维摄入的低聚糖或低残留饮食法。

布拉酵母菌

通过服用能帮助肠道清洁的有益酵母——布拉酵母菌，IgA 的浓度可以得到提高。布拉酵母菌不在肠道内生存，但会在通过过程中完成许多重要的工作。

消化酶

病原体以我们不能完全消化的食物为食。对于硫酸盐还原菌来说，这种问题尤为严重，硫酸盐还原菌会发酵蛋白质从而形成一种有毒气体，损害我们的肠黏膜。由于大多数桥本氏病患者盐酸含量偏低，从而导致蛋白质代谢不良，所以添加一种消化酶可以帮助我们正确分解食物。这样，我们就可以从我们所吃的食物中获取营养物质，同时让致病菌挨饿。

药　物

据艾莉森·西贝克医生（Dr. Allison Siebecker）说，由于甲硝唑、利福昔明，以及新霉素能够停留在肠道内，从而防止系统性不良反应，所以这些抗生素经常被用于治疗小肠细菌的过度生长，为了分享有关小肠细菌过度生长的信息，西贝克博士专门创建了一个网站（www.siboinfo.com）。

尽管多年来替代医学一直认为肠漏症和自身免疫性疾病存在联系，但直到发现连蛋白（一种潜在的药物靶标），传统医学才通过大型制药公司对此表示关注。

通过改变基因表达与环境诱因的相互作用来重建肠屏障功能，可以起到抑制自身免疫性过程的作用。这在动物模型和最近的临床试验中都得到了支持，并为治疗和预防自身免疫性疾病提供了新的途径。

AT-1001（拉瑞唑来）是一种连蛋白阻滞剂，在防止乳糜泻患者对麸质过敏方面显示出了希望——这种药物有很大的市场潜力，因为它阻断连蛋白的作用很有可能是暂时的，从而患者将会持续需要这种药物。如果拉瑞唑来是一种有效的连蛋白阻滞剂，它很可能会成为下一个通过对自身免疫病症进行慢性疾病管理而为制药业带来数十亿美元利润的重磅药物。在撰写本书之时，在针对难治性乳糜泻的有限临床试验中，已经可以使用拉瑞唑来。

幸运的是，我们不需要等待这种药物获得美国食品药品监督管理局的批准，因为已经有一些永久的生活方式干预方法可以治愈肠道通透性问题。

1型糖尿病的"完美风暴"

1型糖尿病，又称胰岛素依赖型糖尿病（IDDM），类似于桥本氏病。这两种病症都是从循环系统中的自身抗体开始的。在胰岛素依赖型糖尿病中，抗体针对的是胰腺的β细胞，而在桥本氏病中，抗体针对的是甲状腺过氧化物酶（TPO）。

随着时间的推移，这些抗体开始破坏它们的目标，从而导致重要激素在生产上的损失。在IDDM中，这种激素就是胰岛素，在桥本氏病中就是甲状腺激素。

靶器官的淋巴细胞浸润发生在自身免疫性疾病中，在IDDM和桥本氏病中，白细胞会分别聚集在β细胞和甲状腺组织中。

在IDDM中，在对β细胞的破坏开始之前，肠道通透性问题已经存在。

在1型糖尿病的发病机制中，有三个因素被认为能够形成"完美风暴"：异常的微生物菌群、渗漏的肠黏膜屏障和肠细胞免疫系统的改变。

　　微生物群在 1 型糖尿病（而不是 2 型糖尿病）模型中的作用已经确定。某些类型的细菌与自身免疫性疾病的发病率有关，而其他类型的细菌则对自身免疫性疾病有保护作用。

　　有趣的是，当受到菌群保护而免受糖尿病侵害的老鼠的粪便被移植到以前肠道中没有保护性细菌的老鼠体内时，则这些老鼠也不太可能患上糖尿病了。

　　最近，对乳制品和麸质的消费已经影响到了 1 型糖尿病的发展。研究中，水解酪蛋白（一种快速吸收、部分消化的牛奶蛋白，绕过胃直接被小肠吸收）被用来代替牛奶喂给带有 IDDM 易感基因的儿童。与用牛奶喂养的儿童相比，这些儿童患 IDDM 的可能性要低 40%。

　　研究发现，不仅仅是带有与乳糜泻相关的 HLA DQ2 基因的儿童，患有糖尿病的儿童也显示出了肠道免疫激活的症状。

　　虽然免疫反应是在接触麸质和乳制品时被发现的，但是麸质的消除并不能减轻肠道免疫活化。这使我们相信肠道通透性会导致对食物和微生物源抗原的反应改变。换句话说，肠道通透性增加是最先出现的，然后才是对食物的反应的改变。

【本章小结】

- 如果出现自身免疫性疾病，则肠道通透性必然加重了。
- 我们肠道里的细菌控制着免疫系统。
- 细菌过度生长 / 失衡、麸质、酒精、食物不耐受等因素会导致肠道通透性加重。
- 每个患有自身免疫性疾病的人都应该从饮食中去掉麸质。
- 致病菌会破坏肠道内壁。

- 食物、药物、补充剂、益生菌，以及发酵食品都有助于恢复细菌平衡和肠道通透性。
- 通过饮食和引进更多革兰阳性菌来重新平衡细菌的构成可能有助于减轻炎症和自身免疫病症。

【我的故事】

　　我开始无麸质饮食是因为了解到一些人在去除麸质后甲状腺过氧化物酶抗体出现了正常化。然而，这种情况并没有发生在我身上。虽然我感觉好多了，但我的甲状腺过氧化物酶抗体仍然在继续升高，尽管我在近两年里完全避免了麸质、乳制品和大豆的摄入。

　　执行了6个月的假丝酵母菌饮食法后，我把假丝酵母菌消灭了。真正有帮助的是戒除水果以及服用5000微克的生物素，因此假丝酵母菌保持在了非感染形态。生物素会在肾上腺机能不全的情况下消耗殆尽，从而导致脱发，因此对我来说，它是一种假以时日即会事半功倍的补充剂。但我的抗体并没有因此而被消除。

　　所以我继续深入研究。我要求做额外的检查，于是我发现普通变形杆菌出现了过度生长。我了解到变形杆菌的种类与自身免疫问题以及它们喜欢吃什么有关：果糖和未消化的肉。我已经遵循了肠漏饮食法一年左右，但没有看到改善，直到我针对自己的情况做了一些调整。我戒除了水果，添加了消化酶和发酵卷心菜，然后在几天内就开始出现严重的消亡症状，这标志着我的好转反应开始了！

"最好且最有效的药房就在你自己的系统中。"

——罗伯特·皮尔（Robert C. Peale）

第11章
碱性磷酸酶

在上一章中，我们了解到我们体内的共生细菌会产生毒素，并且可能与自身免疫有关。而缺乏碱性磷酸酶是导致自身免疫问题出现的另一要素。

什么是内毒素

内毒素也被称为脂多糖（LPS），是革兰阴性菌细胞壁的组成部分。革兰阴性菌存在于动物和人类的肠道内，数量各不相同，其变异性占细菌种类总数的7%～50%。[5]这些细菌要么是病原性的，会引起严重的疾病，要么与我们正常的菌群和平共处，被认为可能是"机会性的"。机会致病菌在被有益的革兰阳性菌包围时表现良好，但如果没有革兰阳性菌约束它们，机会致病菌就可能变得很顽皮。

革兰阴性菌的内毒素可以通过刺激肠道内的Th-1促炎性细胞因子（TNFa）和身体其他部位——特别对于那些有肠道通透性问题的人——来促进炎症。血液循环中的脂多糖如果大量存在，就会引起炎症，甚至出现感染性休克。

促炎性细胞因子出现在许多自身免疫性疾病中，包括桥本氏病、1型糖尿病、炎症性肠道疾病，以及乳糜泻。因此，内毒素被认为是自身免疫性疾病的启动剂。

碱性磷酸酶

碱性磷酸酶（AP）是一种存在于我们体内的酶，它可以从各种分子中去除磷酸基团。碱性磷酸酶的作用之一是为脂多糖驱除革兰阴性菌。碱性磷酸酶可以去除细菌细胞壁上的磷，从而为内毒素解毒。碱性磷酸酶具有抗炎作用，通过减少我们对微生物的反应，来帮助我们适应本地微生物。

克罗恩病和结肠炎被认为是由异常免疫反应（针对肠道革兰阴性菌）而引起的。对革兰阴性菌有效的抗生素可以用于治疗这些病症，同时这些病症也与碱性磷酸酶水平的降低有关。研究人员发现，给大鼠口服碱性磷酸酶可以减轻炎症。

足量的碱性磷酸酶可以帮助我们防止针对肠道细菌的免疫反应。当我们的碱性磷酸酶水平较低时，身体将不能为我们生态系统中的细菌解毒，因此我们可能会产生炎症反应。

实验室检查

标准肝脏功能检查包括碱性磷酸酶检查。如果你做过肝脏功能检查，你可能已经测量过自己的碱性磷酸酶水平。

在感染、肝脏损伤或其他严重情况下，碱性磷酸酶水平可能会升高。与之形成对比的是，在普通全科中，低水平的碱性磷酸酶是很罕见的，所以你的医生可能不知道如何处理它们。我知道很多内科医生告诉我不要担心我的低碱性磷酸酶水平，因为只有高水平的碱性磷酸酶他们才会重视。因此，如果我没有看到自己的实验室检查结果，就不会去寻找答案并建立这种联系。

低碱性磷酸酶水平通常与营养不良（营养素缺乏）有关，并且经常出现在甲状腺功能减退和桥本氏病患者身上。甲状腺激素可以诱导产生更多的碱性磷酸酶。

由麸质/其他不耐受、低胃酸，以及桥本氏病的其他病症所造成的肠道损伤，因为蛋白质同化问题，会使人们面临营养不良的风险。

例如，研究发现，未经治疗的乳糜泻患者，与具有正常肠道功能的人相比，其肠道损伤程度较高，这不仅会影响他们从食物中吸收营养物质的能力，还会降低其肠黏膜中碱性磷酸酶的活性。碱性磷酸酶活性与损伤程度相关，这意味着，仅这一种检查就可以显示出肠道的损伤程度。在乳糜泻患者中，启动无麸质饮食后，一旦肠黏膜开始愈合并吸收营养物质，酶活性就会开始正常化。

与低碱性磷酸酶相关的营养缺乏包括维生素 B_6、B_{12}，叶酸，维生素 C，磷（通常是出生时检测到的一种遗传缺陷），锌，以及蛋白质。

斋戒、无脂饮食、低蛋白饮食，以及不饱和脂肪也会减少碱性磷酸酶。饱和脂肪、短链脂肪酸（丁酸盐），以及中链甘油三酯（椰子油）则会增加碱性磷酸酶。

在人工甜味剂中发现的氨基酸，L-半胱氨酸和L-苯丙氨酸，是有效的碱性磷酸酶抑制剂。此外，在豆类和谷物中发现的植酸，以及常见的食品添加剂瓜尔胶，都会降低碱性磷酸酶的活性。

过量饮用苏打水可能与碱性磷酸酶水平降低有关。苏打也有很高的磷酸酶量，并且众所周知，苏打会从我们的骨骼中浸出钙。对雏鸟的研究发现，与饮食中的正常磷水平相比，低磷会使碱性磷酸酶的活性提高50%。

相比之下，发酵食品和革兰阳性益生菌，如乳酸菌，会刺激碱性磷酸酶，同样，饱和脂肪、纤维，以及碳水化合物也会起到相同的作用。[6]

吸烟对于桥本氏病的发展有预防作用，同时也可以增加碱性磷酸酶。[7]

血型的差异可能也与碱性磷酸酶水平有关。血型为O型的人似乎能分泌更多的碱性磷酸酶，血型为A型的人则分泌的更少。[8]

碱性磷酸酶在碱性较强（或基本）环境（pH值在9~10）中能起到最佳作用。注意：为达到最佳身体机能，胃应该是微酸性的，而身体的其他部分应该是微碱性的。[4]

加强碱性磷酸酶活性

要想增加碱性磷酸酶就需要从营养损耗中恢复过来。桥本氏病患者即使超重，通常也会营养不良，因为他们没有有效地从食物中获取营养。

多吃正确的食物是显而易见的第一步，但也必须确保我们能有效地从食物中吸收营养。

如果你的碱性磷酸酶水平很低，你很可能有麸质或其他引起肠道炎症的不耐受症。另外，你可能没有有效地消化蛋白质，并且可能胃酸偏低。

减少革兰阴性菌的数量也有助于缓解炎症。因此，补充益生菌和富含革兰阳性菌的发酵食品将有助于建立更好的平衡。服用革兰阳性益生素可以减少革兰阴性菌。

丁酸盐这样的短链脂肪酸（来自黄油或在肠道内发酵的膳食纤维），也可能有助于增加碱性磷酸酶。

你的饮食中需要增加的营养丰富的食物：

- 饱和脂肪：动物脂肪、椰子油
- 锌：牡蛎、南瓜子、姜根、山核桃、豌豆、巴西坚果
- 维生素 B_{12}：蛋白质（确保你能有效消化）
- 维生素 A：肝脏、胡萝卜、南瓜、鲑鱼油、鳕鱼肝油、红薯
- 鱼油：ω-3、ω-6 和 ω-9，来自补充剂或新鲜海鲜，如鲱鱼、鲑鱼、沙丁鱼，以及鳕鱼肝油
- 丁酸盐：黄油、膳食纤维（肠道内发酵形成丁酸盐）
- 碱性食物：新鲜水果和蔬菜
- 增加革兰阳性菌：乳酸菌发酵食物、饮料及益生菌

尽量减少摄入碱性磷酸酶抑制剂

最大限度地减少碱性磷酸酶抑制因子的潜在方法是无谷物/无豆类饮食，如原始人饮食法、GAP 饮食法或 SCD 饮食法，或浸泡和烹

饪谷物和豆类以减少植酸，如人体生态学饮食法中所推荐的那样。

另外，我还建议减少苏打水、含有人工甜味剂和磷的无糖苏打水的摄入量，以及加工食品。

在身体中制造碱性环境

由于碱性磷酸酶在碱性身体环境中可以发挥更好的作用，所以增加碱性食物可能有助于使这种酶更加高效。绿色果汁是一种有效且美味的碱化方法。这类果汁能被很好地吸收，而不会给病原体输送养料。几乎每个人都不会对此过敏。（在"毒素"一章中会有更多关于果汁和碱性食物的信息。）

【本章小结】

- 内毒素是一种毒性物质，由大肠中的革兰阴性菌产生。
- 碱性磷酸酶是一种能解毒的酶。
- 甲状腺功能减退的人通常碱性磷酸酶水平偏低。
- 增加碱性磷酸酶摄入量可能有助于消除革兰阴性菌的内毒素。

"只有整体好，部分才会好。"

——柏拉图（Plato）

第12章
肾上腺

下丘脑-垂体-肾上腺轴与桥本氏病

下丘脑是我们的激素指挥中心。它向垂体发出信息，控制各种器官，如肝脏、甲状腺、肾上腺、乳腺，以及卵巢。这就是肾上腺疲劳和甲状腺功能减退经常同时发生的原因。

下丘脑-垂体-肾上腺（HPA）轴是一个由直接和间接反馈机制组成的复杂系统，调节身体对压力的反应。HPA轴在调节免疫系统、消化、能量消耗、情绪，以及性行为方面起着重要作用。HPA是由激素控制的，当身体承受压力时，激素会随之改变。

治疗甲状腺功能减退但不治疗HPA轴功能失调会导致人们虽然接受甲状腺激素治疗，但仍然经常感到筋疲力尽。患者在治疗初期可能会感觉自己更有活力了，但紧随其后的通常是感觉越来越糟，直到回到他们开始服用甲状腺药物之前的状态。患者们会再次回到医生那里检查血液，并被告知一切正常。

病人会开始感觉恐慌……正在这时，桥本氏病患者所受损伤的另一因素被揭开了。甲状腺功能减退的许多症状实际上与肾上腺活动低下的症状重叠，然而常规上，医生并不会检查桥本氏病患者的肾上腺功能。

肾上腺功能不良的症状可能包括压力过大、睡眠充足却仍感到疲劳、大多数时候早上起床有困难，渴望吃咸食物（"我刚吃了一整袋薯片综合征"）、日常活动所需精力增加、低血压、起床后感到头晕、意识模糊、腹泻/便秘交替出现、低血糖、性欲减退、处理压力的能力减弱、愈合缓慢、轻度抑郁、生活中的满足感降低、不吃饭时感觉更糟、经前综合征症状加重、注意力集中困难、决策能力降低、生产力下降、记忆力低下……是否听起来很熟悉？

肾上腺

肾上腺是位于每个肾脏顶部的一个杏仁大小的器官。每个腺体有两个独立的区域。内层，或称髓质，分泌肾上腺素（Epi）、去甲肾上腺素（NE），以及少量多巴胺（以响应中枢神经系统发出的即时压力信号）。

肾上腺的外部区域被称为皮质。皮质分泌三种激素：糖皮质激素、盐皮质激素，以及雄激素。这些激素的原料是胆固醇，它们是日常生活所必需的，且在不同时刻所需数量也不尽相同。

糖皮质激素

皮质醇是主要的糖皮质激素，它是由于垂体释放促肾上腺皮质激素（ACTH）而引起的。皮质醇的主要功能是调节血糖水平、增加身体脂肪、保护身体免受感染，并且帮助身体适应压力。皮质醇还有助于将食物转化为能量，并具有抗炎作用。

盐皮质激素

醛固酮是主要的盐皮质激素。它有助于调节血容量、血压以及体内钠和钾的水平。

雄激素

脱氢表雄酮（DHEA）和睾丸素是男性和女性都有的雄激素。女性在肾上腺和卵巢中产生脱氢表雄酮和睾丸素。

脱氢表雄酮一直被吹捧为"年轻"激素，其产量在 20 岁左右达到顶峰，并随着时间的推移而减少。我们的身体在 40 岁时产生的脱氢表雄酮大约是 20 岁时的一半，在 65 岁时产生的脱氢表雄酮大约是 20 岁时的 10%～20%，在 80 岁时产生的脱氢表雄酮少于 20 岁时的 5%。脱氢表雄酮会提高胰岛素样生长因子（IGF-1）——一种强大的抗衰老激素，人类生长激素的信号——的产量。脱氢表雄酮能增强人体抵御感染的能力，而脱氢表雄酮水平偏高与自体抗原减少有关。脱氢表雄酮会保护身体不受压力及其引发的皮质醇的影响。

肾上腺负责以胆固醇为原料生产激素。这类激素也被称为类固醇。胆固醇会被转化为孕烯醇酮，而孕烯醇酮是脱氢表雄酮、雌激素、睾丸素、黄体酮、醛固酮，以及皮质醇的前体。

　　肾上腺皮质以富有节奏的方式在一天中分泌数量不等的激素，早晨分泌的激素最多，晚上分泌的最少。当肾上腺没有分泌足够的激素或节奏被打乱时，就会出现肾上腺功能障碍。

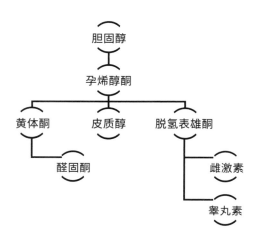

图12-1　甾体（类固醇）激素的合成

压力与肾上腺功能

　　压力与大多数慢性病有关。我们已经讨论过当我们感到愤怒、恐惧或悲伤时细菌宇宙会发生什么。不仅如此，压力也会影响我们身体的其他部分，导致自身免疫性疾病的发生。

　　在正常情况下，我们的身体会通过HPA轴和交感神经系统（SNS）产生一种适应性压力反应。接下来我们就来探讨当感到压力时，HPA轴会发生什么。

即时压力（应激）反应

下丘脑是我们大脑中的压力传感器。一旦感觉到压力，下丘脑就会产生一种激素级联，通过交感神经系统来激活我们的战斗或逃跑反应。肾上腺是我们的应激反应腺体，负责释放应激激素。

慢性压力

在紧张情况下，身体会将激素的生产从黄体酮/醛固酮/脱氢表雄酮/雌性激素/睾丸素的路径转移到皮质醇的路径上。这种机制被称为"孕烯醇酮窃取"，即身体将正常情况下用于脱氢表雄酮和黄体酮的孕烯醇酮，用来生产皮质醇。这是一种保护资源的方法，可以帮助我们在压力巨大的战斗或逃跑中幸存下来，比如车祸、被熊追逐等。

这种"燃料储备功能"是人体一种杰出的进化，这在我们为生命而战斗或逃跑时极其重要。然而，濒死体验并不总是需要启动战斗或逃跑反应，而且在现代，我们发现这种体验出现的时刻不一定会危及生命，比如上班迟到、交通阻塞，或不得不做报告时。这种情况会转变为应激反应的慢性激活。

你的身体将会为继续产生更多的皮质醇而更加努力地工作，甚至停止分泌其他激素，这些激素通常是由肾上腺产生的，比如黄体酮、脱氢表雄酮和睾丸素。所有这些激素和皮质醇的前体都是孕烯醇酮。为了维持皮质醇的供应，你的身体会开始"偷走"孕烯醇酮这种通常用来生产黄体酮和脱氢表雄酮的激素。

慢性压力会引发肾上腺疲劳的三个明显阶段。在初始阶段，HPA出现反应过度，所以被称为高皮质醇阶段。此时，皮质醇总量会比较高，而脱氢表雄酮量则可能极低、偏低，或正常。情况继续发展，就会进行到第二阶段，即皮质醇主导阶段，在这种状态下，脱氢表雄酮将处于偏低或极低水平，皮质醇将保持正常。如果这种情况继续发展，肾上腺最终会变得精疲力竭，并最终衰竭，于是进展到第三阶段，低皮质醇阶段。在这一阶段，脱氢表雄酮将是偏低或极低水平，而皮质醇总量也将偏低。

长期停止激素生产是相当成问题的。

在慢性压力的开始阶段，如果身体补偿得足够，血压可能是正常的；如果身体不能平衡激素反应，则血压可能会升高。在肾上腺疲劳的末期，醛固酮的产生会减少，钠和水的含量下降，从而导致血压降低。人在站立时也会感到头晕。

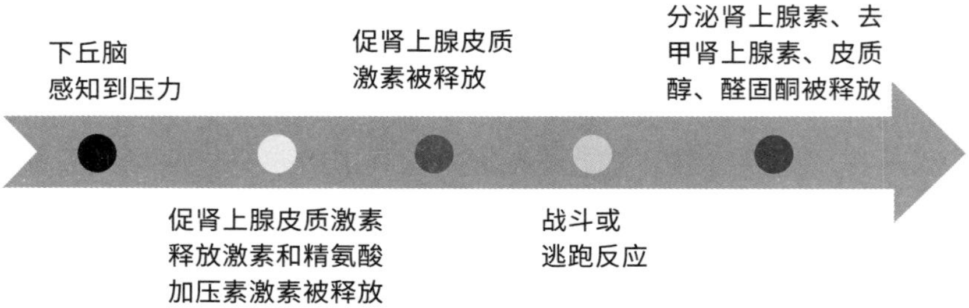

图12-2 压力反应级联

（1）下丘脑感知压力并释放促肾上腺皮质激素释放激素（CRH）和精氨酸加压素激素（AVP）。

（2）这些激素会触发促肾上腺皮质激素（ACTH）的产生，从而激活战斗或逃跑反应。

（3）这会触发肾上腺髓质释放去甲肾上腺素和肾上腺素，并向肾上腺皮质发出生产皮质醇和醛固酮的信号。

（4）血管会出现收缩，血压会升高，以确保我们的大脑接收到足够的血液和氧气来应对"迫在眉睫的危险"。

（5）皮质醇可作为一种抗炎激素，通过刺激肝脏生成葡萄糖、引发胰岛素抵抗来提高血糖水平，从而防止压力期间释放的其他物质的炎症反应所造成的损害，并且皮质醇有着重要的维持和保存燃料的作用，可以在需要能量的危急时刻维持我们的生命。胰岛素抵抗可以帮助我们保存更多的葡萄糖，从而使我们充满能量。

（6）醛固酮的主要任务是调节我们体内储存的液体量。液体体积反过来也会影响血压。醛固酮含量越高，钠和水的含量就越高，因此醛固酮可以阻止血压降低。

人们可能会开始缺水并渴望咸味食物（你好，薯片）。钾的水平实际上可能已经变得相对较高，从而导致失衡，因此高钾食物可能会使人感觉更糟。仅仅摄入更多的液体会导致进一步的钠稀释和更严重的脱水。

慢性压力会导致脱氢表雄酮和黄体酮的减少。这些激素在自身免疫性疾病患者，如炎症性肠道疾病、类风湿性关节炎，以及慢性疲劳综合征和纤维肌痛患者体内异常减少。此外，季节性抑郁、创伤后应激障碍、甲状腺功能减退、哮喘，以及湿疹都与HPA轴功能障碍有关。

低黄体酮可导致月经不规律、不孕、子宫纤维瘤、纤维囊性乳房，以及免疫功能的改变。黄体酮可以调节 γ - 氨基丁酸，我们的"放松激素"，而 γ - 氨基丁酸的缺乏会导致焦虑、失眠，以及持续反思（反复思考意味着过度担心过去）。

脱氢表雄酮已被吹捧为一种抗衰老激素，并被说成可以扭转由压力引起的典型生理反应。在充满压力的情况下，为了制造足够的皮质醇，促肾上腺皮质激素将会达到更高的水平并相应地耗尽脱氢表雄酮。没有足够的脱氢表雄酮，身体就不能产生足够的睾丸素，而这将影响性欲。

脱氢表雄酮水平会随着年龄的增长而下降，各种疾病，包括自身免疫疾病、癌症、糖尿病、心脏病、痴呆，以及慢性疲劳都与低脱氢表雄酮相关。当脱氢表雄酮水平下降时，我们的免疫系统会对病原体和自由基更加敏感。

皮质醇分泌过量则会对身体组织造成伤害。皮质醇的主要作用是在压力下保持身体的能量。皮质醇会使身体进入组织分解阶段（分解代谢），而非组织修复阶段（合成代谢）。在正常情况下，两者应该是平衡的。脱氢表雄酮是一种合成代谢类固醇，有助于组织修复并抵消皮质醇的影响。然而，在慢性压力反应中，脱氢表雄酮会逐渐枯竭。

皮质醇的长期释放会导致许多对我们生理机能有重要影响的营养素的消耗。皮质醇会从肌肉中释放氨基酸来协助产生更多的葡萄糖。谷氨酰胺正是这样一种氨基酸。谷氨酰胺对于保持肠道黏膜的完整性非常重要，研究发现，肠道渗漏的人群体内的谷氨酰胺已消耗殆尽。此外，过多的皮质醇输出会导致分泌型免疫球蛋白A（SIgA）的减少。SIgA分泌在各种黏膜表面，有助于病毒和毒素中和并阻止细菌定植。

皮质醇还会抑制维生素D的活性，阻止钙的吸收。由此导致骨头的分解，而不是建造。皮质醇也会因为抑制肝脏功能而导致排毒受损。

此外，皮质醇长时间存在会引起许多问题，包括促炎性细胞因子的持续分泌、伤口愈合不良、容易产生瘀伤、不育、腹部肥胖，以及由于神经递质周转增加而引起的情绪和记忆障碍。

当皮质醇耗尽，身体的其他部分也精疲力竭时，就会发生疾病反应；疲劳、认知障碍、睡眠障碍、厌食和抑郁情绪都会发生。由于皮质醇具有消炎和免疫抑制作用，人可能会变得更容易过敏和发炎。

低皮质醇不利于对交感神经和儿茶酚胺的抑制，因此我们会对肾上腺素的影响更加敏感，可能会经历焦虑、嗅觉增强、心率升高或甲状腺激素水平较高（这应被视为桥本氏病患者HPA功能障碍的一种症状，因为甲状腺机能减退与心率减慢有关）。

皮质醇水平会控制甲状腺激素的生产。甲减症状，如疲劳和体温低，经常是由于肾上腺适应不良造成的。

压力是什么

有四种类型的压力会影响我们的战斗或逃跑反应：精神/情绪压力、代谢/血糖调节障碍、睡眠障碍，以及慢性炎症。

精神压力

悲伤、内疚、恐惧、焦虑、兴奋，以及尴尬等情绪可以被归类为压力。这种压力基于我们的感知，而非基于个人压力的本质。例如，公开演讲可能会给有社交焦虑的人带来很多精神压力，但另一个喜欢在别人面前演讲的人可能会觉得这种经历令人愉快。当我们感觉到新出现的、不可预知的、威胁到自我的情况，或者当感觉到失去控制的时候，压力就来了。

血糖负担

波兰的研究人员发现，多达50%的桥本氏病患者对碳水化合物的耐受性受损。这意味着在食用富含碳水化合物的食物后，他们的血糖水平会飙升，从而导致大量的胰岛素释放。胰岛素的作用是清除我们细胞中的血糖，所以一次胰岛素大释放之后血糖就会迅速降低（低血糖）。低血糖的症状非常令人不快，可能包括易怒、昏厥、头晕或发抖。低血糖会促使皮质醇释放来维持大脑的葡萄糖供应并对抗胰岛素，从而导致胰岛素抵抗（这也与2型糖尿病的流行有关）。

睡眠障碍

剥夺实验动物的睡眠可以达到抑制HPA轴的目的。失眠、睡眠呼吸暂停，以及倒班工作可能会导致睡眠不足。这些我们都知道。睡眠是HPA轴的复位按钮。当我们睡觉时，我们的身体会释放出人类生长激素并进行自我修复。你需要确保每晚至少有7个小时的睡眠，如果打鼾，还要做睡眠呼吸暂停测试。

炎　症

慢性炎症可能来自关节疼痛、肥胖、毒性负担、胃肠道炎症、肠易激疾病、胃肠道病原体，或食物过敏。这些病症会触发具有抗炎作用的皮质醇。

HPA 功能障碍与自身免疫

一些研究人员认为 HPA 轴功能障碍和长期皮质醇升高可能是自身免疫疾病的原因，而非其结果。皮质醇是一种天然的类固醇，能够抑制细胞免疫（Th-1）并防止过度炎症对组织造成损害。

低皮质醇允许细胞免疫上调（Th-1 主导），从而导致促炎性细胞因子（如肿瘤坏死因子 -a、白介素 -6、白介素 -12）的产生。在 Th-1 主导时期，Th-2 分支（体液免疫）被抑制。这可能会使人变得更容易受到寄生虫、致敏原、细菌，以及毒素的影响。在自身免疫疾病中，通常都是 Th-1 主导。

因此，当皮质醇生产过剩以及皮质醇耗尽时，免疫系统可能会失去平衡。研究人员测量了怀孕妇女在怀孕第 36 周的皮质醇水平，发现皮质醇水平低的人更有可能患上产后甲状腺炎。脱氢表雄酮会增加 Th-1 并降低 Th-2 的细胞产量。

因此，压力，以及营养不足和肠道通透性增加，可能是桥本氏病的根本原因，并可能使疾病恶化。

肾上腺疲劳检查

肾上腺测验（改编自"肾上腺恢复工具包"）

回答"是"则加 1 分

□ 你的体温经常很低吗？（＜36.7℃）

□ 你经常发脾气吗？

□ 你的记忆力差或注意力不集中吗？

□ 你注意到心悸了吗？

□ 你患有过敏症或哮喘吗？

□ 你很容易受伤或伤口愈合得很慢吗？

□ 你经常受到感染吗？

□ 你的皮肤很干燥吗？

□ 你头疼吗？

□ 你有无法解释的脱发吗？

□ 你有时会不吃饭吗？

□ 你每周锻炼一次以上吗？

□ 你的甲状腺有问题吗？

□ 你整天都精力充沛吗？

□ 你在早晨或午饭后需要咖啡因吗？

回答"是"则加3分

□ 你在情绪上过分紧张吗？

□ 你的下背部感觉虚弱吗？

□ 你患有抑郁症或情绪低落吗？

□ 你的血压低吗？

□ 你在睡觉时有没有经历过"二度呼吸"？

□ 你是否经历过慢性或周期性的炎症？

□ 当你坐直或站起时，会不会觉得头晕？

回答"是"则加5分（对以下任何一项回答"是"都应该去做肾上腺检查）

□ 你有慢性疼痛吗？

□ 你有低血糖吗？（如头痛、嗜睡、不吃饭则情绪不稳）

　　□ 你失眠吗？

　　□ 你有经前综合征的症状吗？（乳房压痛、腹部痉挛、月经过多、情绪波动）

　　□ 你处于绝经期或围绝经期吗？（月经时有时无，45～55 岁，感觉潮热、阴道干燥）

　　如果你的分数大于 10，你可能有某种程度的肾上腺功能障碍；如果你的分数大于 20，那么你很可能有肾上腺功能障碍；如果你的分数大于 30，那么几乎可以肯定你患有肾上腺功能障碍。

血压检查

　　肾上腺疲劳的人从卧位或座位站起来后，常有低血压和 / 或血压下降的情况（直立性低血压 / 体位性低血压）。

　　如果你的血压低于 120/80，这可能意味着你的肾上腺功能不足，或者你处于缺水状态。

　　体位性低血压：躺或坐时，放松并深呼吸至少 5 分钟，然后测量血压，然后站起来再测量。正常情况下，你应该看到血压升高。如果你看到血压下降，则可能缺水或肾上腺功能不足。你从坐姿或卧姿站起时可能会出现头昏或眩晕的症状。

瞳孔收缩

　　肾上腺功能低下的人经常很难收缩他们的瞳孔。我们的瞳孔通常在黑暗中扩张（放大），在光亮处收缩（变小）。

　　你可以用手电筒试试下面这个测试：站在浴室里，关灯几分钟，让你的眼睛适应。用手电筒照过你的眼睛，让手电筒垂直于你的脸

（不要直接照射你的眼睛），然后观察你瞳孔的反应。

通常情况下，瞳孔应该变小并保持。如果瞳孔变小，然后来回反复，最终变得稍微大一些，那么这可能是肾上腺功能不良的一个迹象。症状可能包括对光敏感、在强光下视力有问题，以及必须戴太阳镜。

体温不定

如果你跟踪自己的基础温度，发现上午体温较低且不稳定，这种情况可能暗示你肾上腺功能不全。

激素检测

肾上腺激素可以通过血液或唾液检查来测定。唾液检查会测量一天中"游离"或可用的皮质醇激素，以及脱氢表雄酮、黄体酮和雌激素的水平，这种检查通常用于测定肾上腺疲劳。血液检查也可以用来检测激素缺乏，但是血液检查可能并不总能检测到肾上腺疲劳，因为在90%的肾上腺皮质被破坏之前，检查结果不会发生变化。

甲状腺功能和肾上腺

皮质醇会抑制甲状腺素T4向T3的外围转化。同时，它会促进反T3的产生，反T3是一种不活跃的甲状腺分子，它仍有三个碘分子，但这些碘分子却出现在了错误的位置（见图12-3）。

这种分子能够结合T3通常占据的受体位置，但却没有能力释放这些受体，因此会阻碍必要的反应发生。

同时，皮质醇会阻止促甲状腺激素的释放，从而阻止更多甲状腺激素的产生。因此，我们进行实验室检查时，会发现自己的促甲状腺激素可能是"正常的"，甚至T3、T4也可能是正常的，却仍然会出现甲状腺疾病症状。

　　大多数医生不会去检测反T3，但是这种检查很容易做，并且很轻松就可以添加到甲状腺血液检查中。

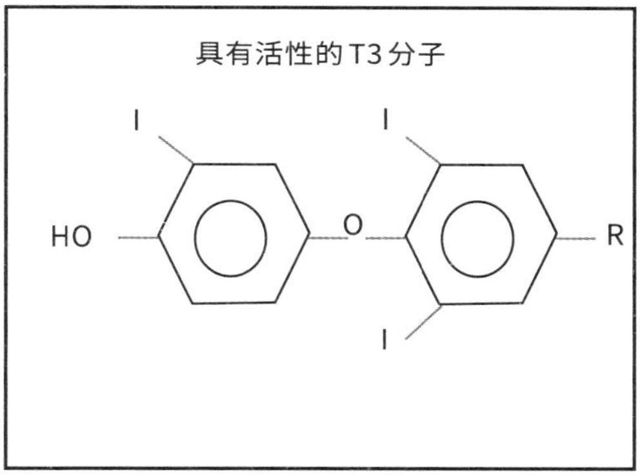

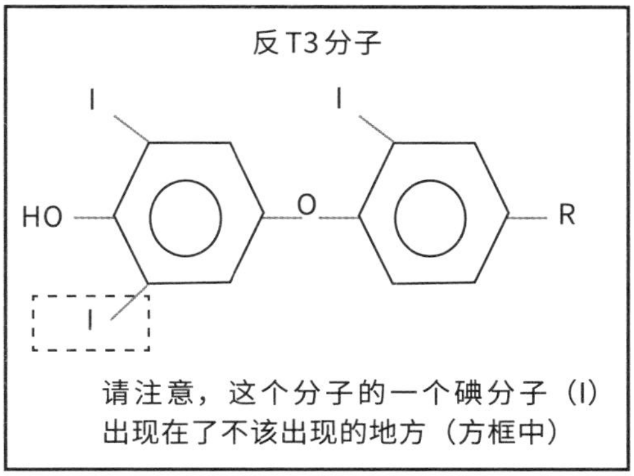

图12-3　T3和反T3分子

甲状腺补充剂

一旦甲状腺活动增加（例如使用甲状腺补充剂或进行生活方式干预），肾上腺就会受到额外压力，导致症状恶化。这会让大多数人觉得自己虽然有所收获，却遭受了巨大的挫折，因此，在试图改善甲状腺功能时，解决肾上腺问题应该与解决营养缺乏问题联系起来。

阿狄森综合征

严重的肾上腺功能不全也被称为阿狄森综合征。通常，直到有人经历了肾上腺危象（紧急情况）这种病才会被诊断出来。过去认为，阿狄森综合征与肺结核以及其他破坏肾上腺的感染有关。但在今天，自身免疫疾病是阿狄森综合征的主要病因，70%～90%的病例（带有相应的抗肾上腺抗体）是由自身免疫引起的。最常见的抗体是对肾上腺酶之一21-羟化酶形成的，86%的自身免疫性肾上腺机能不全患者带有这类抗体。

阿狄森综合征的症状包括虚弱、疲劳、食欲不振、体重减轻、皮肤变暗、恶心、呕吐、血压低并伴有起立性低血压（站立时头晕）、肌肉与关节疼痛、嗜盐、腋下与耻骨区域毛发生长减少，以及女性性欲减退。这些症状与肾上腺疲劳相似，但在大多数情况下更加严重，并且有时需要住院治疗。医生通过检查肾上腺皮质激素是否升高或通过测量血液中皮质醇或脱氢表雄酮水平来检测肾上腺疲劳。肾上腺功能不全只有在至少90%的肾上腺皮质遭到破坏后才能在临床上表现出来。

亚临床阿狄森综合征

患有桥本氏病和其他自身免疫疾病的人更有可能患上阿狄森综合征。

同时发生的阿狄森综合征和桥本氏病被称为施密特病，任何桥本氏病患者，只要带有抗肾上腺抗体，就应该被认为具有这两种病症。

每年会有19%的具有抗肾上腺抗体的人罹患肾上腺机能不全。但一些具有这种抗体的人被跟踪了35年以上，却从未出现过肾上腺功能不全。自身抗体的浓度与肾上腺功能障碍程度密切相关。然而，大多数医生一般不会对桥本氏病患者进行抗肾上腺抗体的筛查。所以你的肾上腺可能会在你的眼前崩溃，而你却根本不知情……

阿狄森综合征通常是在大面积肾上腺遭到破坏（来自自身免疫损伤）后才会被诊断出来，然而，许多桥本氏病患者实际上都有肾上腺功能不全的症状，这些症状往往被误认为是甲状腺功能减退的症状。

虽然传统医学不承认"肾上腺疲劳"是一种诊断，但我想提出的是，一些桥本氏病患者实际上可能患有亚临床阿狄森综合征，虽然他们的肾上腺正遭到破坏，但因为激素变化不大或者身体仍在对此进行补偿，所以无法在血液检查中检测到。

就像促甲状腺激素是甲状腺活动的一种测量方法一样，促肾上腺皮质激素升高也是肾上腺疲劳的信号。皮质醇是肾上腺的活化激素，正如甲状腺的游离T3一样。然而，就算一个人有正常的促甲状腺激素、正常的游离T3，却仍然可能有甲状腺功能减退的症状，因此我们建议进行甲状腺过氧化物酶抗体测试。同样，即使促肾上腺皮质激素水平和血液皮质醇水平正常，进行21-羟化酶自身抗体测试可能也会有帮助。

目前尚不清楚肾上腺功能不全或亚临床阿狄森综合征的病因是由营养损耗、受体下调，还是自身免疫引起的，然而，肾上腺功能和甲状腺功能肯定在相互影响。

HPA 功能障碍的治疗

从 HPA 功能障碍中恢复可能需要 3 个月到 2 年的时间。治疗目标应该集中在改善缺乏症（由于过多的皮质醇生产而导致）以及消除 HPA 压力源上。使用适应原和腺体提取物可能会有帮助。在某些情况下，可能需要使用激素治疗或药理治疗。

- 改善缺乏症：胆固醇、辅助因素、维生素 B、盐。
- 补充激素生产：适应原、腺体、激素。
- 消除压力：这一步骤是最困难但最重要的。

肾上腺衰竭

脱　水

由于醛固酮水平低，许多患有肾上腺疲劳的人的钠潴留和水合作用可能都不理想，因此患者可能会缺水并开始渴望吃咸的食物（如薯片）。而钾的水平实际上可能会升高，因此高钾食物可能会使人感觉更糟。单纯多喝液体只会进一步地稀释钠。

你可以自由使用非碘化海盐，并且饮用加了一茶匙非碘化海盐的过滤水可能是有益的。加了大量海盐的自制鸡汤也是一种有效且美味的补水方式。

胆固醇

肾上腺激素是由胆固醇构成的。在你的饮食中应该有足够的胆固醇。蛋黄和肉类是自身免疫性甲状腺疾病患者饮食中胆固醇最丰富的来源。

营养损耗

维生素 C 和维生素 B 会在皮质醇的高产中消耗殆尽。泛酸和生物素的缺乏尤其与动物和人类肾上腺功能下降有关。钾、锌、铁，以及铜也会随着皮质醇产量的增加而消耗殆尽。

有肾上腺功能障碍的人需要补充以下物质：

- 维生素 C
- 烟酸
- 泛酸
- 叶酸
- 生物素
- 钾
- 锌
- 铁
- 铜
- 镁

虽然有些人可能希望通过天然健康食品来补充营养，但由于肠道问题，桥本氏病患者从食物中提取维生素和矿物质的能力通常已受到损害。因此，我建议在开始时服用补充剂，先让肠道功能恢复。

补充剂之间也存在着差异，许多复合维生素片的吸收特性值得怀疑。我不喜欢推荐"每日一片"型维生素，因为这种药没有考虑维生素是如何相互作用的。例如，与铁一起服用维生素 C 可以提高铁的吸收，而与锌一起服用的铁则会降低锌的吸收。因此，即使药品提供了锌的每日推荐量，但如果仅能吸收 50%，那么也就不能有效克服严重的锌缺乏症。一些维生素/矿物质或许需要与食物一起服用，以促进吸收，另一些则需要空腹服用。

帮助激素的生产

适应原草药

适应原草药可以是任何一种能够增强身体处理压力源能力的天然草药产品。在20世纪40年代，尼古拉·拉扎列夫医生（Dr. Nikolai Lazarev）将适应原定义为"一种通过对抗身体、化学、情感或生物等不良压力源来提高身体抵抗压力能力的物质"。

大多数适应原在东方医疗实践中已经使用了数千年，如阿育吠陀和中药。

可以用作适应原的草药多种多样，并可由草药医生根据症状为特定病人配制。

要想成为适应原，一种草药必须具备几种品质。第一，在正常剂量下，草药必须对病人无毒。第二，草药应该帮助整个身体应对压力。第三，草药应该帮助身体恢复"正常"，无论目前的压力如何影响人体机能。换句话说，一种适应原草药需要既能缓和过度活跃的系统，也能促进体内的低活性系统。适应原被认为有着使HPA轴正常化的作用。

适应原草药包括印度人参、黄芪、灵芝、党参、刺五加、高丽参、绞股蓝、甘草、玛卡、五味子、甘松，以及丝瓜。以这些草药为代表的草药可以提高身体抵抗压力的能力，如果与维生素和矿物质一起使用，则有助于缓解肾上腺功能障碍。

甘草提取物可以防止皮质醇分解为活性可的松。因此，延长皮质醇的使用时间可以防止身体从生产其他激素的过程中窃取黄体酮，并可能对肾上腺功能不全有帮助。甘草提取物也可能对那些低皮质醇和低血压的人有益。但不能用于保水性高或高血压的人。

肾上腺支持补充剂通常含有各种草药的混合物，有些还可能含有维生素和/或腺体提取物。

适应原草药
西洋参、阿米拉（余干果）、印度人参（南非醉茄）、亚洲人参、黄芪、白桦茸、冬虫夏草、党参、青牛胆茜草（心叶青牛胆）、何首乌、圣罗勒、绞股蓝、甘草（光果甘草）、枸杞、玛卡（独行菜）、孩儿参、灵芝、祁州漏卢（鹿草或鹿根）、红景天、五味子、黄芩（天门冬）、喜来芝、西伯利亚人参（刺五加）、巴西人参（南美苋）

补充激素

根据皮质醇唾液检查的结果和肾上腺功能不全所处阶段，我们有多种多样的激素和肾上腺支持物质可供使用。虽然这些激素中的大多数可以在健康食品店的柜台买到，但这些补充剂绝对不是温和的，所以使用时要非常小心，应在经过训练的专业人员的监督下使用。不是每个人都需要所有这些补充剂。

一个人可能只需要用腺体提取物来治疗，另一个人可能需要添加脱氢表雄酮，其他人可能根本不需要这些激素补充剂。这种用药是非常个人化的。尤其重要的是，一定要从低剂量开始，不要对这些补充剂操之过急。人们开始服用一种补充剂应从最低剂量开始，而且要一个一个来，每几天增加一次剂量，直到达到目标剂量。在适应了第一种补充剂的一星期后，就可以添加另一种补充剂。本书所提供的剂量仅作参考之用，并非适用于所有人及所有阶段。

许多激素，包括皮质醇和甲状腺激素，都是由反馈回路系统控制的，当激素水平升高时，反馈回路就会叫停生产。脱氢表雄酮和孕烯醇酮的情况就不是这样了：身体会和你开始使用补充剂前一样维持这些激素的生产。换句话说，服用脱氢表雄酮补充剂和黄体酮不会抑制这些激素的生产或引起肾上腺萎缩。

肾上腺提取物

自1931年以来，肾上腺提取物就一直被应用于医疗。猪、羊或牛的肾上腺被制成了药片和胶囊形式的肾上腺提取物——例如Armour®甲状腺素（来源于猪甲状腺）——以供人类摄入。市场上可以买到的肾上腺提取物是用整个腺体（整个肾上腺或全部肾上腺提取物）或腺体的外部（肾上腺皮质提取物）制成的。肾上腺提取物通常每天需服用1～3次。

这些提取物不受美国食品药品监督管理局管控，而且各不相同。全腺肾上腺提取物含有去甲肾上腺素和肾上腺素，这会引起桥本氏病患者的焦虑、心悸和恐慌，因为他们已经有太多的肾上腺素却没有足够的皮质醇来平衡。肾上腺皮质提取物可能是那些已经感觉心慌意乱的人的首选。

肾上腺提取物可以引起HPA轴抑制和萎缩。这意味着，它们可以通过脑垂体反馈回路抑制来关闭体内类固醇（肾上腺）激素甚至甲状腺激素的产生。因此，脑垂体可能会停止向肾上腺和甲状腺发送生产更多激素的信号。这可能会导致中枢性甲状腺功能减退，其表现为促甲状腺激素水平异常低（达到甲亢水平），以及游离T3和

T4 水平偏低。患者可能最初使用肾上腺提取物时感觉良好，但几个星期到几个月后就会出现甲状腺功能减退的症状，而"正常"或"较低"的促甲状腺激素很可能就是 HPA 轴抑制的结果。在这种情况下，应该慢慢减少肾上腺提取物，大约每4天到一周减少10%～20%的剂量。快速戒断可能会引起疼痛、低血压、极度疲劳、恶心，以及甲状腺疾病的反弹效应。

当长期剂量高于正常生理机能所输出的肾上腺激素时，HPA 抑制更有可能发生，特别是在睡前服用的情况下。由于脑垂体通常在夜间释放促甲状腺激素来刺激甲状腺生产，所以在睡觉前不应服用肾上腺提取物。

记住，即使补充剂是天然的，它仍然是类固醇，只能在训练有素的专业医护人员的监督下服用。

孕烯醇酮

孕烯醇酮是肾上腺皮质产生的许多激素的前体，但为了产生更多的皮质醇，它经常会被"偷走"。对于黄体酮、醛固酮，以及脱氢表雄酮含量低的人，可以给予孕烯醇酮补充剂。醛固酮水平较高和正常的人，或目前正经历任何液体潴留、浮肿或肿胀的人，应极其谨慎地使用孕烯醇酮。与其他一些激素不同的是，醛固酮的生产在其含量过多时不会停止，所以孕烯醇酮可能导致醛固酮过量，这可能会造成液体潴留以及神经压迫所引起的肢体疼痛。如有任何液体潴留或疼痛的迹象，应停止补充剂。停止孕烯醇酮后，液体潴留问题应该会被化解。疼痛可能会持续数周，需要充分地休息和复原。

黄体酮

如果激素检查结果显示黄体酮含量低，而且该女性有周期异常、不孕或其他问题，则可以使用黄体酮补充剂。同样，由于过量的黄体酮可能会转化为醛固酮，所以应该采取与液体潴留有关的相同预防措施。

脱氢表雄酮

补充脱氢表雄酮可以提高抗压能力，降低皮质醇/脱氢表雄酮的比例，并防止由皮质醇引起的细胞损伤。研究发现脱氢表雄酮补充剂可以延长动物的寿命，并在各类病症上（包括肾上腺功能不全）都显示出了很好的前景。

与孕烯醇酮不同的是，脱氢表雄酮不会转化为醛固酮，因此不会导致液体潴留，但它可能会转化为睾丸素。

脱氢表雄酮会刺激毛囊和油腺，所以可能会导致女性痤疮，或面部毛发生长。（青少年痤疮最近被认为与青春期前后脱氢表雄酮的增加有关。）

另外，一些人可能会变得易怒，在理论上，这可能是由于脱氢表雄酮向睾丸素的转换使人更加好斗。这些副作用应该会随着剂量的减少或服用的停止而消失。

7-酮基是脱氢表雄酮的活性代谢产物，不能转化为睾丸素，所以为了减少副作用，一些专业人士更喜欢使用7-酮基版本的脱氢表雄酮。

山药提取物中所含的薯蓣皂苷配基被吹捧为天然的脱氢表雄酮来源，然而，那种脱氢表雄酮对于人类来说不具备生物可利用性，因此我们无法将薯蓣皂苷配基从山药转化为我们体内的活性脱氢表雄酮。

你应该在使用补充剂之前检测脱氢表雄酮的水平。如果检查是由医生安排的，那么大多数保险公司会负担。

脱氢表雄酮的每日推荐剂量范围，女性为10～50毫克，男性为25～100毫克。（女人比男人更需要脱氢表雄酮。）你应该一直遵守低起点和缓慢增长的原则。一些专业人士推荐给女性的脱氢表雄酮剂量甚至更少，低至每天2～5毫克。

应当补充脱氢表雄酮直到达到同性别30岁时的水平：女性每升血液2～3毫克、男子每升血液3～4毫克。

局部镁疗法

根据诺姆·谢利（Norm Shelley）博士所说，使用局部镁油可以在短短的4～5周内增加脱氢表雄酮水平，而且不需要口服脱氢表雄酮补充剂。我们中的许多人缺镁，但口服补充剂并不总是一种可靠的增加镁的方法。使用镁对肾功能受损的人可能没有帮助，但可能是一种增加人体脱氢表雄酮生产的更自然的方法。严格说来，镁油不是一种油，而是一种溶液。在浴缸里使用60～120毫升或泡脚20～30分钟可以恢复细胞内镁的水平。人们还发现，爱普生盐浴也会增加镁的含量。

阿狄森综合征的常规治疗

阿狄森综合征的诊断方式是通过验血来测量清晨时的皮质醇水平。如果皮质醇水平低，就会证实阿狄森综合征的存在。对阿狄森综合征的常规治疗方法是补充激素，包括类固醇激素（处方药），如泼尼松、可的松、氢化可的松。非处方药脱氢表雄酮补充剂也可用于阿狄森综合征。

在90%的肾上腺被破坏之前，阿狄森综合征的血液检查不会呈阳性，有些人的肾上腺皮质可能已被破坏了70%，但这些人的皮质醇血液检查结果却可能仍然"正常"。

一些医生可能会给肾上腺功能不全患者开出在阿狄森综合征治疗中使用的类固醇激素处方药。

移除压力源

> "给我力量去改变我所能改变的，给我耐心去接受我所不能接受的，给我智慧去了解差异。"——莱茵霍尔德·尼布尔（Reinhold Niebuhr）

我们都听说过"压力对你的健康有害"，但这句话却经常成为人们永远不会往心里去的一种含糊笼统的说法。

压力可能是情绪上的，比如处在不稳定的浪漫关系中、生性敏感且对自己和他人都抱有很高的期望、手头事务繁杂，或者有一份你不喜欢的工作。压力也可能是身体上的，比如长时间工作、极限运动、睡眠不足……

虽然消除压力源不需要购买任何特殊的补充剂或药物，却可能是大多数人最困难的一步。我们大多数人没有权利放弃压力大的工作，把我们的子女送到寄宿学校，或者买一架飞机来放弃交通。但我们可以选择压力对我们的影响。毕竟，决定HPA反应的是我们的感知，而不是压力源本身。

最重要的是，压力与感知有关。你认为生活中有什么压力？写下一张清单，列出你感到有压力的事情，以及这些压力源是否是你应该或可以摆脱的，或者你是否需要重新评估你对这些压力源的感知。

尽量避免以下事物：逼迫自己突破疲倦时刻、咖啡因、糖、酒精、面粉、熬夜超过 11 点、对自己严苛、为自己感到难过……

减轻压力的策略包括……

1. 读关于放松、克服压力等话题的自助书籍。戴尔·卡耐基（Dale Carnegie）的《如何停止忧虑开创人生》（*How To Stop Worrying And Start Living*）是一本很棒的经典。

2. 每天找到一件值得感恩的事。

3. 在做你不喜欢的事情时，听书。例如，我讨厌通勤和打扫房子。听书可以让我忙碌的大脑有事可做，从而避免担心交通或打扫房子。

4. 音乐：试试潘多拉（Pandora）电台上的水疗（Spa）频道，让你即刻放松！

5. 冥想、瑜伽，以及太极都是令人放松的爱好。

6. 屏蔽操纵狂（toxic people）……

7. 变得井井有条、简化你的生活。

8. 减少消费：关掉电视，离开网络，远离商店。

9. 每天、每周、每月、每年都要为自己抽出时间。

（1）每天：试试瑜伽课，洗个热水澡，或者闭目冥想 15 分钟。

（2）每周一次：安排一天休假——这一天你只做你想做的事情。这一天你不可以跑腿、做家务或工作。你想看一整天书吗？快去！你想在床上躺一整天吗？快去！你想去做美甲吗？去做吧。这是你的时间、你的身体、你的健康。对于那些有幸有时间离开工作的人来说，策略就是安排你的"病假"。把工作安排在"病假"以外。

（3）每月：安排一天的按摩/水疗。

（4）每年：安排一次海滩度假、一次家中度假！

10. 控制狂……学会放手。你不能把世界的重担扛在肩上。从你宇宙首席执行官的职位上退休。你的生活会变得更好，而且令人惊讶的是，世界仍会继续。

11. 专注：停下来，活在当下，观察事物是如何影响你的，这是学习如何放松的好方法。

12. 避免过度劳累和/或过度兴奋。

13. 一天笑几次。

14. 享受生活，养只宠物。

15. 尽最大努力减少、简化、分配（任务）、自动化。

16. 通过变得更灵活而获得弹性。李小龙说："注意，最坚硬的树最容易裂开，但随风而动的竹子或柳树则会活下去。"

17. 做你喜欢做的事。

18. 条理和可预见性是你的朋友。尽可能有条不紊地计划你的生活。找时间处理账单、支票簿，以及长长的待办清单。保持你的房间整洁。安排时间打扫房间，花时间生活，而不仅仅是处理重大事件。也要确保安排好休息时间。

19. 避免过度劳累。

20. 按摩和针灸可以帮你放松。

21. 避免多个任务一起处理。一次只做一件事，在你继续做下一件事之前，把你的注意力集中在手头的事上。在任务之间稍微休息一下。

22. 开始写日记，做你自己的清单，注意什么会让你感觉更好，什么会让你感觉更糟。

我的计划。每天：做一些放松活动，比如洗个热水澡、散步、听一些放松的音乐、冥想、上瑜伽课（见"寻找你的根源"一章中创建清单的部分）。

充分休息

睡眠具有再生作用，对肾上腺的恢复至关重要。每晚 10 点睡觉，至少睡 8 个小时是很重要的。如果可能，一直睡到早上 8 点或 9 点也有助于恢复。实行良好的床边卫生。一个完全黑暗的房间并关闭所有电子设备将最大限度地提高褪黑素的产量。你可能需要限制接触咖啡、含咖啡因的饮料，甚至电视和计算机这样具有兴奋作用的东西。

人造光（比如来自电视和计算机）可能会欺骗我们的视网膜，使其认为外面很亮，从而阻止褪黑素的产生，而这种激素可以促进睡眠。建议在睡觉前 3 个小时关掉电视/计算机。

半夜醒来而又无法入睡的人可能会从睡前少量的褪黑素或镁中受益。

运　动

轻度至中度的运动有助于治疗肾上腺功能不全。运动有助于头脑平静、减轻压力、增加血液流动、使全身更好地氧化和解毒，并有助于激素水平正常化。此外，运动可以帮助稳定血糖失衡，人们可能发现当他们在运动后吃碳水化合物时，不太可能出现血糖升高。

对于那些处于久坐状态的人来说，设定每周一次步行 20 分钟或每周去参加一次瑜伽课的目标将是一个很好的开始，然后逐渐增加到每周 3 次。

对于患有肾上腺疲劳的人来说，极限运动（如马拉松或铁人三项训练）要求可能过高，或许需要推迟到患者康复之后再进行。

兴奋剂

患者可能需要避免摄入咖啡、酒精，以及茶（草药除外）。咖啡因会刺激肾上腺素和皮质醇的产生。

血糖失衡

如果希望克服自身免疫性甲状腺炎和肾上腺疲劳，平衡血糖水平应该是优先级最高的事情之一。

胰岛素的释放为的是降低我们的血糖水平。我们已经了解到，许多桥本氏病患者对碳水化合物的耐受能力受损。食用碳水化合物后，他们的血糖升高得非常快。由此将会导致胰岛素的快速释放，有时甚至会导致过度释放。这些胰岛素激增会导致低血糖（反应性低血糖），从而引起紧张、头晕、焦虑，以及疲劳等令人不快的症状。

反应性低血糖是肾上腺素的一种压力源。

当肾上腺感到紧张时，皮质醇就被释放出来，皮质醇的过量释放还会产生过度活跃的Th-2免疫系统。当这种极高血糖和低血糖交替出现的模式持续发生时，我们也可能会产生胰岛素抵抗。胰岛素抵抗会导致另一种美国流行病——2型糖尿病。

是什么让我们面临血糖失衡的风险

不幸的是，标准美国饮食（SAD）完全是为了引起糖尿病以及自身免疫疾病的流行而设计的。生活节奏快，就意味着不吃早餐、"液体"午餐、吃高碳水化合物、低脂饮食，当然，过量的糖消耗也是惯例。这不是我们的错。但不幸的是，我们在营养饮食的问题上确实缺乏教育。这门基础课程应该和历史、数学、英语一起教。相反，美国人依靠广告和营销来告诉人们什么是健康的，什么不是。

例如，赛百味三明治、优诺酸奶，以及佳得乐，尽管都含有大量的糖，却被宣传为健康且营养的食物！

在药剂学院大一的生物化学课程中，我们学习了营养需求。当得知碳水化合物不是必需的营养素，而脂肪是正常细胞功能所必需的时，我感到很震惊！根据我以前从商品展示、美国农业部的食物金字塔，以及地铁广告中收集到的营养知识，我一度相信碳水化合物是最重要的，而脂肪则是需要回避的。

我确信我不是唯一一个被食物的"低脂"标签和碳水化合物在食物金字塔中的超然位置所误导的人。幸运的是，美国农业部全新的"我的健康餐盘"不再鼓励人们每天吃相当于一块面包的碳水化合物。但是，我们仍有很长的路要走。

这一点从美国患糖尿病、肥胖症，以及慢性病的人数上可以明显看出。我们这个害怕肥胖的社会一直都痴迷于所谓的"无脂"，却没有意识到多余的脂肪不会变成脂肪，至多不过变成一次相当令人不快的腹泻，而多余的碳水化合物却会作为脂肪储存下来！

每个系统都为其应得的结果而进行了完美的设计。因此，现在我们社会的设计目标应该就是让糖尿病、肥胖症，以及慢性病流行起来。为了产生更好的结果，也许需要重新定义我们的倡议。

什么是血糖指数

血糖指数是衡量食物被吸收到我们身体里的速度的指标。你也可以称之为"燃烧"速度，也就是我们燃烧从这些食物中得到的燃料的速度。

碳水化合物的燃烧速度很快。它很快就会被吸收到我们的身体里，于是乎就会导致血糖的快速升高。在食用碳水化合物的不到一个小时后我们会感觉又饿了。

　　脂肪和蛋白质的燃烧速度较慢。它们会慢慢地被我们的身体吸收，不会很快地升高血糖。它们还能让饱腹感维持更长的时间。假设我们摄入的卡路里足够让我们感到饱腹，一个人在吃蛋白质后的2~3个小时，在吃脂肪后的4个小时就会再次感到饥饿。

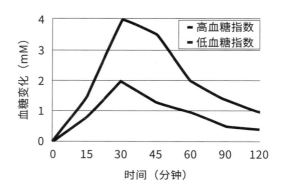

图12-4　食用高血糖指数或低血糖指数食物后的血糖升高情况

你是否血糖失衡

　　血糖失衡的症状（改编自《重回健康心灵：6星期大脑健康计划》（*The UltraMind Solution*）

　　□ 我渴望甜食，特别想吃，虽然我会得到能量和情绪的暂时提升，但稍后我会崩溃。

　　□ 我有糖尿病、低血糖、酗酒的家族病史。

　　□ 我整天都感觉易怒、焦虑、疲倦、神经过敏，或者间歇性头痛，但饭后会暂时感觉好一些。

　　□ 饭后两三个小时，我感觉浑身发抖。

　　□ 我吃低脂食物，但似乎不能减肥。

□ 如果我错过了一顿饭，就会感到暴躁易怒、虚弱，或疲倦。

□ 如果吃下一顿碳水化合物早餐（松饼、百吉饼、谷类食品、薄煎饼等），那么我似乎就无法控制自己在一天剩下的时间里的进食。

□ 一旦我开始吃甜食或碳水化合物，似乎就停不下来。

□ 如果我吃鱼、肉和蔬菜，会感觉很好，但是在吃了充满意大利面、面包、土豆，以及甜点的一餐之后，我似乎感觉很困或被"麻醉"了。

□ 我在餐馆会找面包篮。

□ 我吃甜食后会出现心悸。

□ 我似乎对盐很敏感（我很容易潴留水分）。

□ 如果我不吃早餐，上午就会感到恐慌。

□ 我经常情绪化、不耐烦，或焦虑。

□ 我的记忆力和注意力都不好。

□ 吃饭使我平静。

□ 我吃过饭几小时后就累了。

□ 我夜间盗汗。

□ 我大部分时间觉得很累。

□ 我腹部有额外的脂肪（腰部和臀部比例＞0.8，测量肚脐周围以及臀前部顶端骨头突起的周围）。

□ 我的毛发在不应该少的地方少（我的头上）并且在不应该出现的地方出现（我的脸上，如果我是一个女人）。

□ 我有多囊卵巢综合征或不育的家族病史。

□ 我有高血压家族病史。

□ 我有心脏病家族病史。

□ 我有 2 型糖尿病的家族病史（过去被称为成人型糖尿病）。

□ 我有慢性真菌感染（股癣、阴道酵母菌感染、皮肤表面有干燥的鳞状斑）。

获得血糖平衡

虽然治疗糖尿病这样的高级葡萄糖代谢失调病例超出了本书的范围，但具有稳定血糖作用的健康饮食是预防和治疗糖尿病以及甲状腺功能减退的必要组成部分。

吃血糖指数低的饮食有助于我们在更长时间内感觉更饱，可以提高胆固醇水平、血糖水平、认知能力、精力，并且减少痤疮。还可以降低你患糖尿病、心脏病，以及某些癌症的风险，并帮助那些超重的人减肥。许多人还发现他们在平衡了自己的血糖后，情绪也得到了改善。

下面的快速参考表可以让你更容易平衡你的血糖。

食物种类	再次感到饥饿所需时间
蛋白质	2～3小时
脂肪	4小时
碳水化合物	45分钟～1小时

血糖指数

食物的血糖指数可以在www.glycemicindex.com上找到。血糖指数低于55的食物被认为血糖指数低，包括大多数不含淀粉的蔬菜、肉类、坚果、种子，以及一些全谷物。含较少果糖的水果，如柚子、柠檬、酸橙，以及蔓越莓等"酸"味水果的血糖指数也偏低（关于水果的指导请查阅本书"饮食"一章的"果糖"部分）。

　　血糖指数高于55的食物被认为是高血糖指数食物，包括经过加工的谷物、糖、土豆那样的淀粉蔬菜，以及西瓜这样的甜味水果。

　　医生会建议有血糖问题的人限制摄入血糖指数在55以上的食物，或者将这些食物与脂肪源或蛋白质源混合，从而降低食物增加血糖的能力。你应该限制能够迅速转化为葡萄糖的碳水化合物（如面食、面包、土豆、白米、香蕉）。同时完全回避各类汽水。

　　水果是维生素和营养素的重要来源。然而，在平衡血糖的初始阶段，除非结合蛋白质和/或脂肪，否则不应食用高血糖指数的水果。应优先食用低血糖指数的水果。

　　碳水化合物和蛋白质结合可以减缓碳水化合物对血糖的影响。碳水化合物与蛋白质的比例不应大于2∶1。例如，如果你吃了4克牛排，则应该最多吃8克土豆。

　　亚麻籽和铜有助于平衡血糖。

平衡血糖的原则

　　（1）每餐都要加入蛋白质：鸡蛋、坚果、种子、鱼、肉。

　　（2）一开始每2～3小时进食一次。零食真好吃！

　　（3）睡觉前不吃甜食。

　　（4）不喝果汁。

　　（5）限制摄入咖啡因。

　　（6）避免食用任何谷物和奶制品、大豆、玉米，以及酵母。

　　（7）在醒来后一小时内吃早餐。

　　（8）每2～3小时吃一次富含蛋白质/脂肪的零食。

　　（9）不禁食。

　　（10）剔除血糖指数高于55的食物。

（11）永远不要不吃早餐。

（12）一定要把碳水化合物和蛋白质结合起来。碳水化合物和蛋白质的比例不能超过 2 : 1。

零　食

一些值得考虑的好零食包括坚果、种子、煮鸡蛋、自制牛肉干，以及蛋白质奶昔。注意：当你进行排除饮食（不含过敏性食物的饮食）时，可能会发现你对其中一些食物过敏，所以先不要急着买某种食品的量贩装。

重新考虑你的早餐

典型的标准美国饮食（SAD）早餐

橙汁

奶油芝士百吉饼

含糖咖啡

快乐早餐

鸡蛋和培根

含甜菊的花草茶

葡萄柚

桥本氏病患者的碳水化合物代谢异常

一些桥本氏病患者可能不能容忍任何水果或淀粉蔬菜，尤其是在开始的时候。多达50%的桥本氏病患者被发现有碳水化合物代谢异常。

推荐的甲状腺功能检查

在以前，2型糖尿病被描述为一种进行性的慢性疾病，然而，最近的研究已证明这种病是由生活方式因素导致，且2型糖尿病可以通过饮食得到逆转！

2型糖尿病过去主要影响成人，但随着肥胖的盛行，我们现在看到这种病的患者中甚至还有8岁的儿童！这一切都归咎于西方饮食缺乏营养却充满垃圾的特点。通常的治疗方式包括糖尿病饮食法、口服药物，以及胰岛素。

饮食对2型糖尿病的影响已经得到了很好的研究，但近年来，人们发现替代饮食法比标准的美国"糖尿病饮食"更有效。

这些饮食实际上可以逆转糖尿病，而不仅仅是防止其进展！

- 8周600卡路里饮食（半禁食）
- 低碳水化合物饮食
- 地中海饮食
- 原始人饮食
- 素食与纯素食饮食
- 天然饮食

所有这些饮食中的精制谷物和糖类（也被称为垃圾食品）都很少。

8周600卡路里饮食法显然是不可持续的，而且大多数人一旦回到原来的饮食习惯就很容易患上糖尿病。

相比之下，上面列举的其他饮食都很美味，更接近于生活方式的改变。

关于此类问题，马克·海曼（Mark Hyman）博士写了一本很棒的书，名为《血糖解方》（*The Blood Sugar Solution*）。详情请参阅附录。

食用碳水化合物后，血糖水平就会升高，为了使血糖水平正常化，就会引发胰岛素的释放。反应性低血糖是指在食用碳水化合物4小时内过量释放胰岛素，从而导致血糖水平偏低。

低血糖的症状可能包括意识模糊、视力模糊、睡眠困难、心悸、疲劳、头晕、出汗、头痛、抑郁、易怒、焦虑、渴望甜食、鼻塞、无端恐慌、四肢麻木 / 冰冷、混乱、恶心，以及饥饿。

低血糖水平的定义为<500毫克 / 升，但有些人可能会在更高的血糖水平下出现低血糖症状。（正常空腹血糖范围为700～1000毫克 / 升）。

肾上腺素能餐后综合征

当我们的血糖太低时，自主"肾上腺素能系统"就会做出相反的调节反应。当血糖低于500毫克 / 升时，身体就会释放肾上腺素和胰高血糖素来对抗低血糖。在患有肾上腺素能餐后综合征的人当中，肾上腺素和胰高血糖素可能会在较高的血糖水平下释放。由于有了肾上腺素，人们会出现同样令人不快的低血糖症状，但他们的实际血糖水平可能仍是正常的。

夜间症状

低血糖状态也可能发生在午夜。人们可能会经历盗汗、噩梦，以及焦虑，或者可能没有任何症状。为了使血糖恢复正常，肾上腺会因为这种低血糖状态而产生更多的皮质醇，而皮质醇在第二天早上就会耗尽，从而导致起床困难。睡觉前喝杯加了椰子油的茶可能会有帮助。

治　疗

对反应性低血糖和餐后综合征的治疗方法包括低碳水化合物饮食和少食多餐。应该在上午和下午血糖开始下降时增加小餐。

无碳水化合物/低碳水化合物的饮食受到了罗伯特·阿特金斯医生（Dr. Robert Atkins）的欢迎，在这种饮食中，身体依靠脂肪而不是碳水化合物来获得能量。分解脂肪时，血糖水平会比分解碳水化合物时稳定得多，并且会产生酮类。

因此这些饮食被称为"生酮饮食"。生酮饮食，如阿特金斯饮食，可能会有助于反应性低血糖以及其他病症，包括情绪障碍和癫痫的恢复。生酮饮食通常将水果、谷物，以及淀粉中的碳水化合物限制在每天15克以下。相反，这种饮食的焦点在于肉类、鸡蛋、脂肪，以及蔬菜。生酮饮食中可以使用大量的椰子油。你可以把椰子油添加到茶里，在两餐之间喝。传统的生酮饮食所包含的脂肪重量是蛋白质和碳水化合物总和的4倍。

这里有一个警告，禁食和超低碳水化合物饮食可能有助于短期恢复，但未必适合每个有甲状腺问题的人，特别是从长期来看。

禁食和碳水化合物不足实际上会触发反T3的释放，从而导致在实验室检查结果"正常"的情况下出现那些讨厌的甲状腺功能减退症状。

当我们还是穴居的男人和女人时，不能开车去市场，只能吃有限数量的食物，反T3或许可以引起一种"冬眠"状态，这种状态能通过保持新陈代谢机能，帮助我们度过漫长的冬天。

大多数人在开始吃生酮饮食后会感觉精力充沛，这种状态可能会持续几天、几个月甚至几年。然而对于其他人来说，尤其是运动员和比较活跃的人，生酮饮食则可能会让人无精打采并感到疲惫。

这表明你的身体可能需要更多的碳水化合物。然而，这并不意味着你应该一日三餐都得吃比萨喝汽水！牢记血糖平衡的规则，你可以开始添加水果；如果你的肠道已完全恢复，加入安全的全谷物（藜麦、荞麦、糙米）也可能是有益的，同时，你还要继续用有机肉类、脂肪，以及蔬菜滋养你的身体。

对于素食主义者／素食者的警告

当遵循素食饮食时，从肾上腺疲劳和甲状腺功能减退中恢复是非常具有挑战性的，因为素食饮食通常会倚重碳水化合物。

素食中的蛋白质来源，如豆类、奶制品、谷物、大豆，以及一些种子，可能与治疗肠漏的方法不相容，而桥本氏病患者的肠道几乎总是存在肠漏症。豌豆蛋白是一种更容易消化的替代品，也不太可能引起食物过敏（我现在使用的是NOW牌）。

鸡蛋、一些种子，以及坚果可能是素食主义者最为青睐的蛋白质来源，然而，一些桥本氏病患者仍然可能对这些食物过敏，尤其是在进行治疗性饮食的早期阶段。

作为一个素食主义者则更有挑战，坚果和种子将成为蛋白质的主要来源，而对于许多人来说，在他们甲状腺康复之旅的开始阶段，蛋白质通常是很难消化的。

【本章小结】

- 肾上腺功能障碍与甲状腺功能障碍密切相关。
- 慢性压力会导致肾上腺功能障碍并造成激素和营养的消耗。
- 自身免疫疾病患者的脱氢表雄酮通常较低。

- 阿狄森综合征是全面的肾上腺功能衰竭，常由自身免疫疾病引起。
- 炎症和血糖失衡会导致肾上腺功能障碍。
- 每餐都吃脂肪和蛋白质并限制碳水化合物的摄入有助于稳定血糖和改善肾上腺功能。
- 维生素（特别是维生素 C）、适应原，以及 PMG 都有助于恢复肾上腺功能。
- 整腺胶囊和激素也可以使用，但有一定风险。

【 我的故事 】

在被诊断患有桥本氏病之前，我长期处于压力之下。当有人走进我的办公室时，我会吓一跳；当我的电话铃响起时，我几乎会从座位上跳起来。我睡得很轻，每一声嗡嗡声和吱吱声都能把我吵醒。我总是紧张不安，手掌出汗，我的心也总是在乱撞。当我长时间不吃东西时，会感到很烦躁；当我站起来时，经常头昏眼花。一开始，我还以为自己突然患上了一种新的焦虑症。

我也把我的症状和交感神经系统（SNS）联系了起来。交感神经系统在有威胁的情况下会产生战斗或逃跑的反应。就好像我的战斗或逃跑反应总是打开的。我记得我告诉过我妈，"我的交感神经系统总是开着的，它太活跃了"。当然，我现在知道，当皮质醇耗尽时，这种活化作用就会变得明显，因为皮质醇无法再保持血糖水平，身体则开始出现低血糖症（也就是所谓的"给我吃的，不然我就杀了你!!"）。

血糖调节异常对我来说是个大问题。我做了一个检查，发现我的胰岛素分泌对碳水化合物反应过度，而且我还有许多低血糖的症状，包括心悸（晚上吃甜食后）、焦虑、疲劳，以及盗汗。常规实验室检查表明，在食用高碳水化合物早餐的几小时后，我的血糖水平为530毫克/升（正常为700～1100毫克/升）。

我现在意识到正是这些波动导致了我的焦虑。待血糖稳定下来后，我的感觉马上就会好转，同时这也使得抗体出现下降。我限制摄入碳水化合物并坚持吃低热量食物。最开始时，哪怕吃了太多的水果也会让我感觉更糟。实际上我在完全摒弃水果后才开始感觉好一些。现在我在饮食中加入了大量的椰子油，并经常在茶里放一勺。

我不再往茶里放糖，而是采用甜叶菊这种绝佳的替代品。

"康复是个时间问题，但有时也是机遇问题。"

——希波克拉底

第13章

诱　因

　　各种环境诱因都可能会导致桥本氏病的发展。我们已经讨论过营养消耗、过量碘、感染、肾上腺功能障碍以及毒素是如何引发最初的甲状腺炎症的，一旦免疫系统失衡，甲状腺炎症就会引发恶性循环。在肠道渗透性增加的情况下，免疫系统就会开始失衡，这似乎是大多数自身免疫疾病的共同主线。

　　其他可能导致桥本氏病的诱因包括激素失衡、牙周炎，以及病毒。

激素失衡

怀　孕

　　怀孕刺激了从 Th-1 主导到 Th-2 主导的转变。这也许可以解释为什么某些自身免疫疾病在妊娠期间会得到缓解，以及为什么其他疾病是由妊娠而引发的。

由于环境/季节性过敏与Th-2主导有关，这就解释了为什么很多女性在怀孕期间会反映自己对花粉和其他环境条件过敏。

怀孕期间，调节性T细胞也会增加，以防止免疫系统攻击发育中的胎儿。

甲状腺过氧化物酶抗体（TPOAb）和甲状腺球蛋白抗体（TgAb）会在怀孕期间减少并在妊娠后期达到最低水平，然而，产后调节性T细胞的迅速减少将导致抗体在分娩后出现反弹。此外，据观察，甲状腺过氧化物酶抗体会在产后6周内增加，在产后12周时恢复到以前的水平，并在产后20周达到最高水平。

怀孕也被认为是导致自身免疫系统破坏甲状腺的诱因。有些女性在产后会有短暂的自身免疫性甲状腺炎，80%的女性会自发恢复正常甲状腺功能，但20%的女性会继续发展为桥本氏病。

怀孕期间，胎儿的甲状腺细胞会进入母体甲状腺细胞。在某些情况下，婴儿出生的许多年后母体甲状腺中仍然存在着这些胎儿细胞。有一种新的理论认为，如果胎儿细胞在出生后持续存在，就会引起宿主抗移植物反应，因为免疫系统不再受到妊娠调节T细胞的抑制，并开始把胎儿细胞识别为异物。然而，目前这一理论仍然是假设，没有得到证实。

另一种更有可能的说法是，怀孕期间发生的营养消耗会引发甲状腺炎症。众所周知，妊娠期间营养需求增加，孕妇应服用产前维生素。对于有甲状腺抗氧化物酶抗体的女性来说，如果在怀孕期间每天补充200微克硒，则其与未服用硒的女性相比，在怀孕期间和产后的甲状腺抗氧化物酶抗体都相对较低。

另外，在补充硒的小组中只有28.6%的人出现了产后甲状腺炎，而在未补充硒的小组中，这一概率是48.6%。

超声检查显示，补充硒的小组甲状腺外观稳定，而不补充硒的小组的甲状腺组织显示出了损坏。

理想情况下，女性在怀孕前应该尝试发现她们的致病诱因，但在现实中并非总能如此。在怀孕期间，免疫调节是禁忌，但是充足的营养，甚至可能硒的补充都有可能会改善结果。怀孕期间甲状腺激素的需求也会增加，因此，我建议桥本氏病患者密切监测甲状腺功能的情况。

口服避孕药

除了怀孕，口服避孕药（由于摄入混合激素，从而导致了"假怀孕"）也会引发从 Th-1 型到 Th-2 型的转变。停止或开始服用避孕药后，免疫功能可能会出现类似的变化。正如在"消化与损耗"一章中所讨论的那样，口服避孕药可能会导致我们自身的内源激素以及维生素、矿物质和有益菌的损耗。

但是对于那些不想怀孕的女性来说，还有什么选择呢？我已经服用避孕药很多年了，我知道我还没有准备好怀孕，但是我知道我必须戒除节育的习惯。避孕套的故障率为 14%～15%。这种风险太大了。而我也不是很喜欢植入物或宫内避孕器。

然后我就学习了"生育意识法"。

这种方法利用女性生殖周期的知识来预测一个女人的哪几天是可以怀孕的、哪几天不能。女性在每个周期只有 6 天是可以怀孕的。

典型的月经周期持续 28 天（把第一天计算为月经周期的第一天），平均而言，女性会在月经周期的中间排卵。但不是每个女人都有 28 天的周期。同样，也不是每个周期为 28 天的女性都会在周期的正中间排卵。因为生活方式的影响，很多女性可能会在每月的不同时间排卵。

避孕药怎样剥夺了我们的健康……
（摘录自博客：www.taxidrootcause.org） [1, 2, 3, 4, 5, 6]

1. 美国注册药剂师苏西·科恩（Suzy Cohen）将避孕药描述为"药物抢劫犯"。避孕药会消耗人体内的硒、锌，以及酪氨酸（氨基酸）。这些都是正常甲状腺功能所必需的营养素！

2. 避孕药中的激素通过恶性反馈环机制抑制了我们身体对雌激素和黄体酮的生产。避孕药给我们的身体注入了大量的人工雌激素和黄体酮，从而导致我们自身的自然激素停止生产，并阻止排卵，使子宫内膜变薄。这会导致激素失衡，例如，造成雌激素的主导地位。

3. 避孕药会增加血栓和中风的风险。对于35岁以上或吸烟的女性来说，风险会大大增加。

4. 避孕药会使我们的骨骼变细，导致骨质疏松。

5. 在口服避孕药刺激下的假妊娠会模拟从Th-1到Th-2免疫分支的转变。这会造成免疫系统失衡，使自身免疫系统长期存在疾病。

6. 避孕药可以改变我们的正常菌群，使酵母菌和其他病原生物体茁壮生长。

7. 服用避孕药的女性对配偶的偏好会有所改变。

8. 避孕药会增加患乳腺癌、卵巢癌，以及肝癌的风险。

9. 避孕药会损害我们构建肌肉的能力，使运动成果打折，并且会通过抑制睾丸素来减少性欲（没错，女性也会产生少量的睾丸素）。

11. 避孕药中所含的高剂量雌激素会增加甲状腺结合球蛋白（TBG）的活性。而TBG会结合甲状腺激素。循环系统中更多的TBG会降低人体可使用的游离甲状腺激素的水平。

12. 许多口服避孕药含有乳糖并将其作为非活性填充剂。这对许多女性桥本氏病患者来说可能是个问题，她们经常会出现乳制品和麸质过敏的问题。

13. 避孕药会降低脱氢表雄酮的生产。脱氢表雄酮经常被描述为一种抗衰老激素。许多病症，包括自身免疫疾病，都与脱氢表雄酮偏低有关。

14. 避孕药会耗尽我们体内的叶酸、维生素 B_{12} 和 B_6。这些缺乏症中的任何一种都可能会导致贫血、出生缺陷、抑郁，以及其他严重的疾病……

受精可以在排卵后5天或排卵当天进行。因此，在月经周期的开始和结束时，女性通常是不会怀孕的，而在排卵后的6天内（周期中间的某段时间）是可以怀孕的。

测量基础体温的变化、宫颈位置，以及宫颈液有助于确定排卵期。

排卵后女性的体温会上升 $0.4 \sim 0.6$℃，这种热变化可以通过起床后马上用非常灵敏的基础体温计来测量。你可以把温度，以及其他生育迹象，每天都记录在一张生育图表中，这将有助于分析你在生育周期中的位置。

另外，测量基础体温有助于测量桥本氏病的治疗进展。排卵前的体温（通常是月经周期的前10~15天）可以显示出甲状腺和肾上腺的表现。

排卵前的体温通常在 $36.1 \sim 36.5$℃。持续低于 36.3℃可能表示甲状腺活动不足，而持续高于 36.5℃可能表示甲状腺活动过度。同时，体温低且不一致，或体温上下波动，可能是肾上腺功能不全的信号。你可以把你的干预措施同每天的体温和生育迹象一起记在同一张生育图表上。

　　我强烈推荐《掌管你自己的生育力》（*Taking Charge of Your Fertility*）这本书，它详细描述并全面概括了"生育意识法"在生育控制方面的成就。当从头到尾读完这本书之后，我就为我所有的女性朋友都买了一本！

　　虽然生育意识法是非常有效的，但我仍然担心凭借我一人之力无法完成这个任务。有25%的"典型"用户可能会失败，而我也担心自己会因为忙碌的生活方式陷入这种境地。

　　但就在那时我发现了避孕宝（Lady-Comp）生育监控器！这是一个带有超灵敏温度计的微型计算机/报警系统。这台迷你计算机可以保存你身体的正常体温，并为你做分析，让你通过易读的显示器知道哪一天你可以受孕（红灯＝可以受孕，黄灯＝研究中，绿灯＝不会受孕）。如果你像我一样是个书呆子，你仍然可以自己做图表。

　　我已经用了一年多了，避孕宝真是一个神奇的工具，它让我更加了解自己的身体。看着我的体温变化，我注意到在排卵期前后，当我慢跑归来时会发现我丈夫突然变得非常非常好闻……（对我来说，这通常是第17或第18天，而不是一些人跟你说的第14天）。

　　根据制造商的说法，避孕宝的编程依据是所有自然计划生育研究的数据，包含超过90万个周期的数据库，并且使用了生物数学预测计算以及最新的计算机技术。这是一个个人生育监控器，它会通过学习和调整以适应你的个人周期，无论周期规律与否或长度如何。已经有多项临床研究证实了其99.3%的准确性。

　　虽然这款迷你计算机成本较高，但生育监测设备却可以由"弹性支出与医疗支出"（Flex Spending and Health Spending）账户覆盖。对于那些一到年底就"要么用要么扔"的人，或者那些想计划下一年的人，这是个好消息。而且这也是一次性购买。一个月的名牌避孕药的价格可能会超过100美元，因此监控器在几个月内就能回本了！（我有一位在金融行业工作的丈夫，如果你和我一样，最后一句话就是写给你看的。）

这款监控器也可以在时机合适的时候用来规划未来的怀孕！

当然，如果口服避孕药的好处大于风险（例如某些严重的疾病），某些女性可能需要继续服用避孕药。在这种情况下，我强烈建议你补充益生菌、镁、锌、矿物质、维生素 B 和维生素 C。

雌性激素

雌激素

研究发现，雌激素会使炎症和自身免疫疾病长期存在，而黄体酮缺乏和雌激素波动可能会加重自身免疫攻击。

雌激素似乎可以增强 Th-1 的活性，而雄激素（脱氢表雄酮、睾丸素）和黄体酮则会抑制 Th-1。一种名为 16α-羟基雌酮（16α-ohe）的雌激素代谢产物与自身免疫系统疾病的扩散有关，并且在自身免疫疾病患者身上会过量存在。

黄体酮

黄体酮缺乏会迅速发展为免疫系统的 Th-1 主导。这就解释了为什么桥本氏病的发病高峰出现在黄体酮下降的更年期，或在妊娠之后，因为黄体酮在分娩后会迅速下降。

激素失衡可以解释为什么女性比男性更经常受到自身免疫疾病的影响。其他物质，如非有机肉类中的激素、个人护理产品中干扰内分泌的化学物质，以及大豆产品中的雌激素活性，都会导致雌激素占据主导，从而使自身免疫问题恶化或长期存在。

增加纤维的摄入也有助于消除体内循环的多余激素。

通常来说，拒绝麸质，稳定血糖，补充营养，停止生育控制，并且重新稳定肾上腺可以让雌激素和黄体酮再次平衡。

然而在其他情况下，我们可能需要采用更先进的策略，如其他的生活方式干预、补充剂，或生物同质激素。

许多肾上腺检查也有助于发现女性激素的异常。

在这里我要强烈推荐一本关于生活方式改变、补充剂和药物的书，即由莎拉·戈特弗里德医生（Dr. Sara Gottfried）撰写的《激素疗法》（*The Hormone Cure*）。这本涉猎甚广的书可以帮助我们重新平衡女性的雌性激素。

牙周炎

牙周炎是一种牙龈炎症，它会导致牙龈萎缩、牙齿松动，并最终导致牙齿脱落。牙周炎在桥本氏病患者中很常见，氟化物会加重牙周炎，而氟化物正是被添加到我们的漱口水和牙膏中防止蛀牙的物质。

其机制如下：

（1）口腔内细菌在牙齿上形成菌斑；

（2）细菌引发身体的自身免疫反应，导致牙龈发炎。

症状：

• 牙龈出血

• 牙龈肿胀

- 牙龈萎缩

- 牙菌斑形成

- 牙齿松动

- 口臭

口腔中的这种细菌失衡被认为是导致类风湿性关节炎和桥本氏病的原因，并且被证明可以增加白介素 -6——人体中的一种 Th-1 炎症标志物。

改变我们的饮食——不再以碳水化合物为基础并开始食用发酵食品和益生菌——将有助于重新平衡细菌、减少革兰阴性菌，并且增加口腔和肠道中的革兰阳性菌。

韦斯顿·普莱斯医生（Dr. Weston A. Price）是一位牙医，他研究了饮食对牙齿的影响，发现对于基因背景相似的人来说，那些吃传统饮食的人的牙齿和健康状况比吃西方饮食的人要好得多（没有心脏病、自身免疫疾病或肥胖）。

革兰阴性菌会附着在牙齿上，唾液和刷牙很难去除它们。食用碱化食品、发酵食品，使用油拔法、喝蔓越莓汁可能有助于去除牙齿上的细菌。

油拔法是一种古老的阿育吠陀疗法，这种方法要求人们每天早上一起床就将一汤匙芝麻油含在嘴里，让油停留在牙齿之间 5 ~ 20 分钟，直到油变成白色。理论上，这种方法有助于破坏细菌的"家园"——通常是由油制成的微囊。虽然水不能穿透这些微囊，但芝麻油可以，随后油脂会与细菌混合，变成白色。5 ~ 20 分钟后，油和嘴里的毒素就一起被吐了出来。其他油也可以，但芝麻油最常用。

研究发现蔓越莓汁具有抗粘连的特性，并且可以溶解贮藏细菌的保护层。

盐酸多西环素是一种用于牙周炎的抗生素。

有趣的是，据说正是这种抗生素消除了一些人的甲状腺过氧化物酶抗体，对于同时患有桥本氏病和牙周炎的人来说这可能是一个选择。

慢性病毒感染

西方生活方式和自身免疫疾病

"老朋友假说"提出，调节性 T 细胞之所以不能正常发育是因为它们不会接触寄生虫和其他与人类共存并与我们共同进化的良性生物，从而无法"教导"我们的免疫系统如何应对威胁。

在接种疫苗、使用抗菌肥皂，以及服用抗生素的现代世界，我们接触不同的细菌、病毒和寄生虫的机会要少得多。这当然有很多好处，尤其是在受到严重感染的情况下，然而，我们似乎也正在错过一些可能对我们的免疫系统有益的生物体。

在受到寄生虫困扰的第三世界国家，自身免疫疾病和过敏是很罕见的。于是这就引发了另一种自身免疫理论，"卫生假说"。根据这一理论，我们的免疫系统由于没有足够的寄生虫可以清除所以变得"无聊"，因此它会对花粉和我们自身细胞这样的良性物质产生反应。

通过引入蠕虫（绦虫）治疗可以抑制某些自身免疫问题的暴发，这种方法也进一步证实了这一理论。虽然我不建议任何人为了抑制自身免疫疾病而给自己一条寄生虫，但我们需要考虑某些物质在促进或抑制自身免疫方面的作用。

研究已经发现蠕虫能够调节各种细胞因子并抑制炎症，而细胞因子和炎症与各种自身免疫疾病的发展都有关。

感染的时间可能也很重要，例如，发展中国家的儿童通常在10岁以下感染EB病毒。这通常会导致无症状（不会引起症状）感染。相比之下，在发达国家，人们在进入高中或大学之前通常不会接触病毒，而50%年龄较大的受影响儿童会出现感染症状。这是因为在我们达到可以进入大学的年龄时，与EB病毒对抗的CD8⁺T细胞只有我们小时候细胞数的1/3。

战胜慢性病毒感染

一些感染，如耶尔森氏菌感染，可能很容易用抗生素治疗。假丝酵母菌可以用抗念珠菌饮食和抗真菌草药/药物治疗。寄生虫可以用抗寄生虫药物/草药治疗。

然而，用西方医学治疗EB病毒可能更具有挑战性。在潜伏形式下，目前的抗病毒药物不会影响EB病毒。

病毒会入侵健康的宿主细胞。当病毒在我们的细胞内繁殖时，细胞就会爆裂，从而使病毒感染更多细胞。因此，病毒被称为"胞内"病原体。在对病毒做出反应时应该启动的是Th-1反应，然而，有些病毒可能会欺骗我们的免疫系统。

像EB病毒这样的疱疹病毒能够通过制造抑制Th-1反应的蛋白质在我们体内生存。这些蛋白质与自然产生的细胞因子相似，所以人体可能无法识别它们其实来自于病毒。如果免疫系统不能产生足够强的Th-1反应，病毒就会隐藏在人体内，从而导致慢性病毒感染并增加病毒存活的机会。

我们中的许多人已经接触到了病毒感染，因此有许多潜伏在我们体内的病毒。这些病毒可能会与其他微生物和谐相处，也可能会问题重重。

当我们无法处理单独感染时，治疗自身免疫可能也是一种方法。

可采用的方法是通过调节肠道通透性、改善肠道生态，以及助力肾上腺健康来首先使免疫功能正常化，这样做能加强免疫系统功能并帮助身体控制机会致病病毒、细菌、真菌，以及寄生虫，而不是一个一个地解决它们。

另外，动物脂肪和肉汤、清汤和炖菜可以提高身体抑制病毒的能力。研究发现，椰子油中的一种成分，月桂酸甘油酯/月桂酸，对EB病毒具有活性抗病毒作用。甘草酸是甘草的一种有效成分，它能抑制包括EB病毒在内的许多病毒的复制。槲皮素、辅酶Q10、N-乙酰半胱氨酸，以及谷胱甘肽由于具有抗病毒的特性，据称也会对慢性疲劳综合征有帮助。

每天4~6克的赖氨酸（一种氨基酸）有助于免疫系统控制病毒病原体。

相比之下，Th-2和潜在的调节性T细胞刺激物质可能会使病毒更加活跃。食用柑橘类水果、坚果、巧克力、咖啡，以及太多的新鲜水果可能会导致病毒增殖。

在许多情况下，一旦肠道和肾上腺功能得到优化，病毒感染将学会与我们身体的其他部分和谐相处。肠道和肾上腺功能恢复且所有其他诱因都被消除后如果桥本氏病仍然存在，那么下一步进行的应该是病毒感染检查。

另一种假定方法可能是加强Th-1分支，因为这将加强杀死病毒的免疫反应。但是这也可能会使自身免疫恶化，类似于饮鸩止渴！

马歇尔治疗方案

马歇尔治疗方案，由特雷弗·马歇尔博士开发，是一种治疗

Th-1类自身免疫疾病的长期治疗方案，包括脉冲剂量的抗生素、高剂量降压药奥美沙坦，以及在1~5年的时间内避免服用维生素D、阳光和大豆。

我们的免疫系统依赖维生素D来维持正常的免疫系统功能。马歇尔博士指出，只有内源性维生素D（1，25-二羟维生素），这种由人体胆固醇产生的维生素D，才能有效调节免疫系统，而来自太阳的维生素D和补充剂则可能是有害的。根据马歇尔博士的理论，补充维生素D及其代谢产物会导致免疫系统功能失调。此外，致病生物体还会"劫持"我们体内的维生素D受体，从而使我们无法生产维生素D。

药物奥美沙坦是一种维生素D受体激动剂，它能重新刺激维生素D受体产生内源性维生素D，而这种内源性维生素将可以正确调节免疫系统功能。在开始这种治疗方案之前应先检测维生素D水平以确定患者是否能从马歇尔治疗方案中受益。

2008年，有报道称，在接受马歇尔治疗方案的24名桥本氏病患者中，9名病人中有7名在第一年的治疗中得到了改善，2名表现出了中等程度的改善。5名病人中有3名在第二年得到了改善，10名病人中有6名在第二年后得到了改善。2名患者在治疗的第二年没有得到改善，三分之一的患者在2年后没有改善。研究人员不能确定这些是治疗失败，还是需要更长时间才能见效。

这种方法可能对那些由病毒感染引发自身免疫疾病的人有用。

然而，我对桥本氏病的这种治疗方法有很多担心，因为桥本氏病患者也经常有肾上腺疲劳和肠道问题。

（1）肾上腺疲劳会导致低血压，如果使用奥美沙坦，血压可能会达到危险水平。

（2）更多的抗生素会进一步引起肠道菌群失调。

（3）人们要经历长达几个月到几年的难受的消亡反应。

（4）该治疗方案最初是为结节病而设计的，而结节病是一种不同的自身免疫疾病，有着独一无二的特性。

（5）公布的结果有问题，它以"改善"作为指标，而不是像"甲状腺过氧化物酶抗体减少""促甲状腺激素正常化"等常用的衡量桥本氏病的硬数据。

我个人没有尝试过这个方案，因为我相信，祖先的生活方式（包括营养丰富的食物、避免压力，以及充足的阳光）是对我们基因的最大补充，并且应该能够克服大多数自身免疫疾病。

然而，对于那些病毒诱发型桥本氏病患者、那些对本书中所讨论的生活方式改变没有理想反应的人，或者那些宁愿服用药物和避免阳光也不愿改变自己饮食的人，马歇尔治疗方案似乎是一个有趣的选择，虽然治疗结果并不总是乐观且这种方案本身可能具有危险性，必须在训练有素的临床医生的监督下实施。

除了本书所讨论的诱因，可能还有一些尚未确定的诱因。你可能会发现，自己有一种独特的诱因。

【本章小结】

- 激素失衡可能会引发桥本氏病。
- 孕期补硒有助于预防产后甲状腺炎的发生。
- 自然的计划生育方法有助于戒除节育习惯。

- 女性的性激素可能会导致免疫失调，但在适当调节下可以恢复正常。
- 油拔法、蔓越莓汁和盐酸多西环素可能有助于减少口腔中的有害细菌。
- 慢性病毒感染隐藏在我们身体中，处于休眠状态。
- 加强免疫系统功能可能有助于克服由慢性休眠感染引发的桥本氏病。
- 马歇尔治疗方案是一种针对 Th-1 主导型自身免疫疾病的替代治疗方案，但可能具有危险性。

"彼之砒霜，吾之蜜糖。"

第14章
不耐症

食物不耐症与食物过敏不同。虽然这两种反应都是在免疫系统的介导下发生的，却由完全不同的机制所促成。

免疫球蛋白E食物反应

食物过敏被称为I型超敏反应，它被认为是一种直接反应，由免疫球蛋白E（IgE）介导，表现为麻疹、呼吸困难。IgE过敏也和青霉素过敏这样的药物过敏有关；同样有关的还有蜜蜂叮咬、坚果和贝类过敏，以及在接触花粉和豚草时的那些烦人的季节性过敏。对这些过敏，最准确的检测就是皮肤检查，在这种检查中，过敏专科医生会用致敏原刮擦皮肤表面，观察是否有皮疹，从而了解患者是否对该物质有反应。验血也是可行的，但没有那么灵敏。这类过敏通常被医学专家称为"真正的过敏"。

然而，这一术语却不免有用词不当之嫌，它暗示只有 IgE 过敏反应是真实存在的，而由免疫系统不同部分介导的反应是不存在的。挑战你的医生，让他们复习一下自己的免疫学笔记，他们会发现还有其他类型的超敏反应，而那些反应就跟 IgE 过敏反应一样"真实"。两种与之有关的超敏反应分别由免疫球蛋白 A 和 G（也就是 IgA 和 IgG）来介导。

由于缺乏更好的术语，IgA 和 IgG 超敏反应被标记为"食物不耐受"或"食物过敏"，然而，它们在机制和损伤身体的倾向上却有很大不同。

免疫球蛋白 A 食物反应（类乳糜泻）

免疫球蛋白 A（IgA）食物不耐症是一种更严重的反应，主要发生在肠道。对于具有某些遗传倾向的人来说，这是肠道对食物的一种异常反应。这种不耐症可能会表现在幼年时期或长大后的生活中。

每一次食用特定食物时，IgA 食物不耐症就会对肠道造成刺激和炎症。最终将导致肠道损伤、无法吸收营养，并增加患自身免疫疾病和癌症的风险，同时，患者会因为肠道通透性增加而加速衰老。

IgA 食物不耐症可能是无症状的，或者可能会表现出以下症状：腹泻、稀便、便秘、胃酸反流、食物营养吸收不良，以及肠通透性增加。

不耐症可能会引起肠易激综合征、放屁、恶心、皮疹（包括湿疹）、痤疮、呼吸系统疾病（如哮喘）、鼻塞、头痛、易怒，以及维生素/矿物质缺乏。

　　最著名的 IgA 食物反应被称为"乳糜泻"症，它是一种对麸质——一种出现在小麦中的蛋白质——的不耐症。然而在桥本氏病患者中，针对乳制品蛋白、鸡蛋，以及大豆蛋白的 IgA 不耐症也非常普遍。这些 IgA 食物不耐症没有一个具体的名称，并且经常与其他一些没有那么严重的食物吸收综合征混淆。

　　例如，当我告诉我受过良好教育的药剂师朋友我对乳制品不耐受时，她说："哦，我也有乳糖不耐受。你就不能用 Lactaid®（乳糖消化酵素药片）吗？"

　　当然，乳糖不耐受和乳制品蛋白不耐受是两个完全不同的概念。乳糖是一种来自乳制品的糖，消化乳糖的能力取决于一种名为"乳糖酶"的酶，即能够消化乳糖的肠道细菌。乳糖不耐症会引起腹胀、腹泻等，但不会引起肠道组织炎症或损伤。

　　一个对 IgA 食物反应更准确的描述可能是蛋白介导自身免疫性肠道炎症反应（PAIR）。

表14-1　蛋白介导自身免疫性肠道炎症反应

食　物	反应蛋白
小麦、黑麦、大麦	麸质
乳制品	酪蛋白、乳清（阿尔法和贝塔乳白蛋白）
蛋	卵白蛋白
大豆	–

　　桥本氏病患者可能会有一个或多个 PAIR 不耐症，但他们却可能对这些物质所造成的健康影响一无所知。那是因为这种反应可能并不总会即时发生，但随着时间的推移，当我们继续吃这些食物时，

身体会对它们反应迟钝。在一段时间内剔除这些食物，然后再次食用，将会揭示出这些反应。对于大多数人来说可能需要一生避免PAIR食物，但是一些人在遵循了一两年的GAPS饮食法或SCD饮食法后，重新引入了这些食物。

针对PAIR不耐症的实验室检查是一种IgA测试，IgA是一种在肠道中分泌的抗体。检测可以通过血液检查或唾液检查来完成。最常见的四种PAIR食物是麸质、乳制品、鸡蛋或大豆。许多医生不知道这种类型的检查，而是会要求IgE检查，而IgE检查显然不会显示肠道反应。

一些专业人士认为，消除食物不耐症，特别是鸡蛋、乳制品、大豆，以及麸质引起的不耐症，就可以通过治愈肠道通透性而逆转自身免疫疾病。

在许多情况下，消除这些食物是有效的。许多病例中，在进行了3～6个月的无麸质饮食后，甲状腺过氧化物酶抗体消失了。其他人则反映通过从饮食中去除乳制品，自身免疫性甲状腺炎得到了逆转。另一些人则为了扭转自身免疫疾病而把蛋、大豆，或四种PAIR食物全都去除了。

免疫球蛋白G食物反应

在肠道通透性增加的情况下，食物颗粒会通过"松弛"的紧密连接进入血液，而身体会对这些食物产生免疫球蛋白G（IgG）抗体。针对甲状腺组织而产生的抗体正是IgG抗体。由于肠道通透性问题总会出现在自身免疫疾病患者身上，所以大多数桥本氏病患者会有多种IgG食物反应，通常是对那些他们经常吃的食物。

反应食物似乎会使自身免疫性甲状腺反应长期存在。IgG4亚型抗体（出现在食物中的类型）的存在似乎与甲状腺损伤的程度有关。

50%的食物不耐症患者患有肠漏症。此外，食物不耐症会增加肠道通透性，从而造成一个恶性的永动循环。研究表明，停止食用引起不耐症的食物6个月之久也不能逆转肠道渗漏的情况，因此，虽然去除触发食物是重要的第一步，但这样做并不能完全解决问题，因为食物不耐症可能并不是肠漏的原因，而是其结果，并会使其长期存在。

IgG不耐症也被称为延迟型不耐症，可能需要几天才能显现。这些不耐症可能会引起全身炎症，并维持肠道的通透性。虽然IgG食物不耐症没有像其他食物反应那样被好好研究过，但已有研究表明：它们可能与多种症状有关，如胃肠紊乱、偏头痛、嗜睡，以及忧虑。

一些专业人士认为，这些不耐症与肠道通透性有特殊关系，任何过量食用的食物都会在肠道通透问题存在的情况下导致IgG反应。他们建议与其彻底剔除这些食物，不如在短时间内（3～6个月）去除这些食物，然后每4～7天轮换一次，同时努力治疗肠道通透性问题。通常情况下，肠道通透性问题一旦消除，IgG反应也会消失。

根据我的经验，IgG检查可能有助于确定能够引起其他反应的食物，我们可能需要去除这些反应或对其进行短期轮换。

不幸的是，如果不解决肠道通透性问题，消除IgG食物不耐症可能只是暂时的解决办法。你可以去掉那些在IgG抗体检查中呈阳性的食物，但是一个月后你会发现你对更多的食物过敏了。

GAPS饮食法的创造者娜塔莎·坎贝尔-麦克布莱德医生（Dr. Natasha Campbell-McBride）警告说，桥本氏病患者的肠道就像筛子，而桥本氏病患者可能经常会出现多重IgG反应。她解释说，肠道通透性会导致食物不耐症，如果不解决肠道渗漏问题，消除有害食物只能起到暂时作用，因为人们会产生新的不耐症，通常是针对最常吃到的食物。

因此，问题的根源是肠漏症，而非食物不耐症。娜塔莎·坎贝尔-麦克布莱德医生建议集中治疗肠道通透性问题，以解决 IgG 型的不耐症。

在肠道渗透性较严重的情况下，可能需要对仍然在吃的食物进行轮换饮食，以防止对食物产生新的反应。食物每 4 ~ 7 天轮换一次，绝不能连续两天吃同样的食物。

IgG 检查可以检测出 100 ~ 200 种食物并且可能有助于识别其他能够导致免疫系统反应的不耐症。然而，这些检查多少有些争议，因其可能会对人们最常吃的食物出现漏报情况。

和自身免疫问题有关的其他食物

造成 90% 食物反应的常见食物抗原是牛奶、鸡蛋、花生、坚果（如杏仁、腰果、核桃）、鱼、贝类、大豆，以及小麦。

茄属植物（在番茄、土豆、胡椒和茄子中都有发现），甚至牛肉、柑橘、玉米和猪肉也有问题。

正如我们已经讨论过的那样，PAIR 是大部分自身免疫病例（特别是桥本氏病）的一个因素。

麸质是人们研究得最深入的 PAIR 食物，它似乎能让所有人的肠通透性都增加，而不仅仅是针对那些对麸质过敏的遗传易感人群。对于一些人来说，去除麸质后肠道会在 3 个月内痊愈，对于另一些人来说，可能需要两年。其他食物也可能会与麸质发生交叉反应，引起类似的免疫反应和肠道通透性问题，这些食物包括乳制品、巧克力、酵母、燕麦，以及咖啡。

当人们把麸质从自己的饮食中剔除时，他们可能会开始更加依赖无麸质的谷物，如藜麦、大米、苋菜等，如果他们的肠道渗透性持续增加，这可能会引起问题，因为这些食物可能更加难以消化。谷物需要刷状缘酶来消化，在PAIR严重的情况下，刷状缘酶可能会严重受损。我们可能需要剔除谷物和其他含淀粉类食物，直到肠道痊愈，这些食物包括芝麻、荞麦、高粱、小米、麻类植物、苋菜、藜麦、木薯、茶、玉米、大米，以及土豆。

做IgA和IgG检查是有好处的，它们可以很好地指导我们应该从哪里开始。我从没想过我会对乳制品（IgG）、菠萝（IgG）、桃子（IgG）或西瓜（IgG）产生反应。但并不是每个人都能承受这些。另外，虽然实验室可以检测四种最常见的PAIR食物，但它仍可能会产生漏报，而且人们可能会对没有进入IgA检查的食物产生反应。因此，一些专业人士仍然建议执行排除饮食法，即使患者对PAIR和IgG不耐症的检测结果是阴性的。

其他专业人士根本不使用实验室检查，只是让他们的患者遵循一种排除饮食法，而这种方法被认为是识别食物不耐症的黄金标准。

排除饮食法

与其他直接排除有问题的常见食物的饮食法不同，排除饮食法的目的是确定个人可能有哪些特定的食物不耐症。

当我们每天都食用能引起身体过敏的食物时，就很难把自己所吃的食物和自己的症状联系起来。例如，那些对乳制品敏感但一天多次食用乳制品的人可能会感到疲劳，经常会出现关节疼痛、充血、肿胀，以及胃酸倒流，但无法把症状和食物联系起来。

　　这是因为每次吃这种食物，我们的身体就会在保护自己免受抗原食物侵害的过程中枯竭，而我们的反应也会变得越来越不明确、越来越慢性。如果我们继续给自己这种食物，身体就会对越来越多的东西敏感。

　　一旦我们消除敏感食物几天到几周后，一般来说我们会感觉更好，同时感觉到胀气和反酸减少、肠道运动变得正常、精力更充沛等。

　　而当我们再次接触这种食物时，身体实际上会产生更强烈、更具体的反应，从而使我们认识到哪些食物对我们来说是有问题的。

　　当你接触过敏食物时可能会出现的一些胃肠症状，如腹泻、腹胀、胃酸反流、胃部烧灼感、放屁，或抽搐。我们也会看到呼吸、肌肉，以及皮肤症状。请参考表14-2，了解其中一些症状。

表14-2　常见食物过敏症状

系　统	症　状
呼吸道	后鼻滴注、堵塞、咳嗽、哮喘症状
胃肠道	便秘、腹泻、痉挛、胀气、恶心、放屁、胃酸反流、胃部烧灼、打嗝
心血管	心跳加快、心悸
皮肤	痤疮、湿疹、瘙痒
肌肉	关节疼、疼痛、肿胀、刺痛、麻木
精神	头痛、头晕、意识模糊、焦虑、抑郁、疲劳、失眠

　　有几种执行排除饮食法的不同方法。我们将讨论一种基础排除饮食法和一种高级排除饮食法。

基础排除饮食法

基础排除饮食法需要在3周内去除最具抗原性的食物，同时可以食用大多数不含麸质的谷物（玉米除外）。

随后是3周不含反应食物的饮食，并且至少应该去掉排名前8的抗原食物——麸质、乳制品、大豆、鸡蛋、玉米、坚果、贝类、防腐剂，可能还有茄属植物、咖啡因、酒精、豆类、柑橘类水果、果糖、谷物和块茎（如土豆）。

3周后，每3天重新引入一种食物，从而揭示出隐藏的食物反应。

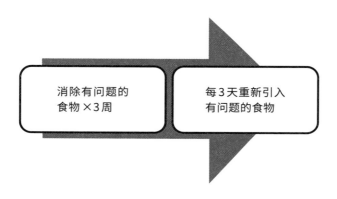

图14-1　基础排除饮食法

最有问题的食物			
1.麸质	2.奶制品	3.大豆	4.鸡蛋
5.玉米	6.坚果	7.贝类	8.防腐剂

表 14-3　基础排除饮食法示例饮食计划

早餐	荞麦和香蕉
午餐	藜麦、鸡胸肉和鳄梨沙拉
晚餐	鲑鱼、米饭和豆子、蒸胡萝卜、西葫芦、西蓝花
零食	南瓜子和苹果

重新引入时间表：

（1）坚果

（2）玉米

（3）蛋

（4）大豆

（5）乳制品

（6）麸质

表 14-4　示例：食物引入日志

日　　期	引入的食品	我的症状
3/1/12	乳制品	关节疼痛、刺痛、胃痛
3/4/12	蛋	放屁、胀气
—	—	—
—	—	—
—	—	—
—	—	—
—	—	—

高级排除饮食法

将排除饮食和治疗相结合的高级排除饮食法，可能更适合有多重食物不耐症和更多胃肠症状的桥本氏病患者以及那些虽然遵循了基础排除饮食法却继续出现症状的人。

我在去除掉所有检测出的过敏食物（包括麸质、乳制品，以及大豆）后，在一年的时间里采用了这种饮食法，然而我却开始出现胀气和新的食物不耐症（杏仁、鸡蛋、香蕉）。

也许最好的做法是进行更极端的排除饮食法，而不是留有余地，然后后悔。

3周的排除饮食可以通过结合要素饮食和一个康复阶段来实现，类似GAPS饮食法所建议的那样。

新的食物应该每3天引入一次，从煮熟的和最易消化的食物开始。

我们可以从骨头汤和肉羹开始，加上做成泥状的熟肉和蔬菜，然后慢慢引入更多固体食物，同时不要停止治愈肉汤。

这种饮食法可以直接从1~7天的要素饮食开始，从而使消化系统和肠道可以休息和再生。

这种饮食类似于"婴儿食品饮食"，或者一种可以用来给婴儿引入新食物的饮食。因为桥本氏病患者的肠道就像婴儿的肠道一样，是可渗透的。

除了排除有害的食物外，我们还要加入能够帮助身体再生的治疗食物。

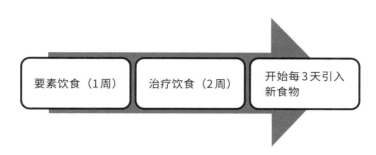

图14-2 高级治疗 / 排除饮食法

推荐用于自身免疫性甲状腺治疗的食物：

（1）骨头汤和肉羹

（2）明胶

（3）蛋白质

（4）肝

（5）肉

（6）饱和脂肪

（7）发酵食品

（8）益生菌

（9）蔬菜汁（去掉纤维）

（10）煮熟的蔬菜、蔬菜泥

表14-5 示例：引入饮食（从第1天到第3天）

时　间	引入的食品
早餐	鸡汤、鸡肉、西葫芦泥
午餐	鸡汤，鸡肉，胡萝卜

（续表）

时 间	引入的食品
晚餐	鸡汤，鸡肉，西葫芦泥
零食	鸡汤，鸡肉，胡萝卜

引入时间表

在最初的2~4周要限制纤维摄入，从而允许肠黏膜愈合。潜在的反应食物每3天引入一次，从鸡蛋开始，要从3周后开始引入，如果没有反应就可继续食用。

头90天不能吃谷物、乳制品、豆类，以及豆科植物。这种饮食法的目的是治疗肠黏膜，让身体的食物反应更少，所以如果一种特定的食物在一开始是不能被接纳的，那么治疗饮食将继续，然后患者在一个月后再重新尝试这种食物。

欲了解更多指导方案和专家推荐的膳食计划、食谱，以及高级治疗/排除饮食的食物日志，请访问www.thyroidrootcause.org/guide。

补充剂

蛋白质分子是所有食物中最难消化的。对蛋白质的消化是一个多步骤的过程，从胃和胃蛋白酶开始（在"消化与损耗"一章中讨论过）。

另外，胰腺分泌的蛋白水解酶会进一步分解蛋白质。胰腺所释放的酶原需要被肠激酶激活，肠激酶是小肠分泌的一种酶，为的是完成蛋白质消化的最后一步——将蛋白质转化为游离氨基酸。由于小肠细菌过度生长（SIBO）和其他影响小肠的问题，这些酶在许多桥本氏病患者体内不会被激活。

蛋白质水解酶补充剂（有时被称为"系统酶"）能够提供活性酶（蛋白酶混合物、胰蛋白酶、糜蛋白酶、弹性蛋白酶、羧肽酶），应该在两餐之间服用，有助于分解因蛋白质消化不良而形成的循环免疫复合物，并且可能有助于减少甲状腺过氧化物酶抗体。

【本章小结】

- 食物不耐症和食物过敏是不同的，由免疫系统的不同部分促成（IgG、IgA）。
- 由于肠道通透性增加，罹患桥本氏病的人也会有食物不耐症。
- 食物不耐症通过维持肠道通透性而加剧自身免疫反应，并可能与甲状腺抗体交叉反应。
- 最常见的抗原物质是乳制品、鸡蛋、麸质，以及大豆。
- 检测食物不耐症是可行的。
- 排除饮食法是找到个人过敏食物的最好方法。
- 可以考虑服用蛋白水解酶，以帮助减少循环免疫复合物。

【我的故事】

　　当我发现我有IgA牛奶蛋白（酪蛋白）不耐症时，我个人感到十分震惊。多年来，我每天都要吃两三次乳制品。我也有严重的腹胀和胃酸反流，但我从未将两者联系起来。在3天没吃乳制品后，我惊讶地发现我的胃是如此平静，而且我的症状也消失了。如果现在不小心吃了酪蛋白制品，我会感觉到肠道里有烧灼感，接着是四肢的刺痛感和疼痛的腹泻。

"最好的解毒方法是停止将毒物放入体内，并依赖身体自身机制来解毒。"

——安德鲁·威尔（Andrew Weil）医学博士

第15章

毒　素

　　我们每天都要受到环境中毒素的攻击，这些毒素来自我们呼吸的空气、我们饮用的水、我们吃的食物，以及我们使用的产品。我们中的一些人可能无法为身体解毒，从而导致了自身免疫问题长期存在。

　　2006年，美国疾病控制中心报告说，普通美国人体内平均有148种合成化合物中的116种，包括二噁英、多环烃，以及有机氯杀虫剂。对于想要怀孕的人来说，这一点尤其重要。因为脐带平均含有217种神经毒素，而其中的208种已被证实会导致出生缺陷。

　　现在有80 000多种不同的化学品，其中有许多还没有进行人类安全评估，然而我们每天都会遇到它们。虽然由于数量太多，我们无法在本书中一一讨论，但是你可以在美国环境卫生研究倡导组织"环境工作组"的消费者网站www.ewg.org上找到更多的信息。我们将讨论一些为人们所熟知的化学物质，它们在日常生活中普遍存在，并可能对桥本氏病患者造成伤害。

你家中的内分泌干扰物

内分泌干扰物是干扰我们激素的化学物质。这些化学物质中的一些可能会影响甲状腺活动，还有一些可能会模仿雌激素，而另一些可能会导致恶性肿瘤、先天缺陷，以及发育障碍。

卤族元素

卤族素溴化物、氯化物和氟化物会与碘在甲状腺受体结合位点上竞争，但它们不会激活受体，而会在甲状腺组织中发展壮大并导致甲状腺细胞的死亡和发炎。研究表明，接触到各种含有卤族物质的人的甲状腺过氧化物酶抗体的出现率较高。

在工业世界进行的关于这些物质的研究表明，接触这些物质的工人的桥本氏病发病率增加了。不幸的是，这些物质在消费品中也很常见。

氟化物

从 1945 年开始，为了防止蛀牙，大多数美国社区开始在饮用水中添加氟化物。虽然各种研究均表明氟化物可以减少龋齿和蛀牙的发生率，但氟化物是一种内分泌干扰物，研究证实：氟化物对甲状腺细胞有毒并可以导致甲状腺细胞死亡，从而抑制甲状腺活动。

事实上，在其他抑制甲状腺的药物被开发出来之前，氟化物一直被用于治疗甲状腺功能亢进。对于甲状腺功能亢进，每天0.9～4.2毫克氟可以达到甲状腺抑制剂的目的。在加氟社区中，大多数成年人每天会从水中摄取1.6～6.6毫克的氟化物，这在无意中抑制了他们的甲状腺功能。

来自中国、印度，以及俄罗斯的研究表明，在工作场所或饮用水中接触氟化物的人的T3会有所减少，而促甲状腺激素会增加。我们知道，每当促甲状腺激素增加，就会释放更多的甲状腺过氧化物酶，从而导致过氧化氢（H_2O_2）的释放。过氧化氢在缺乏足够的硒和谷胱甘肽的情况下会损害甲状腺细胞。从而引发来自细胞的应激反应，导致白细胞的聚集和发炎。在那些肠道通透性增加的人中，这种炎症会一直存在，而甲状腺抗体则会出现。

又一种政府引发的疾病吗

牙医韦斯顿·普莱斯医生周游世界，并拍摄了不同文化环境中的人的牙齿。他发现那些吃传统食物的人拥有完美的齿弓，没有蛀牙。相比之下，那些适应了"现代"饮食——包括面粉、糖，以及经过加工的蔬菜脂肪——的人开始有不正常的下巴发育，从而导致牙齿拥挤以及蛀牙。

可以说加氟运动始于牙科协会、美国政府，以及糖业游说者的合作努力，他们希望找到一个解决方案，让人们在继续食用同样多的糖的情况下减少蛀牙。然而我们应当强调适当的营养，并消除对氟化物的需求。

就像其他卤族元素一样，氟化物可能会引发甲状腺细胞的死亡和炎症，并导致甲状腺炎/自身免疫性甲状腺炎。

美国是唯一一个向供水系统中添加氟化物的国家。事实上，

97%的欧洲国家已经因为与氟相关的毒素而拒绝了加氟水。但是奥地利、法国、德国、西班牙，以及瑞士允许在盐中适当加入氟化物。

一些人反映说，在将氟化物从生活中去除后，他们的甲状腺疾病症状和甲状腺功能检查结果都有所改善。

常见的氟化物来源

- 补充剂（检查标签）
- 瓶装饮料
- 牙膏
- 红茶
- 南非茶
- 罐头食品
- 黑色/红色岩盐
- 咀嚼烟草
- 药物

狗狗桥本氏病

研究发现，狗，我们的亲密伙伴，有一种发病率较高的自身免疫性甲状腺炎，类似桥本氏病。

环保工作组发现，商业狗食中含有很高的氟化物。野生狼通常不吃谷物，而狗粮中却含有大量的小麦和麸质。

也许狗粮中氟化物和麸质的组合（以及狗狗饮用水中的氟）值得进一步关注。

茶

将水煮沸会将氟化物浓缩而非去除，而将水冻结也不会影响氟化物的浓度。

茶中也含有氟化物，特别是南非茶和红茶。茶叶会从土壤中积累氟化物和污染。茶叶在茶树上停留的时间越长，氟化物含量就越高。发表在《食品与化学毒理学》（*Food and Chemical Toxicology*）杂志上的一篇文章说，在红茶、绿茶和白茶中，分别含有4.5毫克/升、1.8毫克/升和0.5毫克/升的氟化物。甘菊和草药茶中则含有0.13毫克/升。

含氟药物

含氟药物包括麻醉剂、抗酸剂、抗焦虑药物、抗生素、抗抑郁药、抗真菌药、抗组胺药、降胆固醇药物、抗疟疾药物、化疗、食欲抑制剂、关节炎药物、精神药物，以及类固醇。

一些最常用的含氟药物包括：

* 百忧解、依地普仑、西酞普兰、帕罗西汀：用于抑郁症、焦虑症或强迫症
* 普托平：用于反酸
* 氟康唑：用于酵母感染的抗真菌药物
* 氟喹诺酮类抗生素（环丙沙星、左氟沙星、莫西沙星）：用于治疗尿道炎和其他感染
* 西乐葆：用于止痛
* 立普妥、依折麦布：用于降低胆固醇

完整清单参看：http://www.slweb.org/ftrcfluorinatedpharm.html。

过滤器

我们可以通过蒸馏水、反渗透过滤系统，以及活性氧化铝除氟过滤器来消除氟化物。大多数其他过滤器无法清除氟化物。用白茶或草药茶替换红茶和南非茶也是有帮助的。

研究发现，含有其他两种卤族元素——氯和溴——的物质也会诱发自身免疫性甲状腺炎。

溴化物

研究表明，含溴物质、多溴二苯醚（PBDE）与桥本氏病的发病率增加有关。在烘焙食品、塑料、软饮料和茶，以及我们的床垫中都有溴化物，而床垫现在也含有溴化阻燃剂。这是美国政府设置的一个"安全功能"，旨在防止当有人在床上吸烟时睡着，床垫因香烟而迅速起火。对于那些喜欢在床上吸烟的少数人来说，这很有好处，但是对于那些不吸烟且有健康意识的人来说，帮助却不大。

多溴二苯醚也经常出现在计算机、电器，以及电子产品的包装泡沫和塑料中。随着时间的推移，多溴二苯醚可以从这些产品渗出并进入环境。

氯

含氯的多氯联苯（PCB）已被证明对甲状腺细胞有毒并能促使桥本氏甲状腺炎发病。研究表明：多氯联苯能增加促甲状腺激素、甲状腺自身抗体的数量，以及甲状腺的大小。除工业产品外，氯还存在于水系统、水池、清洁产品和塑料制品中。此外，作物农药有机氯中也存在这种物质，它能加速甲状腺激素的减少，并在自身免疫问题中发挥作用。

外源性雌激素

外源性雌激素是一种内分泌干扰物质，它模拟雌激素的作用，存在于大豆、双酚 A（BPA）、邻苯二甲酸盐，以及对羟基苯甲酸酯之中。这些物质的持续使用和积累可能会导致雌激素占主导地位，并对免疫系统、肾上腺，以及甲状腺功能产生深远影响，还可能导致出生缺陷、不育和癌症。

大豆异黄酮存在于许多加工食品以及一些补充剂中。一定要阅读你的食物和维生素的包装。但最好，还是以避之不及的态度对待所有加工食品！

BPA 存在于塑料制品中，如容器、婴儿配方奶粉罐，以及商店收据（用这些物质来覆盖纸张）。BPA 与癌症、生殖障碍以及发育障碍有关。BPA 还对 T3 受体起到反作用，并能从根本上关闭这些受体。你应该使用"无 BPA"的塑料产品，或者更好的是，避免用塑料烹饪或储存你的食物。

邻苯二甲酸盐存在于许多洗涤剂、洗衣产品和耐洗物品中。此外，它还存在于化妆品、塑料、保湿剂、肥皂、房屋油漆和香水中。邻苯二甲酸盐与癌症、内分泌紊乱、糖尿病，以及肥胖有关。它们可能会出现在产品的包装（如邻苯二甲酸二乙酯）上，也可能被伪装在"香精"一词下。

你要检查美容产品的成分列表，只使用那些不含邻苯二甲酸二丁酯（DBP）的产品。避免使用成分列表中含有"香精"的个人护理用品、洗涤剂和清洁剂，因为"香精"通常包括邻苯二甲酸盐 DEP。

三氯生存在于抗菌肥皂、除臭剂、发胶和牙膏中。三氯生的结构类似于甲状腺激素，它与动物体内甲状腺激素水平变化有关。避免使用"抗菌"产品。它们并不是居家必备的。如果你需要在工作或消毒的过程中使用抗菌产品，那么就使用没有三氯生或"香精"成分的酒精手凝胶或清洗产品。

沐浴露、洗发香波和润肤露中都存在作为微生物菌剂的对羟基苯甲酸酯。它可能与乳腺癌有关，也可能会引起皮肤过敏。在你的个人护理产品中寻找以"对羟基苯甲酸酯"开头的成分，如对羟基苯甲酸酯。选择不会在原料表中出现对羟基苯甲酸酯的产品。

通过化学品获得更好的生活

我们在电视和杂志上看到的广告引起了许多争议，这些广告让我们认为自己是不足的、没有吸引力的、肮脏的、有缺陷的。十几岁的少女特别容易受到影响，而那些印有模特照片的时尚杂志也因为年轻女性的饮食失调和自尊问题而备受指责。

看看一个普通美国女人的浴室，你可能会发现将近100种个人护理用品：指甲油、乳液、洗发水、卸妆水、眼线笔、面膜、发胶、香水……这个清单还远不止于此。这些产品中充满了尚未进行安全研究的化学品，无法证实它们对人类是无毒的。大多数化妆品化学师只会在自己身上测试化学品，看看这些产品会不会因为某种原因而使他们更具有美学吸引力。检查血液水平、器官或免疫系统功能的变化，或进行任何其他现有的医学检查，都不是化妆品行业遵循的做法。

你可能认为只有你吃进去的东西才重要，但事实上，皮肤是一个很好的化学物质传递系统。许多局部膏药和乳霜被用于直接将药物和激素输送到血液中（如伊娃避孕贴片）。

在进入循环之前，经吞咽进入体内的产品通常由肝脏进行处理，以减少其毒性。这就是所谓的"首过效应"，只有一小部分原

表 15-1　干扰甲状腺功能的部分环境动因清单

动因	来源示例	作用方式	人类研究
多氯联苯	存在于冷却剂和润滑剂中	甲状腺受体激动剂/拮抗剂，能改变T4和促甲状腺激素的水平	促甲状腺激素、甲状腺体积、甲状腺抗体增加
有机氯杀虫剂	用作农作物杀虫剂	加速T4的代谢	没有人类研究
多溴二苯醚	存在于阻燃剂中	与甲状腺受体结合，取代T4结合蛋白	桥本氏病增加
双酚A	用于塑料瓶	对抗甲状腺受体	没有人类研究
高氯酸盐、硫氰酸盐	火箭燃料、肥料、吸烟	抑制碘的摄取	没有人类研究
三氯生	香皂中的抗菌物质	减少血清T4	没有人类研究
异黄酮*	大豆制品	抑制甲状腺过氧化物酶活性	桥本氏病的潜在增长

*人类研究将其作为桥本氏病发展过程中的诱因或催化剂。

改编自 Eschler DC, Hasham A, Tomer Y. Cutting edge："自身免疫性甲状腺疾病的病因"。《变态反应与免疫学临床评论》2011年10月；41(2)；190-197。

产品能够进入循环系统。相比之下，涂抹在皮肤上的产品实际上绕过了肝脏，直接进入到血液循环中产生全身效应，直到它们到达肝脏后才会被消除。著名的抗衰老皮肤科医生尼古拉斯·裴礼康（Dr. Nicholas Perricone）报告说，许多销售给女性的面霜、乳液和精华实际上都含有雌激素。

　　相比之下，男性通常较少使用个人护理产品，因此，女性对内分泌干扰产品的日常使用可能导致了女性甲状腺和自身免疫疾病的发病率偏高。口红的使用尤其与狼疮这种自身免疫疾病的发展有关。

该怎么做

来一场化妆、香水、浴液假期！你也可以选择原料更自然的产品。要遵循的一个原则是，如果你不能吃它，就不要把它用在身上。EWG网站拥有一个包含数千种个人护理产品的数据库Skin Deep，每种产品都有自己的安全等级（基于数十种毒性和监管数据库）。

一旦你意识到电视广告、杂志和网络广告让你消费得越来越多，却没有考虑到你的健康、快乐和幸福时，你就会对在家里用的、吃进肚子的或抹在皮肤上的东西三思而行。

你的浴室中藏着什么

避免使用含有以下成分的个人护理产品／化妆品。

表15-2　常见个人护理产品／化妆品及其中应避免使用的成分

产品类型	避免使用的成分
条皂	三氯卡班
洗手液	三氯生
保湿霜、乳液	棕榈酸视黄酯、维生素A
牙膏	三氯生
唇彩和口红	棕榈酸视黄酯、维生素A
洗发水和护发素	香精、聚乙二醇、鲸蜡硬脂醇、聚乙烯，对羟基苯甲酸酯（如对羟基苯甲酸丙酯），乙内酰脲
指甲油	甲醛、福尔马林、甲苯、邻苯二甲酸二丁酯
防晒霜	棕榈酸视黄酯、甲氧苄酮

其他有毒化学物质

其他可能不会对甲状腺功能产生特定影响，但会影响人体解毒和自我康复能力的毒素包括二噁英，这种物质存在于漂白纸制品中。卫生棉条尤其成问题，因为毒素可以通过阴道膜吸收进入循环。干洗过程中使用的化学品毒性极强，而且与罹患癌症风险增加有关。此外，用于清洁浴室、厨房和地板的常规清洁用品中充满了有毒化学物质。你可以自己制作清洁用品，或者购买用天然材料制作的清洁用品。EWG 拥有一个更安全、更清洁的可选产品数据库：http://www.ewg.org/guides/cleaners。

用于清洁的无毒替代品

（1）小苏打：使水软化，增加肥皂的清洁能力，便于擦洗。

（2）硼砂：清除气味，极好的消毒剂。

（3）植物肥皂：无毒且可生物降解。以液体、薄片和棒状形态存在，最好的此类产品不含合成添加剂、香精和色素。

（4）醋：可以清除油脂和石灰石残渣。

（5）柠檬酸和柠檬：去除油脂、石灰石残渣，并且可以提神。

（6）天然精油：天然提取物和精油能增强清洁产品的抗菌和抗病毒性能。抗菌剂：樟脑、豆蔻、香茅、柏树、桉树、生姜、杜松、薰衣草、石灰、柠檬草、甜橙、柠檬、松树、迷迭香、鼠尾草、檀香、茶树、百里香。抗病毒剂：肉桂、桉树、薰衣草、柠檬、牛至、檀香、茶树。

表 15-3　妈妈的清洁配方

洗洁精 3 个柠檬的果汁 1 杯半水 1 杯盐 1 杯醋 搅拌后煮 10 分钟，同时搅拌，直到液体变稠。 趁温热时倒进玻璃容器里	**玻璃清洁剂** 1/4 杯白醋 1 汤匙玉米淀粉 1 夸脱（约 0.95 升）温水 加入喷雾瓶，用皱报纸擦拭
水槽清洁剂 1/3 杯小苏打 加温水制成糊状 用在海绵上擦洗	**垃圾处理** 磨半个柠檬来清洁和清新
厕所清洁剂 1/4 杯小苏打 1 茶匙醋 倒进马桶里，停留半小时，然后擦拭并冲洗	**瓷砖、地砖** 1/4 杯醋 3 杯半热水 放入喷雾瓶
家具清洁剂 1/8 杯橄榄油 1 汤匙醋 1 汤匙伏特加	**洗脸盆、浴缸、瓷砖** 半杯小苏打 2~3 汤匙醋 用软布擦拭
木地板、面板 1 杯半醋 1 杯半热水 20 滴特选精油	**脏杯子** 1 茶匙小苏打 1 茶匙水 做成糨糊

我们食物中的毒素

传统农业为了遏制害虫和提高产量而使用除草剂和杀虫剂。长期接触玉米除草剂阿特拉津可能会引起线粒体功能障碍，导致体重增加和胰岛素抵抗。这种除草剂也存在于美国的水系中，并且与肥胖有关。美国的玉米大部分生长在中西部，而且使用除草剂的地区和肥胖流行的地区相重叠。

食用有机食物

根据非营利性消费者保护机构"环境工作组"的说法，一些非有机产品尤其可能会受到杀虫剂的污染。其中许多食品被喷洒了大量的杀虫剂，以至于工人们不得不戴上防毒面具。

2012年12种农药残留量最高的食品				
1.苹果	2.芹菜	3.甜椒	4.桃子	5.草莓
6.油桃	7.葡萄	8.菠菜	9.生菜	10.黄瓜
11.蓝莓	12.马铃薯			

*非有机青豆和甘蓝也含有大量农药。

2012年15种农药残留量最低的食品			
1.洋葱	2.甜玉米	3.菠萝	4.鳄梨
5.卷心菜	6.甜豌豆	7.芦笋	8.杧果
9.茄子	10.猕猴桃	11.哈密瓜	12.红薯
13.葡萄柚	14.西瓜	15.蘑菇	

重金属

重金属也可能会干扰甲状腺功能。对于桥本氏病患者来说，补牙的水银填料尤其存在问题。水银（汞）是一种加热后会变成蒸汽的金属，咀嚼摩擦所产生的热量会使它释放到循环中。强烈建议（由一位专业的全科牙医提出）去除汞填料，这样做可能会减少甲状腺过氧化物酶抗体。

鱼类中存在更多的汞。金枪鱼中含有大量的汞，应该避免食用，而凤尾鱼、鲑鱼、比目鱼，以及白鱼可以每周享用两次。

其他金属也能渗入到我们的身体中。铝是最常见的，并且存在于止汗药和一些烹饪锅里。有刮损的不粘锅是泄漏的来源。建议改用不锈钢炊具。

身体的排毒系统

我们有一个与生俱来的排毒系统，它可以帮助我们清除来自食物、化学品，以及其他接触到的毒素。 然而，当我们的身体由于消化受损而不能跟上排毒的步伐时，毒素就会聚集在我们的细胞和细胞周围的液体（胞外液体）中。

我们体内的细胞会吸收血液中的营养物质和氧气、完成自己的功能，然后排出废物。废物被从细胞中排出到胞外基质中，在那里它们与血液进行交换，使养分进入。血液将这些废物输送到肝脏进行排毒处理，然后再输送到消灭器官——肠、肾、肺，以及皮肤——进行最后处理。当我们的器官负担了过多的废物时，就会显示出压力迹象。

表 15-4　鱼类的汞含量

汞含量最高：避免进食	汞含量高：每月不超过 3 份，每份 170 克	汞含量低：每月不超过 6 份，每份 170 克	汞含量最低：每周两份，每份 70 盎司
马林鱼 新西兰红鱼 方头鱼 箭鱼 鲨鱼 鲭鱼（大西洋） 金枪鱼（大眼、黄鳍）	海鲈（智利） 竹荚鱼 石斑鱼 鲭鱼（西班牙、海湾） 金枪鱼（罐装、白色长鳍） 金枪鱼（黄鳍金枪鱼）	鲈鱼（条纹、黑色） 鲤鱼 鳕鱼（阿拉斯加） 石首鱼（太平洋、白色） 大比目鱼（太平洋和大西洋） 银汉鱼（银边） 龙虾 鱚鳅鱼 鮟鱇鱼 鲈鱼（淡水） 银鳕 鳐鱼 鲷鱼 海鳟（犬牙石首鱼） 金枪鱼（罐装、大块） 金枪鱼（飞鲔）	凤尾鱼 鲳鱼 鲶鱼 蛤蜊 蟹（美国） 小龙虾 细须石首鱼 比目鱼 黑线鳕 无须鳕 鲱鱼 鲭鱼（北大西洋、查布） 胭脂鱼 牡蛎 鲈鱼（海洋） 鲽鱼 鲑鱼 沙丁鱼 扇贝 西鲱（美国） 虾 鳎目鱼 鱿鱼 罗非鱼 鳟鱼（淡水） 白鱼 牙鳕

改编自 americanexplancy.org/exploncyhealth/fishmercury.htm。

具体如：
- 皮肤：皮疹、痤疮或讨厌的体臭
- 肾：尿频、尿痛、尿急，或尿暗、尿臭
- 肝脏：放屁、腹泻、便秘，或绿色、带黏液的大便，或右胸痛
- 肺：充血、咳嗽或气喘

每个人都可能表现出不同的压力迹象，这取决于我们的特定弱点和所接触到的毒素。

肝　脏

肝脏是我们的主要排毒器官，要想将T4转化为活性T3激素，必须拥有正常的肝功能。此外，肝脏能过滤血液、储存葡萄糖以获取能量、分解类固醇激素，并分泌胆汁（消化脂肪所必需的）。肝脏还能去除我们遇到的毒素。然而，桥本氏病患者的肝功能则可能已经受损。

肝脏通过两步酶法消除毒素。

第一阶段

在第一阶段，一个被称为细胞色素P450酶（CYP 450）的酶家族将脂溶性毒素代谢为中间物质。食物、药物，以及毒素等物质要经过各种处理，如氧化、还原、水解、水化和脱卤，以便在第二阶段能够附着于排毒营养物。

这些中间物质的毒性往往大于摄入的原物质。

第一阶段所需的营养素是B族维生素（B_2、B_3、B_6、B_{12}、叶酸、谷胱甘肽，以及类黄酮）。

第二阶段

在第二阶段，中间物质要经历黏结、硫酸化、葡萄糖醛酸化反应、

谷胱甘肽黏结、乙酰化、氨基酸黏结，以及甲基化反应的解毒过程，这些处理使它们能够溶于水，从而随粪便或尿液排出。

第二阶段所需的营养物质是叶酸、镁、谷胱甘肽、维生素 B_5、维生素 B_{12}、维生素 C、蛋氨酸、半胱氨酸、甘氨酸、牛磺酸、谷氨酰胺，以及胆碱。

正如"消化与损耗"一章所描述的那样，由于桥本氏病患者身上所存在的盐酸水平低、麸质不耐受，以及其他吸收问题，患者身体不能很好地吸收排毒过程中所需的营养。

此外，由于身体不断受到未经消化的食物、农药、药物、废气等形式的毒素的攻击，导致了"积压"或"肝瘀血"，即毒素堆积起来，重新进入血液和/或储存在我们的脂肪中。

药物代谢与肝脏

CYP 450 酶是我们体内药物代谢的主要模式。一些药物会使酶饱和、加速或减慢，从而导致不良药物反应以及药物间的相互作用。

泰诺过量：泰诺是治疗头痛、疼痛和发烧的常用药物。在没有任何相互作用的药物或肝脏损伤的情况下以正常剂量服用泰诺，肝脏会将泰诺转化为毒性的中间产物，然后该物质很快会被谷胱甘肽所束缚并消除。当泰诺的每日总剂量超过 4 克时，体内的谷胱甘肽就会耗尽，有毒的代谢物就会堆积起来，从而导致肝脏衰竭甚至死亡。

过量服用泰诺的人使用 N-乙酰半胱氨酸（转化为谷胱甘肽）可以帮助肝脏清除有毒代谢物。

一些药物以及葡萄柚中的一种物质可以抑制肝酶，并导致药物的毒性累积，而这种物质原本需要特定的酶来进行新陈代谢。

你的排毒系统可能受损的标志包括：

☐ 消化、排泄问题

☐ 无法减肥或增重

☐ 过敏、充血等

☐ 痤疮等皮肤病

☐ 疲劳

☐ 愤怒

☐ 抑郁

☐ 兴奋

☐ 黑眼圈

☐ 血糖失衡

☐ 激素失调

☐ 经前综合征

☐ 哮喘

☐ 经常感染

☐ 关节和肌肉疼痛

☐ 失眠

☐ 化学品过敏

酸碱食物平衡

在体内创造偏碱性的环境有助于排毒，也有助于碱性磷酸酶更好地发挥作用。虽然这个提议初看起来似乎与之前增加胃酸的建议相矛盾，但事实并非如此。保持胃的酸性同时保持身体其余部分的碱性是理想健康状态的关键，我们可以通过饮食和消化酶来实现这个目标。

食物的碱性和酸性特性非常令人困惑，主要是因为人们使用相同的词语来描述食物的味道，和我们的身体是否需要产生更多的酸性或碱性酶来消化食物。

例如番茄，对那些吃番茄的人来说，番茄这样的食物可能会被认为是酸性的，但实际上它需要碱性酶来消化，于是番茄会在体内留下一个净碱性的残基。

相反，牛奶的味道不是酸的，但需要酸性酶才能消化。

蛋白质含量高，但钾含量低的食物通常是酸性的。这包括大多数肉类、奶制品、一些坚果，以及钾含量低的谷物。此外，大多数加工食品也被认为是酸性的。

相比之下，富含钾但蛋白质含量低的食物，如水果和蔬菜，则需要碱性环境来消化。

吃太多的动物制品和淀粉且不能从碱性蔬菜和水果中获得平衡，可能会使身体中产生净酸性残基，但这并不能使胃变得更有酸性。另外，通过服用消化酶来使胃酸化（因为胃需要酸性）并不会影响身体其他部位的酸碱比例。

以蛋白质为基础的酸性食物对身体的发育很重要，而碱性食物则能为身体排毒。这两种食物都是正常的健康状态所必需的。

为了达到适当的酸碱平衡，建议食物比例为20%的酸性食物和80%的碱性食物。因为我们每个个体都是不同的，所以这个比例可能并不适合于每一个人，根据我们的身体是需要更多的生长还是清洁，可以调整不同的比例。

并不是所有的酸性食物都是一样的。一些像有机鸡蛋（如果不会引起过敏）、肉类和动物脂肪可能是有营养的，而另一些像精制面粉、糖和经过加工的植物油则是有害的，这些食物应该永远被限制。虽然有营养的酸性食物是适当的身体功能所必需的，但在尝试净化身体或为其排毒时，这些食物应该受到限制。另外，并非所有碱性食物的净化能力都是相等的。生的水果和蔬菜的碱性比煮熟后更强。扁桃仁和腰果是两种通常被认为更偏向碱性的坚果，但并不是每个人都能接受它们。水果、蔬菜、草药和香料具有最强大的排毒作用。

每年应进行1~2次清洁，为期1~2周，但对于桥本氏病患者来说，不建议采取依赖于碱性食物且排除有营养的酸性食物的长期饮食。

酸性食品	碱性食品
肉	水果
奶制品	蔬菜
鸡蛋	绿叶蔬菜
加工食品	大多数坚果
脂肪	种子
糖	豆类
面粉	马铃薯
油炸食品	无麸质谷物

"排毒方案"是什么

排毒是一个广义的术语，可以用来描述各种不同的有助于净化身体内部系统和器官的方法。

排毒方案可能包括营养补充、草药、生素食、断食、榨汁、益生菌、水疗法、桑拿、结肠灌洗，以及运动。

排毒涉及四种不同类型的毒素：重金属、化学毒素、微生物化合物，以及蛋白质代谢产生的副产品。

为什么要排毒

排毒方案会净化身体因饮食习惯、有毒的环境，以及一个负担过重的排毒系统而积累的产物。排毒的支持者反映说，他们的皮肤更洁净了，许多症状减轻了，维生素和矿物质的吸收改善了，而且肠道功能也增强了。

自身免疫排毒

排毒是恢复健康甲状腺功能的重要组成部分。肝脏是我们的主要排毒器官，但由于我们每天要接触的那些有毒物质，它可能会变得"堵塞"（缺乏更好的词来形容）。

避免酒精、咖啡因、杀虫剂，以及化学品是开始排毒进程的好方法。然而，我们有时可能也需要额外的干预措施。

排毒方法

我研究了各种各样的排毒方法，因为我想设计一个符合桥本氏病患者需求的排毒方案。

断食是一种很好的排毒方法，但它可能会加剧肾上腺疲劳。富含硫的纤维和蔬菜也支持肝脏排毒，鲜果和蔬菜也是如此。然而，我知道鲜果和蔬菜不是消化能力非常差的人可以选择的。此外，由于小肠细菌的过度生长，纤维可能对于许多桥本氏病患者来说会严重刺激病情。

一般来说，排毒饮食要消除动物蛋白质，并依赖坚果和种子来获取蛋白质，然而，对于一些桥本氏病患者来说，这些也是很难消化的。

我调查了所有可以用于肝脏排毒的产品，市场上的大多数产品是用来代替食物的粉末状奶昔。

大多数产品含有大米、大豆或乳制品作为蛋白质来源，对于桥本氏病患者以及相关的PAIR和食物过敏症患者来说，这可能是个问题。此外，大多数产品含有不溶性纤维，这些纤维可能会被病原菌发酵，从而延续自身免疫问题。

我惆怅了好几个月，直到有人推荐了一部电影《濒死病胖子的减肥之旅》（Fat, Sick and Nearly Dead）。对于没看过这部电影的人来说，这部电影讲述的是一个男人，他通过进行一次为期60天的果蔬汁断食而缓解了自己的自身免疫疾病（慢性荨麻疹）。

榨汁机可以从水果和蔬菜中提取液体。液体容易被身体吸收且只含有维生素、矿物质和酶，以及一些会黏结毒素的可溶性纤维，而不溶性纤维则被排除在外。我们会从鲜果和蔬菜中获得大部分益处，而不会把消化的额外压力加在自己的身体上，同时让我们的身体得到休息和再生。

虽然电影中的男人在果蔬汁断食后转变为素食主义者，但我们知道纯素、生食和断食饮食对桥本氏病患者来说并不是最佳选择。这是因为对于桥本氏病患者来说，许多通常从动物来源获得的营养被耗尽了（锌、铁蛋白铁、硒和脂肪酸）。我们也知道动物蛋白质是最难消化的，而且由于低盐酸的缘故，它们通常不能被桥本氏病患者有效消化。

因此，远离动物蛋白1～14天，并给身体一个不用消化的休息机会，对于肠道和肝脏来说有很好的再生功效。清汤和肉汤可以使肠道得到休息，并有助于恢复肠道黏膜，却可能无法提供所有必需的微量营养素（经常在新鲜水果和蔬菜中出现），而这些微量营养素正是排毒所必需的。

排毒方法

- 我们用正常肝功能所必需的维生素和矿物质来支持身体内部的排毒路径。

- 排毒草药被认为能黏结毒素，从而帮助毒素分解和排泄。有些草药也能通过刺激肝脏的排毒能力起作用。

- 食物和饮食：干净的饮食会让身体摆脱食物中毒素的负担，使身体能够处理累积的毒素。

- 断食：在断食时，身体分解脂肪作为燃料，这被认为有助于消除堆积在脂肪组织中的废物。

- 水疗法：热水和沐浴能够刺激通过肝脏的血液循环，从而帮助肝脏过滤出更多的毒素。毒素也会通过汗水排出。

- 益生菌：益生菌有助于尽量减少可以产生毒素的有害肠道细菌，并有助于保护肠道内的保护性黏膜，使有毒物质能够通过消化道进行清除。

- 桑拿浴：桑拿浴中的热量会刺激血液循环和出汗，从而更有效地排出毒素。

- 结肠灌洗：用水和草药冲洗结肠，可以排出肠道内壁中积累的毒素。

- 毒素黏结：当被身体吸收时，纤维和土被认为会与肠道中的毒素和重金属黏结，并助其排出体外。

- 运动：运动可以通过增加血液和淋巴在全身过滤系统中的流动来促进排毒，毒素也可以通过汗液排出。

改编自"自然标准数据库"。

果蔬汁和汤断食正是为此而生

这种断食与桥本氏病的饮食方案和排除饮食法非常吻合，同时也有助于解决由于桥本氏病患者的吸收不良而导致的营养损耗问题。

断食的头两三天要吃的是与煮熟的低残留蔬菜（包括胡萝卜、西葫芦和南瓜）果泥混合在一起的自制肉汤。蔬菜中应加入丰富的脂肪酸，如椰子油、鸭油、猪油和鱼肝油。可以在每碗汤里加一汤匙椰子油。

没有出现腹泻的人3天后开始喝果蔬汁。在腹泻的情况下，果蔬汁可能需要延迟几个星期再喝。最好是空腹时喝果蔬汁，然后再喝汤。饮用纯净水和药草茶既可以舒缓又可以放松。在这个时候开始益生菌疗法也很重要。果蔬汁断食是一种低残留饮食，并且很可能会导致小肠的细菌发生消亡反应。

经过几天果蔬汁和汤相结合的饮食后，你可以把汤撤掉并转化为完全的果蔬汁清洁方案，保持1~7天。之后，重新引入汤，然后我们再重新引入肉类和其他更难消化的食物。你也可以选择用生蔬菜蓉果昔来代替果蔬汁。

水果应限制在低果糖范围内，如澳洲青苹、柠檬、酸橙和番茄，并应与蔬菜汁混合。致甲状腺肿的生蔬菜也应该受到限制。

一些为蔬菜榨汁的方案包括胡萝卜、芹菜、黄瓜、西葫芦和其他绿叶蔬菜。添加少量的苹果可以增加果汁的甜度，但是由于水果中的糖含量较高，要记住不要用太多的水果。柠檬也能很好地与果蔬汁混合。

果汁中也可加入少量的姜根、洋葱或姜黄根。

果汁方案
纯净水加一颗柠檬的汁液（可加入甜菊） 2 根芹菜、1/2 颗绿苹果、2 根大胡萝卜、1.3 厘米的姜根 1/2 根黄瓜、1 颗番茄、4 根胡萝卜、1.3 厘米姜黄根 1 束欧芹、1 颗西葫芦、2 根胡萝卜、1 颗柠檬、5 片罗勒叶和茎 1 颗青苹果

毒素黏结剂

柠檬汁

柠檬汁具有清洁功能且有助于肝脏排毒。早上可以空腹喝半杯添加了柠檬汁的纯净水，蔬菜汁也可以和柠檬汁混在一起。

纤　维

纤维有助于黏结毒素，并通过大便排出毒素。在新鲜水果和蔬菜中出现的纤维，如菊粉、低聚果糖和车前子壳是健康的纤维，可能有助于黏结毒素，然而，对于那些肠道通透性增加的人来说，它们可能过于粗糙，并可能加剧小肠细菌的过度生长。

膨润土

膨润土在内服时也具有较强的清洁和吸收性能。它对那些胃肠有问题的人比较温和，对那些有肠易激综合征的人也有帮助。

这种土不会被人体吸收，也不会被肠道细菌发酵，当它通过肠道时，实际上会吸引并黏结病毒、寄生虫、重金属、农药和化学物质等毒素。充满毒素的膨润土在排便时会被排出体外。

除了内服外，膨润土还可用于沐浴和面部护理，因为它有助于通过皮肤的毛孔来排毒。

怀孕期间不应服用膨润土，并应与药物保持至少两个小时的间隔，因为它也有可能会黏结药物。膨润土通常以液体或粉末的形式存在。液体的味道可能更好些。

排毒补充剂

第一和第二阶段肝脏排毒所需的营养素包括维生素 B（B_2、B_3、B_5、B_6、B_{12}）、叶酸、谷胱甘肽、类黄酮、镁、维生素 C，以及氨基酸（甲硫氨酸、半胱氨酸、甘氨酸、牛磺酸和谷氨酰胺）。

N- 乙酰半胱氨酸

变成谷胱甘肽的 N- 乙酰半胱氨酸不仅能通过中和过氧化氢来降低甲状腺过氧化物酶抗体，还有助于改善肠道通透性，而且对排毒也有帮助。通常推荐每天 1.8 克（1800 毫克）的剂量。

氨基酸

氨基酸是重建和治疗身体所必需的。蛋白质是我们氨基酸的主要来源，然而，蛋白质的分解对身体是一种负担，而且会减损愈合和清洁的能力。纯粹的氨基酸不需要身体费力，而且容易吸收，然而，它们的味道令人作呕。不含蛋白质的长期果蔬汁断食可能会导致蛋白质缺乏，用蔓越莓汁和甜菊与纯氨基酸混合以补充剂的形式服用可能有助于身体的重建任务。

草 药

据称，有多种草药具有清洁作用，许多商业"肝脏排毒"产品可能含有以下一种或多种成分，有时与上述维生素/补充剂结合使用。

支持肝脏排毒的物质			
洋蓟	伏牛花	波耳多叶	流苏树皮
蒲公英	苜蓿	甜菜	卵磷脂
奶蓟	甘草	辣椒	纤维素
五味子	姜黄	磷脂酰胆碱	

小球藻／螺旋藻

小球藻和螺旋藻有时会被推荐为排毒补充剂，但它们可能具有一些免疫刺激的特性，会通过肿瘤坏死因子 A（Th-1 分支）的上调而诱发或加剧自身免疫病症。据报告，紫锥花也会引发同样的反应。使用了这些补充剂后，甚至还有出现新的自身免疫病症的病例！

有助于排毒的活动

除了饮食和补充剂，还有一些活动也可能会对排毒过程有帮助，包括泻盐浴、灌肠、结肠清洗、按摩治疗，以及拔油。

皮 肤

皮肤也是主要的毒素清除器官。出汗尤其有助于排出毒素。汗量少是甲状腺功能减退的症状（虽然没有很多人抱怨！）。由于甲状腺功能减退的人通常体温较低，他们往往需要使自己出汗。这可以通过运动、桑拿、热水澡，或我最喜欢的热瑜伽来实现。另外，清洗皮肤也可能有助于排除毒素。

结　肠

毒素的清除也可通过胃肠道进行。某些情况下，在我们排毒时，毒素可能无法有效地从肠道中清除出来，而我们则可能会积累毒素。灌肠和结肠清洗可能有助于消除毒素，特别是对于那些容易便秘的人来说。

清肠会促进排毒并刺激肝脏倾倒胆汁。对于不定期排便的人来说，这是特别重要的。

灌肠和洗肠可能有助于清除废物，并减少因身体没有尽快清除毒素而产生的不愉快的排毒症状。

灌肠可以在家中进行，而洗肠则要由受过专门训练的洗肠医生指导，他们会使用消毒设备将液体引入结肠进行浇灌。

淋巴系统

淋巴系统也负责围绕我们的身体运输毒素并消除毒素。增加淋巴流动的方法包含几乎每个人都喜欢的生活方式改变。你可以通过蹦床（或迷你蹦床）、按摩和倒立训练来完成，比如我最喜欢的瑜伽姿势，肩倒立。太棒了！

按摩疗法

按摩治疗有助于人体组织的清洁，而且是一种令人舒适放松的排毒方法。按摩会引发组织中毒素的释放，并促进毒素的消除。按摩会将细胞外基质从一种类似果冻的物质转变成更具有流动性的液态，从而将其更好地消除。

记得在按摩前后喝大量的纯净水，从而进一步排除毒素并补充体内的水分。

卤族元素排毒

在缺碘的情况下，卤族元素更容易积累。然而，我们知道碘本身也是桥本氏病的触发因素，并且可以使自身免疫攻击永久化。

在我们努力消除甲状腺抗体的同时，减少碘的摄入是很重要的。一旦抗体被消除，我们将开始引入碘，从而促进甲状腺激素的生产。

一些医生反映说，"卤族元素排毒"可能发生在重新引入碘的时候，表现为痤疮、心悸，以及其他排毒症状。

一旦甲状腺过氧化物酶不再呈阳性，我们就可以开始补充碘化物，但一定要循序渐进。

【本章小结】

- 毒素存在于食品和个人用品中。
- 汞，以及卤族元素（氟化物、溴化物和氯化物等）都与桥本氏病和甲状腺功能失调有关。
- 肝脏是我们的主要排毒器官。
- 清洗可以让身体休息并摆脱毒素。

第三部分 | 如何痊愈
How to Heal

"不管每天怎么样，我都在变得越来越好。"

——埃米尔·库埃（Émile Coué）

第16章
好　转

要治愈桥本氏病，需要记住的一点是，桥本氏甲状腺炎的治疗需要很多年才能万事俱备并扭转乾坤。因此，痊愈不会在一夜之间发生。

治疗桥本氏病是一场马拉松，而不是冲刺，你的生活变化将逐渐塑造一个更健康、更平衡的你。

保持积极的心态，避免消极的情绪是很重要的，我们的消极情绪会破坏肠道和肾上腺功能，而这正是自身免疫疾病的两大促进因素！

一开始，我们讨论了三种改善桥本氏病的方法：消除诱因、修复营养损耗、恢复肠功能。

消除诱因：我们需要相当长的时间才能发现和消除诱因。一个人的致病诱因可能与其他人全然不同。

本书的基础是当下的研究，但可能缺少其他导致桥本氏病的诱因和因素。消除炎症、碘、麸质、食物不耐症、氟化物和其他毒素这样的诱因可能需要几天到几个月的时间。

营养损耗：增加你的维生素和营养水平可能需要几个月到一年的时间。

肠道功能：细菌生长过度、假丝酵母菌（念珠菌）生长过度、肠道生态失调和肾上腺功能障碍可能需要6个月到2年的时间来稳定。

在此期间，防止受到进一步的甲状腺损害，甲状腺激素的补充、免疫调节，以及投出免疫系统的诱饵是可供选择的方案。

那么现在知道了所有这些信息，你可能会头晕目眩。你如何能利用所有这些信息来恢复身体？我建议你先把自己的健康时间表整理一下。这将帮助你识别自己的潜在诱因。

接下来，你可以写一份正在经历的所有事情的问题清单，或者使用日志、测试，以及 www.thyroidrootcause.org/guide 上的跟踪工具来追踪自己的进展。

这将帮助你确定哪些类型的检查和干预可能会有用。

治疗的方法分四个方面：饮食、补充剂、生活方式改变，以及药物（必要时）。

你是独一无二的

生物个性的意思是每个人在生物学上都是独特的，或者说得简单一点儿，每个人都是不同的。因此，一些对某人有效的策略可能会使另一人变得更糟。在你的治疗过程中，注意自己的进展，这是很重要的。

你如何知道一种改变是否是一种改善

记录、检查，并跟踪你的症状将帮助你确定你的康复旅程是否朝着正确的方向前进。

平衡措施

正如你可能注意到的，许多对肾上腺（黄芪、脱氢表雄酮、甘草）和甲状腺（硒、谷胱甘肽、藻类）有帮助的补充剂实际上可能加强了 Th-1 分支，并使得免疫失衡长期存在。

也许是因为免疫失衡耗尽了这些营养素，才导致甲状腺和肾上腺功能失调，而一旦这些营养素被清空，过度活跃的分支就会被消耗殆尽。通过支持甲状腺和肾上腺，我们最终也会在无意中支持过度活跃的免疫分支。

念珠菌和真菌感染会使免疫系统转而产生更多的 Th-2 细胞。而病毒和革兰阴性菌则会产生更多的 Th-1 细胞。如果存在慢性病毒感染或革兰阴性菌，那么摆脱念珠菌或寄生虫感染则可能会将免疫系统转移到 Th-1 上。

在试图恢复系统的一个部分时，要牢记这一平衡，不要使另一部分恶化。如果抗体恶化，或者出现新的症状暗示 Th-1 处于主导地位，有益的做法可能是开始使用一些 Th-2 刺激物质来帮助恢复平衡。

自身免疫暴发、不耐症或好转反应

消亡反应，也被称为雅 - 赫二氏反应或赫氏反应，是一种发生在细菌死亡时的反应，这时有害细菌释放毒素的速度要比身体清除的速度更快。

这种反应会随着饮食的变化而发生，如消除糖类、淀粉或纤维（有时被称为使致病菌挨饿）；以及增加含有有益细菌的发酵食品，因为有益细菌会通过竞争取代致病菌。消亡反应也可能在开始使用益生菌、消化酶和抗生素后发生。

消亡反应的症状可能包括嗜睡、难以集中注意力、渴望甜食、腹泻、皮疹、易怒、放屁、胀气、头痛、恶心、呕吐、自身免疫症状增加，以及充血。

这些症状通常在几天内就能消解，但有人反映在某些情况下会持续好几个星期。当症状因响应上述干预措施而发生时，通常与好转反应有关。坚持下去，或进行结肠清洁、皮肤清洗、排毒浴、服用新烟草碱和姜黄素可能有助于控制这些症状。

不耐症也和一些同样的症状有关，但在没有干预措施且对食物有反应时，这些症状才会发生。如果这些症状是在摄入了"不耐症"一章中提到的任何物质之后发生的，则应特别引起怀疑。

如果使用了错误的免疫平衡干预方式，或者当系统的一个部分恢复了平衡，而另一个部分没有恢复平衡，就可能导致自身免疫暴发。请参阅"补充剂"一章中的"纳兰霍因果尺度"，以了解如何确定可能引起了不良反应的干预。应该停止有嫌疑的干预。自体免疫性暴发可以用针刺疗法或平衡补充剂来治疗。

生活方式干预的挑战

对桥本氏病和自身免疫疾病的生活方式干预仍处于起步阶段。

这一研究尚未被传统的医疗体系或我们的社会所熟知和接受。

当你告诉你的医生，你将不再遵循标准美国饮食来克服你的自身免疫疾病时，你的朋友、家人，甚至你的医生都可能持怀疑态度。你也可能会被如此多的日常习惯改变和摒弃你喜欢的食物的想法所压倒。

我知道生活方式的改变是很有挑战性的。每天吃药当然要比节食、减轻压力和运动容易得多。不过，请考虑以下统计数字……

在美国，有5000万人患有自身免疫疾病。那可是20%的人口啊！

每个系统对于其所获结果来说都是完美的设计。

因此，我们的社会、医疗系统和饮食都被完美地设计成能够产生5000万自身免疫疾病患者的系统。一切由你自己决定，你是否想和其他人一样，得到和他们相同的结果，或者尝试一种不同的方法来改善你的健康状况。

获得帮助

不幸的是，大多数受过传统训练的医疗专业人士认为，管控桥本氏病的工作就只需要 Synthroid® 和促甲状腺激素（TSH）。虽然这些专业人士可以让你走上正确的轨道（在与药物相关的方面），但他们在生活方式干预方面（如饮食和补充剂）可能对你并没有什么帮助。

尽管如此，你还是应该每季度去看一次医生，以便对你的甲状腺药物和功能进行监测。医生将帮助你确定你的甲状腺是否已经恢复到能够减少甲状腺药物的程度。

此外，我建议你与一位精通营养和功能医学的专业人士合作。

你应该考虑让以下一名或多名专业人员加入你的治疗团队：

- 按摩疗法医生，按摩疗法医生对人体生理有特别的了解，其中许多人接受了营养方面的先进教育；
- 自然疗法，自然疗法的重点是通过营养手段恢复身体的先天能力；
- 复合型或综合型药剂师，其中许多药剂师接受了高级营养训练，特别是在激素平衡和营养治疗方面；
- 针灸医生，针刺疗法是一门古老的治疗艺术，可以帮助你平衡免疫系统；
- 营养师 / 减肥教练，整体营养专家可以帮你设计出适合你需要的治疗性饮食。

如果你在你的领域找不到医生，我也会为有限的客户提供电话咨询。

桥本氏病治疗摘要

我战胜桥本氏病的方法很简单。

第一，移除可能刺激甲状腺并使其发出压力信号的东西。

碘、氟化物和毒素会因氧化损伤而导致甲状腺发炎，从而使得甲状腺发出应激反应，而这种反应会被免疫系统所接收。

麸质和食物不耐症会加重肠道通透性，使免疫系统无法识别我们自己的细胞。消化不良的食物会给有害细菌提供食物，使它们变得更强。

压力会通过对肾上腺施加的影响削弱甲状腺功能，并促使阴性细菌增殖。

第二，我们通过肠漏饮食法、肉汤和谷氨酰胺来修复肠道通透性。我们可以将核蛋白质（Protomorphogen）用作甲状腺和肾上腺的诱饵以及重建器官的帮手。

第三，我们弥补身体的缺口，从而帮助身体强壮起来并进入到健康的循环中。这一步也包括甲状腺激素！

第四，我们接受微生物再接种，给身体提供足够的有益细菌来取代病原菌。服用益生菌和生乳发酵食品。

第五，我们重新平衡肾上腺、免疫系统和我们的排毒能力。肾上腺素对适应原有着很好的反应。

我们可以用新烟草碱和姜黄素补充剂来平衡免疫系统。绿叶蔬菜汁、果昔和蔬菜可以使身体变得偏碱性，从而优化碱性磷酸酶的功能，使其更有效地从致病菌中排出内毒素。

完整的桥本氏病治疗方法可以通过"5R疗法"（Five R's of Healing）来总结，我在这个"功能医学从业协会"所使用的方案的基础上专门为桥本氏病患者量身定做了一个版本。

治疗桥本氏病的5R疗法

移除（Remove）

- 碘
- 炎症
- 氟化物
- 毒素
- 难以消化的食物
- 食物不耐症
- 压力

修复（Repair）

- 治疗性饮食
- 核蛋白质
- 肉汤
- 谷氨酰胺

弥补（Replace）

- 维生素 B_{12}
- 锌
- 硒
- 铁蛋白
- 其他维生素和矿物质缺口
- 甲状腺激素
- 消化酶

接种（Reinoculate）

- 益生菌
- 发酵食品

平衡（Rebalance）

- 肾上腺适应原
- 新烟草碱 / 姜黄素 / ω-3
- 绿叶汁、果昔、蔬菜

"夫为医者，当须先洞晓病源，知其所犯，以食治之，食疗不愈，然后命药。"

——孙思邈

第17章

桥本氏病患者的饮食

治疗桥本氏病的正确饮食是什么

这个问题非常复杂，不幸的是，营养是唯一一门可以有多个既对又错的答案的科学。换句话说，剥猫皮的方法不止一种，一个人的药可能是另一个人的毒。

如我们所知，甲状腺自身免疫问题的三个因素是：①基因，②诱因，③肠道通透性。虽然我们不能改变基因，但可以通过移除诱因和纠正肠道通透性来改变基因的表达。对一些人来说，这可能就像移除过量的碘，以及去除麸质（肠通透性增加的主要原因）一样容易。

对另一些人来说，这可能需要大量的生活方式改变，包括旨在消除寄生虫、真菌、细菌和病毒感染、环境诱因的饮食和干预措施，并且消除有害食物、平衡血糖，同时添加治疗食物并减轻压力。

我们都是不同的，虽然可能有相同的状况，但我们每个人可能都需要不同的干预措施才能痊愈。

据称，多种饮食可以扭转桥本氏病和（或）其他自身免疫疾病，这些饮食法包括无麸质饮食、无碘饮食、法因戈尔德饮食、特定碳水化合物饮食、GAPS饮食、原始人饮食、自身免疫原始饮食、无大豆饮食、无乳制品饮食、低FODMAP（低聚糖、二类汤、单醣）饮食、身体生态学饮食，以及要素饮食。

这些不同饮食背后的连接线索是，它们都移除了各种反应食物。这些饮食法中的大多数包含了动物蛋白质，比标准美国饮食更富含营养，并且去除了加工食品。许多饮食法推荐了治疗性食物，如发酵食品或明胶。

虽然素食和纯素食据称对自身免疫疾病和慢性疾病都有极大的帮助，但我还没有发现有报告说人们通过素食可以恢复桥本氏病损耗的营养。即使是那些有营养意识的忠实的素食主义者，仍然在和体温过低、甲状腺功能减退和桥本氏病斗争。

另外，许多以前的素食主义者已经反映在转变到原始人饮食后桥本氏病的症状出现了改善。基于这一点，我认为动物蛋白质应该在重建桥本氏病患者的健康上发挥了重要作用。

虽然肉和脂肪对治疗很重要，但只吃这些东西会在体内产生酸性环境，甚至阻碍治疗，因此，这种饮食应该与营养丰富的蔬菜相平衡（推荐比例可能是20%肉加80%菜）。

另外，纯素和生素饮食对清洁和排毒也非常有帮助，特别是对那些有持续性蛋白质消化问题的人来说。你可以在几天到几周的时间内遵循纯素食，这种饮食可以帮助身体排毒。这个时期应该同时摄入维生素B_{12}和铁或铁蛋白补充剂，从而防止出现缺乏症。

另一种方法可能是遵循"半素食"或"早素食"的方法，即早餐和午餐主要吃纯素食（坚果、种子、蔬菜），而晚餐则吃以肉类为主的食物。

这里面哪个适合你

虽然很难预测谁会适合哪种方法，通常是那些过去有肠胃问题（肠易激综合征、胃食管反流病、胃痛、食物不耐症）、抗生素问题、使用口服避孕药，而且遵循高碳水化合物饮食的人需要更多的时间和生活方式改变来治疗。

体重不足/体重正常、出现症状时年龄较轻（小于30岁）等变量也可能意味着必须采取更全面和更复杂的办法。

是完美的饮食吗

肠道通透性可能是由小肠细菌过度生长、生物机能失调、念珠菌、寄生虫或对食物的反应引起的，或在许多情况下，由于上述所有因素的恶性循环所引起。

在设计克服桥本氏病的饮食时，应考虑许多个体因素，如个人的食物反应、肠道菌群的组成、血糖异常的出现、营养损耗、感染，以及人们从食物中消化和吸收营养的能力。

与受过甲状腺/自身免疫饮食训练的营养师或教练合作，可能会有助于发展个性化康复饮食。

治疗饮食方案的原则如下：

（1）饮食方案应考虑每个人的个体差异；

（2）饮食方案应排除诱因食物；

（3）饮食方案中应加入治疗性食物；

（4）饮食方案应该补充营养。

下面的饮食可以用来治疗，但不一定要无限期地遵循。对一些人来说，水果和纤维这样的健康饮食成分可能需要暂时加以限制，才能恢复健康。

为个体定制饮食方法的注意事项

FODMAP和原始人饮食法的局限在于，它们没有考虑到每个人的个体差异。有些人可能很适应乳制品，而有些人则可能对此反应强烈。因此，为了克服自身免疫性甲状腺疾病，我们应该利用这些方法来开发一种个性化的饮食法。

SCD、GAPS和身体生态学饮食是专注于治疗和封闭肠道黏膜的方案：首先去除有害物质，然后添加营养性食品和益生菌，从而让我们的消化能力迎头赶上。

这些过程会从一个引入阶段开始。你可以把引入阶段看成是"婴儿食品阶段"，因为这些类型的"引入"饮食也可以被喂给婴儿（他们的肠道通透性更严重）。

这些饮食法以非常易于消化的肉汤、汤和肉羹开始。接下来是完全煮熟的肉和蔬菜、熟水果、果汁，最后是生水果和蔬菜，每隔4天左右引入一种新食品。为了使病原菌挨饿，GAPS饮食以"低残留饮食"开始，只有很少难以消化的纤维。

即使在遵循饮食法和使用益生菌的情况下，细菌菌群的变化也是非常缓慢的，有益细菌可能需要两年的时间才能取代致病细菌。

在最后一个症状出现之后，GAPS 和 SCD 饮食需要持续一年时间才能引入新的食物。

我们也需要考虑消化和吸收食物营养的能力。有些人可能需要摄入消化酶。

在严重的病例中，菌群可能会受到非常严重的影响，以至于这些饮食法（FODMAP、低残留、GAPS 法、要素饮食）中的纤维也需要在短时间内停止，因为纤维是致病菌群的食物。

小肠细菌过度生长（SIBO）可能是自身免疫反应转移的原因，也是导致桥本氏病和食物不耐症的原因之一。

GAPS 饮食、SCD 饮食、要素饮食、FODMAP 饮食、身体生态学饮食，以及新近流行的原始人饮食都是战胜小肠细菌过度生长的例子，其方法是让病原体"挨饿"并重新引入有益细菌。纤维和水果都可能导致小肠细菌过度生长，因此也需要加以限制。

肠漏症很可能导致了针对多种食物的 IgG/IgA 不耐症。这时可能需要引入"婴儿食品"饮食（结合治疗性食品和补充剂），从而防止对肠道的进一步刺激。在这种情况下，患者需要开始吃那些最易消化的食物，然后再吃那些较难消化的食物。同时，我还建议补充维生素和矿物质，因为身体很有可能没能好好吸收这些物质（排除/引入饮食）。

在果汁排毒、要素饮食或其他类型的净化方案中，那些蛋白质吸收不良/胃酸低的人可能会得益于远离蛋白质的短暂休息（动物蛋白质是最难消化的）。你也应该在食用任何蛋白质的同时服用消化酶。

以下是最有效的饮食方法的概述，从对生活方式改变最大的饮食，到几乎不需要改变生活方式的饮食。

要素饮食法

要素饮食是一种不含纤维等不易消化物质的液体饮食，它包含了大部分必要的营养素，因为这些营养素几乎或根本不需要消化，所以人体可以完全吸收。

要素饮食是一种低残留的饮食，由游离氨基酸和液体形态的脂肪组成，使用氨基酸、葡萄糖、脂肪和维生素/矿物质补充剂代替食物。

传统上，要素饮食被用于严重营养不良、肠道炎症和腹泻。

要素饮食会让胰液和胃液的分泌减少，使胃和胰脏不再活动并得到休息，从而使得身体恢复、炎症减少。由于这种饮食中几乎没有残留物质，所以胃肠道运动会变得更加缓慢，从而使患者加速康复。

另外，游离态的氨基酸会使人体自身的蛋白质得以保留，帮助身体的其他部分更快地康复。

作为甲状腺治疗饮食的开启者，要素饮食可能是非常有益的。这种饮食会在一到两个星期内引起细菌菌群的转变。这种饮食不需要我们自己消化而且残留极低，不提供任何食物给致病细菌，让它们挨饿！

临床试验表明，这种饮食让肠易激综合征患者在两周内有效地降低了小肠细菌的过度生长，从而极大地改善了症状。

这种饮食的限制在于，氨基酸是很昂贵的，而且在没有经过适当处理的情况下，味道令人作呕。人们在喝这种溶液后会感到恶心，而且当人们在服用后很快躺下时，可能会出现误吸的情况。

该配方是可以买到的（Vivanox®），但其中含有大量桥本氏病患者可能无法接受的人造成分，以及可能引起高血糖并对肾上腺功能有害的大量碳水化合物。另外，许多要素配方还加入了碘。

　　一些要素饮食的批评者也注意到，症状有时会在几个月到几年后重新出现。我认为这可能是因为人们过早回归到了自己的垃圾食品饮食上。相反，如果在要素饮食后进行的是一种无谷物的FODMAP饮食、SCD饮食，或类似的饮食，则病情可能会得到永久的缓解。

　　在www.thyroidrootcause.org/guide可以找到一种自制的要素饮食。因为这需要购买非常昂贵的氨基酸，所以这种饮食方法可能会相当费钱。

单糖饮食法

　　通过在很长一段时间内排除双糖和多糖碳水化合物，单糖饮食对治疗消化问题有着完善的跟踪记录。

　　碳水化合物就是糖分子，以结合在一起的糖的分子数来分类。单糖由一个单独的糖分子组成，容易被小肠吸收并为身体提供营养。两个糖分子结合在一起构成双糖，而多个糖分子结合在一起则构成多糖。

　　多糖和双糖太大，小肠吸收不了，需要分解成单糖，才能被身体吸收。

碳水化合物类型

单糖：单个糖分子

- 葡萄糖

- 果糖

- 半乳糖

- 在水果、蔬菜、蜂蜜中出现

- 不需要刷状缘酶的进一步分解就能被吸收

双糖：两个糖分子结合在一起

- 乳糖
- 蔗糖
- 麦芽糖
- 异麦芽糖
- 在乳制品（乳糖）和白砂糖（蔗糖）中出现，从多糖（麦芽糖和异麦芽糖）中分离出来
- 需要刷状缘酶分解才能吸收

多糖：多个糖分子结合在一起

- 直链淀粉
- 支链淀粉
- 在马铃薯、大米、小麦和玉米中出现
- 需要刷状缘酶分解才能吸收

特定碳水化合物饮食法

最古老和最广为人知的单糖饮食是特定碳水化合物饮食法（SCD）。这种饮食法最初由一位名叫西德尼·哈斯（Sydney Haas）的医生在20世纪20年代设计。这种饮食曾经被用来治疗乳糜泻，但在确认麸质为诱因后，它就失去了人们的青睐。这种饮食在伊莱恩·戈特沙尔（Elaine Gottschall）出版了《打破恶性循环》（*Breaking the Vicious Cycle*）一书后重新出现，戈特沙尔是一位生物化学家，也是一位受益于这种饮食法的母亲。

戈特沙尔提出了一种"特定碳水化合物饮食"，这种饮食去除了淀粉类碳水化合物，例如豆类、土豆和大多数谷物中的碳水化合物。

有消化困难的人的肠道菌群受到了损伤。这种饮食的理论是，在正常情况下，蔗糖和其他多糖分子会被刷状缘酶分解成单糖、葡萄糖和果糖，但当菌群受损时，这种情况不会发生。相反，肠绒毛由于受到了很大损伤，多糖分子不会被分解。由于人体只能吸收单糖，分子无法被吸收，转而成为病原菌群的食物，导致放屁、毒素以及更多的病原菌，从而产生"恶性循环"，正如上述书名中所说。

SCD饮食会排除多糖/双糖（淀粉）约一年时间，并推荐食用自制无乳糖酸奶。遵循这种饮食至少一年后，肠绒毛会再生，而患者的消化功能会得到恢复，并最终能够接受这种饮食所禁止的食物。

SCD饮食开始于一种引入饮食，从容易消化的食物开始，随着时间的推移，食物会变得更难消化。

SCD规定食物：肉类、坚果、大多数蔬菜、发酵食品、种子、鸡蛋、浸泡过的豆子、大多数水果。

SCD违禁食物：糖、淀粉、玉米淀粉、发酵粉、巧克力、果胶、土豆、枫糖浆、糖浆、大米、小麦和其他所有谷物（玉米等）。

你可以在www.breakingtheviciouscycle.info网站上查阅SCD规定/违禁食物的完整清单。

这种SCD饮食对大多数患有肠易激综合征、克罗恩病、乳糜泻以及其他消化系统疾病的人有效。另外，已经有人在用这种饮食的改良版来治疗行为紊乱和自身免疫疾病，这种新的饮食法被称为GAPS饮食。

GAPS饮食法

娜塔莎·坎贝尔-麦克布莱德博士提出的肠道和心理综合征

（GAPS）饮食法是由特定碳水化合物饮食法演变而来的。为了帮助自己的儿子，坎贝尔-麦克布莱德博士改进了SCD饮食法。

GAPS饮食从治疗阶段开始，重点是"治疗和封闭"肠道内壁，方法是消除所有刺激性食物并为细胞修复提供原材料，包括氨基酸、矿物质、脂肪和脂溶性维生素。发酵食品和益生菌也要从低剂量开始，并在饮食过程中逐渐增加。

治疗阶段的饮食包括自制的肉汤、清汤、动物脂肪、煮熟的肉类和蔬菜羹（西葫芦、胡萝卜、南瓜），而难以消化的食物，如谷物、乳制品、纤维、豆类、生水果和蔬菜、坚果，则会被移除。

治疗阶段会一直持续，直到所有胃肠症状都得到解决。因为个体情况可能各不相同，坎贝尔-麦克布莱德博士没有提供有关此阶段持续时间的具体指导，但是把肠道的康复时间定为2～6周可能比较合适。

在这一治疗阶段之后进入引入阶段，从最容易消化的食物开始逐渐添加食物。据坎贝尔-麦克布莱德博士反映，每个人的治疗时间可能会有所不同，有些人需要在引入阶段停留长达7个月，直到他们能够接受完整GAPS饮食中的所有食物。完整的GAPS饮食非常类似于原始人饮食和SCD饮食，要持续一到两年后再引入其他食物。

据坎贝尔-麦克布莱德博士反映，忽略治疗阶段以及过早地引入其他食物，可能会导致治疗困难和持续性的食物反应。

治疗阶段：

• 炖菜、羹汤、发酵食品、骨头汤、明胶

• 肉类，所有有机的熟肉（首选）

• 蔬菜，只能是低纤维、烂熟的

引入饮食：

逐步引入食物，从最容易消化的开始。

1. 质地柔软的煮熟的蔬菜和肉

2. 柔软的蔬菜/水果，如鳄梨、香蕉

3. 煮得很软的蛋

4. 坚果面包

5. 坚果黄油，浸泡坚果

6. 生水果、蔬菜

原始人饮食法

全面的 SCD 饮食和 GAPS 饮食与流行的原始人饮食非常相似，后者越来越受到美国主流文化的关注。由全食物和低碳水化合物构成的原始人饮食法背后的理论是，人类的消化系统还没有机会适应农业，更别说加工食品。

原始人饮食包括坚果、种子、肉类、鸡蛋、蔬菜和水果，我们认为旧石器时代的狩猎采集者部落所食用的正是这些食物。饮食不包括任何加工食品和谷物。鸡蛋、乳制品和甘薯在原始人饮食范畴里是有争议的。

进食食物：肉、蛋、坚果、种子、蔬菜、水果。

你可以在"原始人饮食"中找到许多美味的食谱，甚至在好市多超市也能找到原始人烹饪书！然而就像 GAPS 饮食或 SCD 饮食一样，许多健康的原始人食物对于大多数人来说需要逐渐引入，而不能直接遵循完整的原始人饮食。原始人饮食营养丰富、富含膳食纤维，但对于很多桥本氏病患者来说很难消化。

因此，有些人称原始人饮食为 SCD 的"老大哥"。

自身免疫肠修复饮食法

《为什么我的实验室结果正常却还有甲状腺疾病症状？》一书的作者卡拉奇安博士推荐了一种类似于SCD或GAPS的用来治疗桥本氏病的饮食。

在他的网站http://thyroidbook.com/blog/autoimmune-gutrepair-diet/上，他推荐了一种自体免疫肠道修复饮食法，在遵循该饮食1～60天后再引入其他食物。这种饮食包括以下指导方针：

进食食物

- 大多数有机蔬菜
- 发酵食品
- 大多数有机肉类
- 低糖有机水果
- 椰子
- 面条：棕色魔芋红薯粉
- 香草和香料

避免食用的食物

- 麸质
- 乳制品
- 蛋
- 大豆
- 真菌（蘑菇）
- 酒精
- 豆类和豆科植物

- 茄属植物
- 糖（包括蜂蜜和龙舌兰）
- 罐装食品、加工食品、咖啡
- 高血糖指数食物
- 谷物（包括荞麦和大米）
- 坚果和种子

攻击病原体饮食法

FODMAP

FODMAP 是一种饮食干预，它对肠易激综合征（IBS）的潜在疗效引起了营养学家和主流医学界的关注。FODMAP 是可发酵糖（Fermentable）、寡糖（Oligo-）、二糖（Di-）、单糖（Mono-saccharides）和多元醇（Polyols）的缩写，用来描述可以被肠道细菌所发酵的碳水化合物的种类。

肠易激综合征与微生物群落的改变和吸收不良有关，而 FODMAP 只会导致患者出现对其吸收不良的症状。并不是所有 FODMAP 都能成为所有患者症状的诱因。只有那些吸收不良的糖才有可能发挥作用。

在洋葱、豆类和大蒜中发现的 FODMAP 经常会引发吸收不良的情况，从而导致人们（即使是健康的人）放屁。然而，带有致病菌的人会因为由此产生的有毒副产品而出现额外的症状。

减少 FODMAP 的摄入是一种好方法，遵循这种饮食的人中有 75% 肠易激症状得到了改善。

肠易激综合征与异常的肠道菌群有关，而我们吃的食物会导致菌群的繁殖。FODMAP 通过避免食用病原体会发酵的食物来饿死病原菌群。我们也可以用抗生素和要素饮食来消除致病性菌群。

　　FODMAP饮食法不同于SCD，它包含土豆、无麸质谷物和糖。FODMAP排除了一些含有过量果糖和多元醇的水果、果汁、蜂蜜、一些蔬菜（鳄梨、茄子、洋葱等，因为它们含有果糖），以及蘑菇。关于这种方法的更多信息可以在http://www.ibsgroup.org/brochures/fodmapintolerances.pdf中找到。

表17-1　FODMAP排除的饮食

果糖	乳糖	果聚糖	半乳聚糖	多元醇
苹果	奶	洋蓟	豆类	苹果
杧果	冰激凌	芦笋	鹰嘴豆	杏子
梨	酸奶	甜菜根	芸豆	鳄梨
果汁中的水果	奶酪	花椰菜	扁豆	黑莓
西瓜		球芽甘蓝	大豆	樱桃
果糖		卷心菜		蜜桃
果葡萄浆（HFCS）		茄子		梨
干果		茴香		梅子
果汁		大蒜		李子
蜂蜜		韭菜		西瓜
玉米糖浆		秋葵		花椰菜
		洋葱		青椒
		小麦		蘑菇
		面包		玉米
		饼干		山梨醇
		意大利面		甘露醇
		菊苣		木糖醇
		菊粉		

FODMAP饮食允许吃一些水果，但不建议吃太多。香蕉、蓝莓、野莓、蔓越莓、葡萄、葡萄柚、蜜瓜、猕猴桃、柠檬、酸橙、橙、覆盆子、草莓均可。

FODMAP中的蔬菜包括胡萝卜、芹菜、菊苣、姜、绿豆、生菜、橄榄、防风草、土豆、南瓜红椒、菠菜、番薯、番茄、芜菁、西葫芦，以及大多数草药。

你也可以食用不含麸质的谷类食品和谷物，如大米、燕麦、玉米粥、藜麦、洋车前子、高粱、木薯和竹芋。乳制品大多是不可食用的，除非无乳糖。糖和枫糖等甜味剂是可以吃的，但不能大量食用。

念珠菌（假丝酵母菌）饮食法

念珠菌饮食是一种无麸质、无乳制品、无糖，并且低果糖的饮食，旨在克服白色念珠菌这种机会性真菌的过度生长。这种真菌很可能存在于桥本氏病患者的体内。

虽然在现代医学看来，全身性念珠菌感染存在争议，但有一些证据表明：念珠菌这种机会性真菌可能会在一些人的肠道中泛滥，特别是那些免疫受损的人。

身体生态学饮食法

身体生态学饮食是一种特殊的抗念珠菌饮食，对桥本氏病患者可能有特别的帮助。

GAPS和SCD饮食不含谷物且包括大量的坚果、水果和果汁，但身体生态学饮食却包含一些充分浸湿且易于消化的谷物，并通过限制水果和坚果使致病性酵母和细菌挨饿。另外，为了使碱性磷酸酶更好地为革兰阴性菌解毒，身体生态学饮食关注的是能够创造碱性环境的食物。

果糖的问题

根据加利福尼亚大学旧金山分校的研究人员在2012年2月1日的《自然》（*Nature*）杂志上发表的名为"糖的毒性真相"的文章所说，糖应该被看成是一种像酒精和烟草一样的管制物质。

作者更进一步建议对含糖食品征税，并限制对17岁以下儿童的销售。为了减少糖的供应，作者呼吁采取所有这些预防措施，并鼓励选择其他健康食品。

作者鲁斯特（Lusting）、施密特（Schmidt）和布林德（Brinds）说，糖不仅仅是一些人口中的"空热量"，糖过量还是我们社会中许多疾病的成因。在过去的50年里，糖的摄入量增加了2倍，这也是导致肥胖、新陈代谢改变和高血压等疾病全球大流行的原因。糖会通过糖尿病、心脏病、心肌梗死、高血压、血脂异常、肥胖和癌症导致死亡率上升；还会引起炎症，并损耗营养。

研究表明，糖可以激活大脑中的奖赏路径，就像酒精、吗啡或海洛因一样。我个人可以证明，在我突然完全停止糖的摄入之后，我在两周左右的时间内出现了头痛、易怒和嗜睡的戒断症状。

根据美国心脏协会的数据，美国成年人平均每天消耗22茶匙的糖，而青少年平均每天消耗34茶匙的糖。根据美国农业部的数据，每个美国人平均每年要消耗70千克的糖。

虽然糖也存在于天然食品中，如水果和谷物，但美国所消费的大部分糖来自加工食品。

糖的代谢

加利福尼亚大学戴维斯分校的营养研究员兼项目负责人彼得·哈弗尔（Peter J. Havel）博士所做的研究表明，身体会以不同的方式代谢果糖和葡萄糖。

白砂糖，或蔗糖，是一种双糖，含有50%的葡萄糖和50%的果糖。高果糖玉米糖浆也是一种双糖，它被用于从软饮料到麦片的各种食品中。它含有55%的果糖和45%的葡萄糖。

葡萄糖是一种单糖，是光合作用的产物，也是人体所有细胞的主要能量来源。只有20%的葡萄糖在肝脏中代谢，80%则被其他器官使用。多余的葡萄糖会被转化为糖原，储存在肝脏或肌肉中，在身体需要能量时再转回葡萄糖。

当血糖水平升高时，胰腺会释放胰岛素，并帮助葡萄糖以能量形式进入每个细胞。

果　糖

果糖是另一种单糖，其天然来源是水果、蔬菜、甘蔗和蜂蜜。它可以以游离果糖的形式存在于食物中，也可以与葡萄糖结合为蔗糖。果糖100%在肝脏中代谢。

根据鲁斯特博士的说法，果糖是一种"慢性剂量依赖型肝脏毒素"，与葡萄糖相反，当我们吃了太多的果糖时，它会被储存为脂肪。研究人员称，过量食用果糖会导致类似于酒精性肝病的肝脏毒性。

在一项研究中，肥胖男性和女性通过饮用把葡萄糖或果糖作为甜味剂的饮料来补充其25%的热量，试验进行时间为10周。两组受试者在试验中都增加了体重，但脂肪的分布情况不同。那些果糖组的人在腹部增加了脂肪，而葡萄糖组在皮下增加了脂肪。

腹部脂肪与心脏病和糖尿病的高风险有关。此外，与葡萄糖组相比，果糖组的胆固醇和"坏胆固醇"低密度脂蛋白（LDL）较高，而且胰岛素抵抗出现得更多。

许多桥本氏病患者通过限制果糖并实行低碳水化合物或无碳水化合物饮食得到了很大的益处。过量的果糖会对肝脏产生压力并且喂养致病菌和酵母菌，还会提升血糖水平。

由于水果一般不受SCD和GAPS饮食的限制，我在开始这种饮食后继续吃大量的水果，并随着我的康复进程而达到了一个平稳时期。尽管我剔除了很多食物而且在执行SCD饮食时也超级严格，但在变形杆菌发酵果糖时，我基本上为它们提供了充足的食物。限制果糖对我来说是一个重大的突破，这样做帮助我战胜了血糖失衡、肠道生态失调，以及焦虑。

多少果糖算多

莫克拉医生（Dr. Mercola）是一位著名的自然主义医师，他建议大多数人每天果糖的摄入量限制在25毫克以内。对于那些有高健康风险或已经有健康问题的人来说，明智的做法是将果糖的摄入量降低到每天10 ~ 15毫克。

表17-2　你从饮食中获得的果糖有多少

食物	一份量	果糖（克）
酸橙	1颗中等大小	0
柠檬	1颗中等大小	0.6
蔓越莓	1杯	0.7

（续表）

食物	一份量	果糖（克）
百香果	1 颗中等大小	0.9
李子	1 颗中等大小	1.2
番石榴	2 颗中等大小	2.2
枣椰子	1 颗中等大小	2.6
哈密瓜	1/8 颗中等大小	2.8
覆盆子	1 杯	3.0
克莱门氏小柑橘	1 颗中等大小	3.4
猕猴桃	1 颗中等大小	3.4
黑莓	1 杯	3.5
阳桃	1 颗中等大小	3.6
樱桃（甜）	10	3.8
草莓	1 杯	3.8
樱桃（短枝）	1 杯	4.0
菠萝	1 片	4.0
蜂蜜	1 茶匙	4.0
葡萄柚	1/2 颗中等大小	4.3
博伊增莓	1 杯	4.6
橘子	1 颗中等大小	4.8
油桃	1 颗中等大小	5.4
桃子	1 颗中等大小	5.9
橙子	1 颗中等大小	6.1
木瓜	1/2 颗中等大小	6.3

（续表）

食物	一份量	果糖（克）
白兰瓜	1/8 颗中等大小	6.7
香蕉	1 颗中等大小	7.1
蓝莓	1 杯	7.4
甜枣	1 颗中等大小	7.7
苹果	1 颗中等大小	9.5
柿子	1 颗中等大小	10.6
西瓜	1/16 颗中等大小	11.3
梨	1 颗中等大小	11.8
葡萄干	1/4 杯	12.3
葡萄	1 杯	12.4
杧果	½ 颗中等大小	16.2
杏干	1 杯	16.4
无花果干	1 杯	23

改编自 Mercola.com。

天然甜味剂，如龙舌兰、蜂蜜等，也含有果糖，因此需要限制其摄入。莫克拉医生建议用葡萄糖或甜菊（以葡萄糖的形式出售）来替代。

因此，任何想要保持健康的人都不应该食用白砂糖，而且那些怀疑自己可能有细菌或念珠菌过度生长问题的人也需要在6～12周内限制果糖（来自水果和蜂蜜）、坚果和烘焙产品的摄入量，以求饿死病原体。

低残留纤维饮食法

低残留纤维饮食的重点是吃容易消化的食物，并且减慢肠道运输时间。这种饮食方法可用于憩室炎、克罗恩病、溃疡性结肠炎和肠炎。

低残留食物包括煮熟且松软的肉。大多数蔬菜需要煮熟，只有少数可以生食。

果汁是允许的，但不能有果肉。任何带有种子的蔬菜，如浆果或番茄，都应避免食用。爆米花也应该避免食用。

表 17-3 低残留纤维饮食：允许食用的食物

生蔬菜	煮熟/榨汁的蔬菜	水果	蛋白质	脂肪
生菜	黄南瓜	苹果酱	熟肉	黄油
黄瓜	菠菜	果汁（无果肉）	蛋	油
洋葱	南瓜	肉）	肉要软嫩，不要有嚼头	细腻的酱汁
西葫芦	茄子	熟香蕉		
	土豆	哈密瓜		
	绿豆	木瓜		
	扁豆	桃		
	芦笋	梅子		
	甜菜			
	胡萝卜			

基础的低残留纤维饮食也允许面包和乳制品（不推荐给桥本氏病患者）。熟食肉类，脆脆的坚果黄油、坚果、豆类、豆腐和豌豆是不允许的。辛辣的食物、浓烈的调味品和巧克力也不在食物之列。总纤维摄入量应限制在 10～15 克/天。

移除诱因饮食法

旨在消除诱因的饮食通常有助于扭转自身免疫状况，但只有在遵循了这种饮食方法的情况下才会如此。

据称，无奶、无大豆、无麸质、无蛋、无碘、无茄属植物，以及其他类似饮食习惯对治疗桥本氏病很有帮助。有些人在没有麸质的情况下会变得更好，有些人会通过去掉乳制品受益，而另一些人则需要移除各种各样的食物。

为了识别诱因食物，最好的做法是遵循排除饮食法，而不是盲目地开始其中一种饮食。

此外，对大多数人来说，这些饮食法可能只是一种缓解，而不是治疗，除非与修复肠道通透性的营养食品和益生菌结合使用。

需要把什么加入进来

当我们考虑饮食的时候，通常会考虑需要移除的东西。然而，治疗性饮食的另一个关键在于我们要补充的东西。一个人可能会在清除各种可疑食物的过程中陷入困境，并且同时缺乏有益的细菌和营养，而这将会阻碍甲状腺和肠道（免疫系统所在）的恢复。

相比于只关注该拿走什么的饮食计划，以恢复最佳状态为目的而考虑该放回什么的饮食计划更成功。

为了重建肠道黏膜，治疗桥本氏病的饮食需要包括骨头和肉汤、胶质、蛋白质、饱和脂肪和发酵食品。肉类、肝脏和蔬菜汁可以补充营养损耗。

发酵食品，如酸菜、椰子克非尔（发酵的椰子水），以及蔬菜应该是这种饮食的核心。

这种饮食应与足够的蔬菜相平衡，以提供一个治愈性的碱性环境。

如果你仅从本书中挑选一种干预措施来尝试，我建议你可以从将传统的发酵蔬菜纳入你的饮食中开始。发酵蔬菜是切入问题根源——肠道菌群失衡——的最好方法。

在我们有冰箱之前，传统的食物制备依靠发酵蔬菜来保持其可食用性。大多数传统文明在一年中的大部分时间里都在吃发酵过的蔬菜。这些蔬菜中充满了有益的乳酸菌，这些乳酸菌会以共生的方式与我们共同进化，从而保持我们的健康。莫克拉博士认为，一人份的发酵卷心菜可能包含多达1万亿个有益微生物组成的菌落（CFU），而通常情况下，每粒昂贵的高剂量益生菌胶囊只含有100亿个CFU。

发酵蔬菜的制备方法是将蔬菜切碎，撒上海盐，有时还要加入水或培养起子。然后将蔬菜放入罐子或其他容器中，密封起来，使空气在1~2个星期内不流通。蔬菜上通常存在的有益细菌会使蔬菜发酵，产生特有的酸味。发酵过程完成后，有益细菌就会开始消亡。冷藏会减慢发酵过程，因此发酵后的食物需要存放在冰箱中以保存有益细菌。

发酵蔬菜和杂货店里的德国酸菜不一样，德国酸菜含有醋，经过巴氏杀菌处理后不含任何有益微生物。桑德尔·卡茨（Sandor Katz）的《野生发酵》（*Wild Fermentation*）和唐娜·盖茨（Donna Gates）的《身体生态饮食法》（*The Body Ecology Diet*）都是很好的书，其中包含发酵蔬菜的食谱。

另外，你还可以从养殖户、健康食品店和合作社那里买到未经加工且具有活性的发酵蔬菜。我在"三十英亩农场"（Thirty Acre Farms）订购了富含有益微生物的发酵卷心菜。

发酵椰子肉和椰子水也是一个不错的选择。

我强烈推荐伊丽莎白·丽普斯基医生（Dr. Liz Lipski）《肠胃健康手册》（*Digestive Wellness*）一书，希望能为治疗性饮食提供更多的指导。

建　议

最全面的饮食方法如下所述：

（1）进行1~2周的要素饮食法，然后

（2）进行1~4周的低残留、低FODMAP、肠道治疗饮食（GAPS治疗/引入）

（3）然后是引入性饮食，每隔4天增加一种SCD/GAPS规定内的煮熟的食物，并观察症状

（4）改良后的完整原始人/SCD/GAPS饮食：1~2年

（5）引入低过敏性谷物

第一阶段（要素阶段）将主要是液体饮食，加上维生素、矿物质和益生菌补充剂。这种类型的饮食会让体重减轻，因此可能不适合那些体重不足的人。

第二阶段将引入汤，汤中含有低残渣蔬菜蓉、熟肉、果蔬汁（主要来自蔬菜）、胶质、发酵椰子水和益生菌。

第三阶段将开始引入更多的固体食物，并可能因为肉类而使用消化酶。

对于肠道治疗饮食法的总体建议

从最容易消化的非生食开始：汤、煮蔬菜、蔬菜蓉、肉。一旦可以接受这些，你可以添加一些生的蔬菜蓉进来。然后你可以加入

容易消化的食物，比如鳄梨。接下来，尝试吃去皮的生水果/蔬菜，最终发展为带皮生吃蔬菜。

所有的食物都应该是熟的，最好每隔几天就轮转一次。等到腹泻和胀气停止后，再进入下一阶段。我建议每周都提升一个级别，同时要理解有时进步可能会需要更多或更少的时间，这取决于个人需要。

虽然吃生食对大多数人来说是非常有益的，但对那些肠漏症患者来说可能需要避免吃完整的生食，直到肠道痊愈。烹饪蔬菜会使其更易消化，蔬菜蓉也是一样。

另外，虽然纤维被吹捧为一种健康食品，但纤维是很难消化的。人类不生产可以分解纤维的纤维素酶，我们依靠有益细菌来分解我们食物中的纤维。这对那些有肠道生态失调和/或小肠细菌过度生长的人来说可能是个问题，因为纤维可以被致病性或生长过剩的细菌发酵，从而产生副作用并造成免疫失衡。

过渡到正常饮食。

除了身体生态学、GAPS、原始人和SCD饮食，本节讨论的大多数饮食是治疗性饮食，并不能长期持续。一旦一个人保持了某种饮食3个月到2年时间，他就可以过渡到一种限制更少的饮食上。

从进化的角度来看，我非常相信以传统发酵食品为基础的饮食，比如韦斯顿普林斯基金会（Weston A. Price Foundation）所提倡的饮食和身体生态学饮食。单糖饮食也是有益的，如GAPS、原始人和SCD饮食只要与足够的蔬菜相平衡就好。我的曾祖母"卡西亚老祖母"生活在波兰的一个农场里，她一生中的大部分时间都在准备自己的食物，直到她在20世纪90年代末平静地去世，她一直充满活力又能干。对于食物我有一个好标准，如果你的曾祖母不吃它，你可能也不应该吃它。对于那些来自工业化国家的人来说，你甚至可能需要比你的曾祖母还要挑剔。

　　有关食谱和其他治疗资源，请在 www.thyroidrootcause.org/guide
下载指南手册。

【本章小结】

- 个性化的排除饮食应被用来确定个人的不耐症。
- 改良后的单糖饮食对治疗肠道有帮助。
- 要素饮食对抑制肠道细菌过度生长有一定帮助。
- 动物蛋白、骨头汤、脂肪和发酵食品是治疗所必需的。
- 发酵蔬菜是最重要的，重复一遍，发酵蔬菜是最重要的！

"想要改变，我们就必须厌倦'厌倦'本身。"

第18章

补充剂

除了饮食之外，补充剂也可能会对你的康复过程起到帮助，特别是当你消化系统严重受损乃至无法从食物中提取足够的营养时。一旦你的消化能力恢复，如果采取均衡的饮食方法，你可能就可以停止补充剂了。

"低开慢走"

补充剂应该从低剂量开始，一个一个来。维生素和草药当然不是没有风险，即使它们"源自自然"。（记住，砷也是一种天然物质！）

你最好从低剂量开始逐一添加补充剂，而不是一起加入6种全剂量的不同补充剂。例如，硒可以从200微克开始，观察几天看你能否接受它，然后再决定是否把它增加到400微克。一旦几天后你发现你可以接受400微克的剂量，那么就可以添加另外的补充剂了。

如此，在不良反应变得不可收拾之前你掌控局面的可能性就增加了，你也可以借此确定导致不良反应的物质，而不必因停止所有其他补充剂而延迟进度。

作为一位临床药剂师，我喜欢使用的一种叫纳兰霍因果尺度的工具。这一工具有助于确定某一特定物质是否引起了不良反应。请查看下文改良版的因果尺度。

表18-1　根据1981年的《纳兰霍因果尺度》修改的纳兰霍因果尺度

	是	否	不知道
以前有关于这种反应的报告吗？	+1	0	0
该事件是否发生在可疑物质被施用之后？	+2	−1	0
停止该物质或使用了逆向物质后，反应是否有所改善？	+1	0	0
当重新使用该物质时，反应是否重新出现了？	+2	−1	0
是否有其他可能导致这种反应的原因？	−1	+2	0
反应是在意外接触后发生的吗？	+1	−1	0
剂量增加时反应更严重，剂量减少时反应则不太严重？	+1	0	0
你以前对类似的干预有过类似的反应吗？	+1	0	0
是否有客观证据（实验室结果、血压）证实？	+1	0	0

说明：＞8＝确定，4～7＝很有可能，1～3＝可能，0＝不大可能

补充剂并非都是相同的！

　　维生素和补充剂公司在其制造过程和标签要求中不必遵守与药物相同的严格规定。这会导致一些补充剂不含有标签上所说的成分，或者剂量要么过高、要么过低。在某些情况下，补充剂甚至可能含有标签上没有列出的物质。此外，许多药房品牌使用的辅料会引起超敏反应，并妨碍服用者有效吸收补充剂。

　　缺乏监管的补充剂的毒性报告经常出现，而且市场上的很多品牌根本不值得你牺牲金钱或健康。

配方很重要

　　矿物质补充剂有多种配方。例如，对于锌来说，有氧化锌、柠檬酸锌、葡萄糖酸锌和吡啶甲酸锌。对于锌铬补充剂来说，吡啶甲酸锌是最有生物药效的配方。饭后和食物、维生素 C 一起服用也能增加锌的吸收。

　　铁蛋白的情况也是如此，应在饭后和维生素 C 一起服用。

　　我已经研究和尝试了各种品牌，以下是我推荐并亲自使用过的品牌。

　　乡村生活（Country Life）是一种无麸质、无乳制品、无大豆、无玉米、无酵母且无糖的品牌，在全食超市（Whole Foods）中销售。我服用这家制药厂的硒（硒甲硫胺酸 200～400 微克）、生物素（5000微克）和维生素 D_3（5000 国际单位）。

　　正分子产品（Ortho-Molecular Products）：一家专业品牌，主要产品皆具有低致敏性。这是唯一不含酒精的甘草滴剂品牌。我每天早上都用。

标准流程（Standard Process）：这是一家全食品营养公司，只销售给医疗保健专业人士。虽然它的产品不是经过认证的无麸质/乳制品产品（因其生产设施仍会通过小麦胚芽来获得其他产品），但我对交叉反应没有任何担忧并且使用了它们的肾上腺激素PMG（Drenatrophin PMG）和促甲状腺激素PMG（Thytrophin PMG）。大多数由标准流程生产的补充剂都来自全食品，在我看来，全食品具有最佳的生物药效。该公司仍在努力使产品彻底摆脱麸质、乳制品和大豆。

岩溪制药公司（Rock Creek）：新烟草碱含片，对应药品为Anatabloc®。即使这些补充剂可以在柜台上买到（非处方药），但它们的制造过程和临床研究却都是药品级的。我向那些可能对薄荷配方过敏的人推荐了无味的含片。该公司目前正在研发其他低过敏性产品。

倍宜健康胶囊（Pure Encapsulations）：我使用的大多数产品来自这家公司，因为它们所有的补充剂都不含杂质、过敏性低，并且不含麸质、乳制品或其他可能引起过敏或影响吸收的辅料。这家公司有非常严格的质量控制，每种产品都经过了全面的产品检验程序，并且有第三方实验室对标签、效力和纯度的验证。

倍宜健康胶囊只出售给保健专业人员，因此，患者通常必须通过自己的保健服务提供者购买产品。不过，该公司允许我建立了一个电子商店方便我的读者，我推荐和使用的产品可以在thyroidlifestyle.com上查看和购买。

我使用的含胃蛋白酶的甜菜碱、N-乙酰半胱氨酸、L-谷氨酰胺、维生素B$_{12}$、每日应激配方（肾上腺适应原）、吡啶甲酸锌，以及姜黄素和胡椒碱都来自该公司。倍宜健康胶囊也生产氨基酸、晚樱草油、消化酶、鳕鱼肝油等多种优质产品。如果出去吃饭，我在意外接触麸质和乳制品的情况下会使用它们的麸质与乳制品消化剂。（服务员经常会惊讶地发现面粉和面包中也有麸质，并因此向我道歉："这是你的无麸质餐，配上一大块面包！"）这种产品会尽量减少但无法消除我对麸质和乳制品的反应。

益生菌

作为一名药剂师，我总是建议人们在吃补充剂的时候要"低开慢走"。益生菌的情况尤其如此，因为益生菌中的有益细菌取代垂死的病原菌群时会使病原菌群产生内毒素，从而进一步造成炎症和自身免疫损伤并导致原菌群产生严重的消亡症状。由于桥本氏病患者的碱性磷酸酶含量通常较低，因此我们连病原菌正常生命周期中每天释放的内毒素都无法应付，更别说当细菌开始快速消亡时所释放出的大量物质了。

也就是说，保健食品店里的大多数益生菌剂的剂量都是维持水平，无法对肠道菌群产生影响并治愈肠道。超级昂贵的高效益生菌胶囊每粒可以有100亿CFU，而改变肠道菌群的最小治疗剂量则是600亿CFU。

对于成年人来说，我建议从100亿CFU的剂量开始，每隔几天增加一次，直到出现消亡反应。

我尝试过各种各样的益生菌，而其中有些只是在浪费钱。为了显著改变肠道菌群，我只推荐两家益生菌公司。

倍宜健康胶囊生产了100亿CFU（益生菌-5）和500亿CFU（益生菌50B）的高质量多株益生菌。这是一个不错的开始，但可能仍然不够；一切都取决于肠道生态失调的程度，600亿甚至可能连皮都没有擦到。

VSL#3是一种治疗性的多菌株药物级益生菌，来自希格玛托（multiple strain）制药，该药物的目的是改善菌群和溃疡性结肠炎以及肠易激综合征的疾病影响。VSL#3每剂含有4500亿CFU。一个人需要服用45粒健康食品店销售的品牌胶囊才等于一剂VSL#3！（60粒胶囊50美元，你每4天就得花150美元！）

有时我们甚至需要补充数万亿的CFU。这是有道理的，因为肠道是100万亿细菌、酵母菌和其他微生物的家园。对于一个正常运作的免疫系统来说，我们需要大约85%的有益菌来和15%的致病菌相平衡。

人类的肠道中有7%～50%的革兰阴性菌。目前还不清楚需要多少CFU的有益细菌才能取代1CFU的致病菌，所以虽然提供1万亿CFU的有益细菌看起来很多，但是与失调的肠道生态中可能存在的16万亿～50万亿致病菌相比，这个量可能仍显苍白无力。

益生菌补充剂似乎无法永久地停留在我们的肠道中，因此有人说它们是过渡性的，也就是说，这些益生菌不会在肠道中生长。例如，VSL#3菌株在肠道中的存活时间为3周，到那时就需要用额外的益生菌进行补充。

警告：许多益生菌在生产过程中可能使用了麸质、乳制品和大豆。

据称，每份生乳发酵蔬菜上的有益菌物种含有数万亿CFU，尽管严格说来发酵蔬菜不算是补充剂，但它们确实是克服生理障碍的超级明星，应该优先被纳入治疗计划。

如何从你的补充剂中获得最大疗效

作为一位药剂师和一名患者，我知道坚持一种药物/补充方案是非常困难的。相关研究发现，即使我们知道如何完美地治疗一种疾病

（医疗保健专业人士推荐了一种药品），但在许多情况下由于种种原因，该药物却对病人没有帮助，这主要归咎于患者没有得到足够的信息！

（1）病人从不去取药。

（2）病人得到错误的药品、错误的剂量或错误类型的治疗 / 补充剂。

（3）虽然患者得到了正确的药品，但使用不正确。

（4）患者得到了药品并知道如何使用，却经常忘记服用，只是偶尔使用。

有个老笑话，一个男人去看医生，说医生给他开的栓剂对他的便秘不起作用。医生疑惑地问："你是怎么用的？"病人回答说："我当然是吃下去了，不然还能怎么用？"

你可以在真正的好产品上花费几百美元，但如果没有正确地使用（或者根本不使用），你可能是在白花钱！

有些药物和补充剂无法与其他补充剂一起吸收，或者在有食物的时候无法吸收。而另一些补充剂则和食物或其他补充剂一起服用时吸收得更好。还有一些补充剂可能需要在一天中的不同时间使用，因为它们容易导致疲劳或精神紧张。

特别是甲状腺激素，有很多限制。这种激素需要在饭前30分钟空腹服用，并且至少要与铁、钙和镁间隔4个小时（因为这些物质会降低激素的吸收）。

在过渡时期，你可能要服用多种补充剂。要把所有这些都弄明白可能很困难。我知道可能只有我乐此不疲。我强烈建议你买一个药品规划盒。我最喜欢的是可堆叠式药盒，因为当我需要带着补充剂上班或在路上时，我可以将其扔进我的包或口袋里。将补充剂关联到你的已有习惯上（比如刷牙、泡茶）也会有所帮助。服药提醒可以通过制药公司提供的免费应用程序发送到你的智能手机上（见 www.mymedschedule.com）。

补充剂安排示例

早晨补充剂（最好是空腹）

浴室：放在牙刷旁边，在刷牙前先服用

☐ 甲状腺激素（最好等30分钟再吃饭）

☐ 硒200~400微克

☐ 维生素 E 400 国际单位

☐ 甘草滴剂

☐ 促甲状腺激素 PMG

☐ 肾上腺适应原

冰箱里，放在早餐食物旁边

☐ 益生菌

早餐（放在你的茶壶旁边）

☐ 含胃蛋白酶的甜菜碱（蛋白质餐后）

☐ 谷氨酰胺粉：茶中放5克（无味）

午餐补充剂（最好随餐服用）

在你的午餐袋中放些补充剂

☐ 多氯化锌25~50毫克

  □ 复合维生素 B

  □ N- 乙酰半胱氨酸（NAC）1.8 克

  □ 含胃蛋白酶的甜菜碱

  □ 铁蛋白（如果你的午餐在你早上吃药的 4 个小时之后）

  □ 鱼油

  □ 生物素 5000 微克

  □ 维生素 D_3 5000 国际单位

  注意：饭后吃。没有食物的话，NAC 会引起胃痛。

晚餐时间（最好随餐服用）

  □ 含胃蛋白酶的甜菜碱

  □ 铁蛋白（如果你的午餐在你早上吃药的 4 个小时以内）

  □ 如果你忘记了吃你的午餐补充剂，可以在晚餐的时候吃，但 B 族维生素可能具有刺激性。

睡觉时间（可能是镇静剂）

  □ 镁

表 18-2　补充剂使用指南

注：食品药品监督管理局尚未对这些建议进行评估。我们所讨论的产品并非用于诊断、治疗、治愈或预防任何疾病。

名　称	原　理	副作用	注　释
肾上腺适应原[每日压力配方 (Daily Stress Formula)]	有助于支持肾上腺功能		存在多种配方，对过敏成分进行交叉检查

（续表）

名　称	原　理	副作用	注　释
新烟草碱	烟草中发现的生物碱，有助于排毒、减少炎症	可能会影响肝功能测试。应予以监控，茄属植物过敏者慎用	每天吃三或四次
维生素B$_{12}$	使肠绒毛正常发育、帮助蛋白质消化，以及解决其他许多问题	亮黄色的尿	舌下含服维生素B$_{12}$可能有助于更好地吸收，尤其是胃肠道有问题时
含有胃蛋白酶的甜菜碱	有助于消化蛋白质	咽喉有灼热感，有溃疡时不要使用	与含有蛋白质的食物一起服用
铬	甲状腺功能所需的营养素	可能引起睡意	
姜黄素	减少炎症		尽量用可吸收的配方
维生素D 5000国际单位	减少炎症、自身免疫症状		理想情况下，你应该从太阳那里得到维生素D，但是补充剂可以作为一种助力。可做检查
维生素E 400国际单位	抗氧化剂，与硒协同作用，可以改善皮肤状况	可能产生血液稀释作用	
铁蛋白	解决缺铁、铁蛋白水平低、脱发的问题	可能导致便秘	与甲状腺药物至少相隔4个小时。餐后服用，维生素C和酸的产生有助于促进其吸收。*小心用药过量

（续表）

名　称	原　理	副作用	注　释
谷氨酰胺	帮助修复肠道黏膜	焦虑	
N-乙酰半胱氨酸	帮助修复肠道黏膜、抗氧化剂、肝功能，帮助消除致病细菌	空腹服用会引起胃痛	和食物一起吃
甘草	具有抗病毒特性，可帮助肾上腺疲劳患者延长皮质醇作用时间	可能身高血压。如果有高血压，则应避免服用	
镁	帮助恢复脱氢表雄酮水平	腹泻、嗜睡	会被氟化物消耗殆尽。大多数的人缺镁
ω-3或鱼肝油	可以减少炎症，改善皮肤状况	会导致血液稀薄效应	寻找不含汞的配方
益生菌或VSL #3（一种益生菌医疗食品）	乳酸菌缺乏症；乳酸菌可以巩固具有消化和吸收作用的酶，改善免疫功能，帮助平衡致病菌群	恶心、呕吐、消亡反应	益生菌水平可以通过大便检查来测量（CDSA、胃肠道效应）
蛋白质水解酶	减少可能成为抗原的循环免疫蛋白质复合物		两餐之间服用
鲍式酵母菌	增加免疫球蛋白，帮助清除体内的致病菌		与其他益生菌结合。可能需要使用比包装上说的更高的剂量

（续表）

名　称	原　理	副作用	注　释
硒200微克	抗氧化剂，减少甲状腺过氧化物酶抗体，帮助把T4转化为T3。不能从复合维生素或巴西坚果中有效吸收	检查结果会显示毒性过量，过量使用时会产生大蒜气味	一定要排除缺碘的可能。如果在明显缺碘的情况下服用硒，会导致甲状腺功能减退。和维生素E一起空腹服用
促甲状腺激素PMG	减少抗体，帮助恢复甲状腺功能		每日剂量不超过9片，开始服用后重新检查抗体
锌	T4到T3的转化所必需。治疗因吸收障碍（桥本氏病和乳糜泻）引起的缺乏症［表现为全血细胞计数（CBC）上的碱性磷酸酶偏低]	剂量＞30毫克/天可能导致铜缺乏	液体缺乏检查：在嘴里搅动。吡啶甲酸酯是最好的吸收形式。与维生素C和食物一起服用

"科学方法包括以下几个步骤……提问、做研究、建立假设、检验假设、分析数据并得出结论。"

第19章

检 查

实验室检查、跟踪症状、记录基础体温和日志将帮助确定你有哪方面的问题以及该如何解决。

检查可以帮你确定你的干预措施是否有效，也可以帮你确定一个行动方案。

甲状腺检查

检查促甲状腺激素、游离T3和游离T4将有助于确定你是否需要调整药物剂量。

每1~3个月检测一次甲状腺过氧化物酶抗体（TPOAb）可能有助于确定干预措施的进展情况。

食物不耐症检查

各种实验室都能提供食物不耐症检查。关于这些检查，我从不同从业者那里听到了不同的反馈。以我的经验看，最可靠的检查是美国Alletess医学实验室提供的96和184种食物不耐症检查。

肠功能检查

大便能告诉我们很多关于肠道的状况信息。其中最全面且最先进的检查被称为胃肠道效应测试（GI Effects Complete）。这种检查利用DNA分析来检测存在于肠道内的细菌。检查会显示有益细菌净量、寄生虫、炎症标志物、消化情况、吸收情况，以及植物制剂和药物过敏。

肾上腺检查

肾上腺检查是通过在一天的不同时间收集唾液来完成的，这种检查对于肾上腺疲劳阶段的识别可能会很有帮助。该检查也可以显示出分泌性免疫球蛋白A（IgA）的缺乏。

营养检查

通过基本血液检查（添加特定营养素检查，如铁蛋白、维生素B_{12}等），就可以完成营养损耗测试。毛发检查可能有助于检测营养物和潜在重金属。美国SpectraCell实验室提供了一种先进的矿物检查选择。

基因检测和营养萃取

一些桥本氏病患者可能有一种基因变异，该变异会导致其无法正常激活叶酸。这种变异存在于多达 55% 的欧洲人口中，而且似乎在甲状腺功能减退的人群中更为普遍。

该变异所涉及的基因是亚甲基四氢叶酸还原酶（MTHFR）基因，基因检测可以显示出受试者是否有这种基因变异。MTHFR 基因会为 MTHFR 酶编码，MTHFR 酶会将氨基酸同型半胱氨酸转化为蛋氨酸，而蛋氨酸正是蛋白质的基本构成要素。

MTHFR 酶活性低的个体可能会表现为同型半胱氨酸水平升高，这种情况与炎症和心脏病有关，而且可能导致排毒能力受损。

叶酸、维生素 B_6 和维生素 B_{12} 的营养缺乏与同型半胱氨酸升高有关。

具有 MTHFR 基因问题的个体往往缺乏叶酸，但实际上他们却很难处理无处不在的叶酸（存在于大多数廉价补充剂和加工食品中）。一些专业人士声称，这样的叶酸甚至可能会在身体内积聚，从而产生毒性。研究表明，叶酸补充剂会增加患癌症的风险……（抛弃加工食品和复合维生素的又一个理由！）

叶酸以激活形态存在于真正的食物中，如芦笋、菠菜和牛肝，但是我们用这种方式可能没法得到足够的叶酸。维生素 B_6 和维生素 B_{12} 主要存在于肉类中。

甜菜碱，又称三甲基甘氨酸，也有助于代谢同型半胱氨酸。甜菜碱存在于全谷物，如藜麦（有些人可能无法食用），以及甜菜和菠菜中。

具有 MTHFR 基因变异和高水平同型半胱氨酸的人可能会受益于具有活性的叶酸、维生素 B_6 和维生素 B_{12}，分别对应甲基叶酸（也称为 L-5-MTHFR 叶酸）、5- 磷酸吡哆醛（P5P）和甲钴胺。

倍宜健康胶囊生产一种名为同型半胱氨酸因子的补充剂，其中包含了上述所有成分，这种补充剂可能有助于降低同型半胱氨酸的水平。

检查一览

用**粗体**标注的检查是我大力推荐的。其中许多检查可以由你的主治医师或专科医生预约，并将包含在大多数保险计划中。可选的检查用一般字体列出，可能对一些人有帮助，但并非对所有人都有用。

甲状腺功能检查
☐ **促甲状腺激素（TSH）**
☐ **甲状腺过氧化物酶抗体（TPOAb）**
☐ **甲状腺球蛋白抗体（TgAb）**
☐ **游离T4**
☐ **游离T3**
☐ 反T3

营养损耗
☐ **碱性磷酸酶**
☐ 维生素B_{12}
☐ **有针对性的全血细胞计数（CBC）**
☐ **铁蛋白**
☐ **消化酶挑战**
☐ SpectraCell矿物检查

□ 矿物毛发分析

□ MTHFR 基因

□ 同型半胱氨酸

免疫功能

□ **维生素 D 水平**

□ Th-1/Th-2 比例

□ Th-1/ Th-2 刺激物挑战

感染

□ **对抗病毒、细菌、寄生虫的抗体**

□ **综合大便测试（包括耶尔森氏菌）**

肠道功能

□ 为小肠细菌过度生长做氢气呼吸试验

□ 乳果糖 - 甘露醇肠道通透性试验

□ 综合大便测试

肾上腺功能

□ **空腹血糖**

□ **肾上腺唾液分布**

□ **肾上腺抗体**

诱因

□ **我的时间表**

☐ **碘摄入量评估**
☐ 碘尿检

不耐症

☐ **排除饮食法**
☐ 免疫球蛋白A（IgA）食物不耐症筛查
☐ 免疫球蛋白G（IgG）过敏检查
☐ 抗原白细胞抗体测试（ALCAT）

毒素

☐ **肝功能检查**
☐ 评估
☐ 矿物毛发分析

为了规划你的治疗计划，你应与你的医生一起预约适当的实验室检查。

一定给自己留一份检查结果，这样你就有机会看到现在的情况，同时做你自己的研究。

患者自助预约的实验室检查公司

如果找不到能为你提供必要实验室检查的机构，一些公司会提供直接面向消费者做实验室检查。我使用了下列公司：

"我的生命实验室"（My Labs For Life）提供各种血液检查，包括碱性磷酸酶、甲状腺过氧化物酶抗体、乳糜泻、PCB接触、反T3、硒、CBC、MTHFR基因变异、食物过敏。病人预约自己的实验室检查后会被送到实验室公司的抽血点。该公司网址：www.mylabsforlife.
com。

"我的医学实验室"（My Med Lab）有一种检查组合，包括甲状腺、
胃肠道效应测试、唾液肾上腺检查。该公司网址：www.mymedlab.
com。

"ZRT实验室"（ZRT Labs）允许病人订购自己的实验室检查。
所有血液检查通过非侵入性唾液、尿液或血斑检查来进行。可选的
检查包括促甲状腺激素、游离T3、甲状腺过氧化物酶抗体和尿碘。
该公司网址：www.zrtlab.com。

这些公司不需要医生预约就能进行实验室检查。

附录：我的时间线

时间线开始：3岁，1986年4月29日，乌克兰切尔诺贝利灾难（住在乌克兰边境附近，接触到核辐射）。

1994年：月经开始，母亲担心我的甲状腺，因为我很瘦，甲状腺肿大，在波兰度假时她带我看了内分泌医生。检查表明，我的"甲状腺机能正常"（甲状腺指标正常）。

1996—2000年：高中时期，精力充沛（非常忙碌），每天只需要6～8小时的睡眠，白天从不打盹。在优等生名单上，参加课外活动，兼职工作，除了高一时得过支气管炎，很少生病。开始每天抽五根烟，还是很瘦，每隔几个月就服用"GNC增重剂"来帮助维持体重。

2000年：开始在伊利诺伊大学上学；使用抗生素治疗反复出现的链球菌喉炎。开始使用口服避孕药治疗严重的痛经。

2001年4—5月（？）：精力不足，喉咙痛，淋巴结肿大。大学诊所在期末考试前为我诊断为链球菌感染。每天睡16个小时以上，心情沮丧，决策困难，注意力不集中。后来被诊断为单核细胞增多症（EBV），此前我感觉颈部左侧淋巴结肿大，偶尔伴有刺痛感。从未从嗜睡感中完全恢复过来，每天需要10小时以上的睡眠，并且难以集中注意力。体重下降到41.5千克（那年也第一次注射了流感疫苗）。

2002—2003年：在前一天晚上吃了含有大豆的拉面后，醒来时会出现严重的暴发性腹泻和抽搐。这种模式重复了将近一年时间，几乎每天（至少一周三次）发生，通常是在吃饭之后。需要每时每刻都随身携带一个排便工具盒（盐酸诺哌丁胺、胃肠用铋、婴儿湿巾）。后来被诊断出患有肠易激综合征，随后我问药剂师我是否能吃雅培安素或早餐奶昔，她建议避免摄入"大豆卵磷脂"。远离含有大豆卵磷脂的产品后腹泻频率降低，但偶尔仍会发生（在每周一次到每月一次之间）。

2005年9月：用抗生素、抗真菌药物治疗感染。

2006年3月：从药学院毕业，订婚，搬出家乡。开始有严重的焦虑症状。很多变化让我感到压力过大。我决定停止喝红牛，情况有所好转。

2006年8月：搬到亚利桑那州的菲尼克斯，第一次独立生活，远离了所有我认识的人。我注意到我的头发很乱，很难梳。我把责任都推到了水上。

2006年：感觉疲惫却又快乐，为了确定疲惫的原因而做了体检。一切都是"正常的"。

2006年：因痤疮而接受抗生素治疗。

2007年：阅读《小肚肚减肥法》（*The Abs Diet*），并开始喝乳清蛋白奶昔，为婚礼做准备。

2008年1月：得了严重的感染，伴有咳嗽和胸痛，非处方咳嗽药没有帮助，被诊断为病毒性感染，医生给我开了含有可待因的盐酸异丙嗪作为处方。

2008年曾有反复的感染，用甲硝唑、克林霉素和盐酸多西环素治疗。

2008年3月：尽管感染问题解决了，无法控制的咳嗽仍在继续，眼睛时常流泪，颈部有瘀点，有时甚至会呕吐。半夜会因为窒息而醒来，跟人说话时会咳嗽，吃饭时也会咳嗽。尝试了所有的止咳药、抗组胺药等。回到诊所，被诊断出过敏症/后鼻滴注。我不觉得我有过敏症。因为母亲和姨妈在20多岁和30多岁时出现了哮喘，我被怀疑患有哮喘。除了其他药物外，还尝试了顺尔宁，但收效甚微。

2008年7月：为了治疗慢性咳嗽，我决定寻找更好的主治医师。医生给我做了胸部X光检查（结果为阴性）、过敏检查等。促甲状腺激素略有升高，为4.5（医生表示甲状腺正常）。医生将慢性咳嗽归咎于过敏症。他给我推荐了空气净化器。

2008年8月：因为过敏检查（对狗测试为阳性）结果而去看了过敏症专科医生。她怀疑是胃食管反流病，把我介绍给胃肠道专家并吃了钡餐。同时我也被诊断为过敏症。甲状腺抗体检查的结果为2000+。根据旧的参考范围，促甲状腺激素和游离T4是"正常的"。她告诉我有罹患桥本氏病的风险，但没有解释其中的相关性。

2008年9月：因为没有症状，我的胃肠道诊断为（咽喉）反流。尽管在2008年12月之前，除了慢性咳嗽外没有其他任何症状，我还是服用了抗过敏药物（顺尔宁）和治疗反流的药物（PPI）。咳嗽随着反流症状（打嗝、灼烧、胸痛）的出现而持续。

2009年1月：决定停止使用PPI和抗过敏药物。我自己开始服用法莫替丁，从饮食中去除了豆类、番茄汁、柠檬和橙子。症状改善了80%，但仍然偶尔会咳嗽。我使用胃能达来缓解偶尔的症状。感觉自己的呕吐反射太敏感了。

2009年3月：耳朵开始出现尖锐的刺痛感，而且在左耳插入棉签时会咳嗽（奇怪）；怀疑呕吐反射和咳嗽与扁桃体有关。我去看了耳鼻喉科专家，他想切除我的扁桃体，但无法解释耳部的疼痛。

2009年6月：前往波兰和德国。吃了美味的食物，但不幸的是每天都要食物中毒多次。出现了麻疹、嘴唇瘙痒、过敏和反流。

2009年7—8月：开始注意到脱发——每次洗澡时用手梳头发、洗头，甚至摸头发，都会有许多头发掉在浴缸里！（现在我的头发可能比过去少了60%~70%。）

2009年9月：和主治医师一起进行年度体检：促甲状腺激素水平7.95，（T4正常），诊断：桥本氏甲状腺炎，亚临床甲状腺功能减退，怀疑有二尖瓣脱垂和杂音。我被转移给了心脏病医生和内分泌学家。

时间线结束。

参考文献

前　言

1. Gärtner R, Gasnier BC, Dietrich JW, Krebs B, Angstwurm MW. Selenium supplementation in patients with autoimmune thyroiditis decreases thyroid peroxidase antibodies concentrations. J Clin Endocrinol Metab. 2002 Apr;87(4):1687-91.

2. Mcdermott M.T., Ridgway C.: Subclinical hypothyroidism is mild thyroid failure and should be treated. J Clin Endocrinol Met 86. (10): 4585-4590.2001.

3. Sategna-Guidetti C, Volta U, Ciacci C, Usai P, Carlino A, De Franceschi L, Camera A, Pelli A, Brossa C. Prevalence of thyroid disorders in untreated adult celiac disease patients and effect of gluten withdrawal: an Italian multicenter study. Am J Gastroenterol. 2001 Mar;96(3):751-7.

4. http://www.thyroid-info.com/topdrs/california2.htm accessed on 5/1/2013.

第1章

1. Davies, TF. Pathogenesis of Hashimoto's thyroiditis (chronic autoimmune thyroiditis) Ross, DS. Up To Date.

2. 2012 Clinical Practice Guidelines for Hypothyroidism in Adults: Available at http://aace.metapress.com/content/b67v7mk73g3233n2/fulltext.pdf.

3. Ahad F, Ganie SA. Iodine, Iodine metabolism and Iodine deficiency disorders revisited. Indian J Endocrinol Metab. 2010 Jan-Mar; 14(1): 13–17.

4. Müssig K, Künle A, Säuberlich AL, Weinert C, Ethofer T, Saur R, Klein R, Häring HU, Klingberg S, Gallwitz B, Leyhe T. Thyroid peroxidase antibody positivity is associated with symptomatic distress in patients with Hashimoto's thyroiditis. Brain Behav Immun. 2012 May;26(4):559-63. doi: 10.1016/j.bbi.2012.01.006. Epub 2012 Jan 21.

5. Neck Check Card. Accessed at healingdeva.com/NeckCheckCard.pdf on 2/22/13.

6. The Merck Manual of Medical Information - Second Home Edition, p. 948, edited by Mark H. Beers. Copyright © 2003 by Merck & Co., Inc., Whitehouse Station, NJ. Available at: http://www.merck.com/mmhe/sec13/ch163/ch163a.html Accessed March 29, 2013.

7. Carta MG, Loviselli A, Hardoy MC, Massa S, Cadeddu M, Sardu C, Carpiniello B, Dell'Osso L, Mariotti S. The link between thyroid autoimmunity (antithyroid peroxidase autoantibodies) with anxiety and mood disorders in the community: a field of interest for public health in the future. BMC Psychiatry. 2004 Aug 18;4:25.

8. Takasu N et al. Test for recovery from hypothyroidism during thyroxine therapy in Hashimoto's thyroiditis. Lancet, 1990 Nov 3 336: 1084-1086.

9. Cooper R, Lerer B. The use of thyroid hormones in the treatment of depression] Harefuah. 2010 Aug;149(8):529-34, 550, 549.

10. Barbesino G. Drugs affecting thyroid function Thyroid. 2010 Jul;20(7):763-70.

11. Gaynes BM, et. al. The STAR*D study: Treating depression in the real world. Cleveland Clinic Journal of Medicine. 75 (1), Jan 2008, 57-66.

12. Nanan R, Wall JR. Remission of Hashimoto's Thyroiditis in a twelve-year-old girl with thyroid changes documented by ultrasonography. Thyroid 20(10), 2010.

13. What is Thyroiditis? American Thyroid Association. Accessed on 5/1/2013 at http://thyroid.org/what-is-thyroiditis/.

14. Akamizu T, Amino N, De Groot L. Chapter 8-Hashimoto's Thyroiditis. Accessed on 4/1/2012 at www.thyroidmanager.org.

15. Ross DS. Thyroid Hormone Synthesis and physiology. UpToDate; 2013.

16. Klein RZ, Sargent JD, Larsen PR, Waisbren SE, Haddow JE, Mitchell ML. Relation of severity of maternal hypothyroidism to cognitive development of

offspring. J Med Screen, 2001; 8(1): 18-20.

17. Sarkar, D. Recurrent pregnancy loss in patients with thyroid dysfunction. Indian J Endocrinol Metab. 2012 Dec; 16 (Suppl 2).

18. Khalid AS, Joyce C, O'Donoghue K. Prevalence of subclinical and undiagnosed overt hypothyroidism in a pregnancy loss clinic. Ir Med J. 2013 Apr; 106(4): 107-10.

第 2 章

1. Tirosint website www.tirosint.com/. Accessed on 2/22/13.

2. Thyrolar Website www.thyrolar.com. Accessed on 1/20/13.

3. Ito S, Tamura T, Nishikawa M. Effects of desiccated thyroid, prednisolone and chloroquine on goiter and antibody titer in chronic thyroiditis. Metabolism 17:317, 1968.

4. Jonklaas J, Talbert RL. Chapter 84. Thyroid Disorders. In: Talbert RL, DiPiro JT, Matzke GR, Posey LM, Wells BG, Yee GC, eds. Pharmacotherapy: A Pathophysiologic Approach. 8th ed. New York: McGraw-Hill; 2011.

5. Takasu N, Komiya I, Asawa T, Nagasawa Y, Yamada T. Test for recovery from hypothyroidism during thyroxine therapy in Hashimoto's thyroiditis. Lancet. 1990 Nov 3;336(8723):1084-6.

6. Haskell, ND. Hope for Hashimoto's, Advancing Medical Care Inc. 2011.

7. http://www.21centurymed.com/?page_id=474 accessed 5/1/2013.

8. http://www.clinicaltrials.gov/ct2/results?term=NCT01739972&Search=Search.

9. Brownstein D. Overcoming Thyroid Disorders 2nd edition. Medical Alternative's Press. 2008.

10. 2012 Clinical Practice Guidelines for Hypothyroidism in Adults: Available at http://aace.metapress.com/content/b67v7mk73g3233n2/fulltext.pdf.

11. Mcdermott M.T., Ridgway C.: Subclinical hypothyroidism is mild thyroid failure and should be treated. J Clin Endocrinol Met 86. (10): 4585-4590.2001.

12. http://www.npthyroid.com.

13. Hoang TD, et. al. Desiccated thyroid extract compared with levothyroxine in the treatment of hypothyroidism: a randomized, double-blind, crossover study. J Clin Endocrinol Metab. 2013 May;98(5):1982-90.

第3章

1. Fasano A. Leaky Gut and autoimmune disease. Clin Rev Allergy Immunol. 2012 Feb;42(1):71-8.

2. Fasano A. Zonulin and Its Regulation of Intestinal Barrier Function: The Biological Door to Inflammation, Autoimmunity, and Cancer. Physiol Rev. Vol 91. Jan 2011. 151-175.

3. Ahad F, Ganie SA. Iodine metabolism and Iodine deficiency disorders revisited. Indian J Endocrinol Metab. 2010 Jan-Mar; 14(1): 13–17.

4. Strieder TGA, Tijssen JGP, Wenzel BE, Endert E, Wiersinga WM. Prediction of Progression to Overt Hypothyroidism or Hyperthyroidism in female relatives of patients with autoimmune thyroid diseases using the Thyroid Events Amsterdam (THEA) Score. Arch Intern Med/Vol 168 (No 15), Aug 11/25, 2008.

5. Suen RM, Gordon S. A Critical Review of IgG Immunoglobulins and Food Allergy-Implications in Systemic Health. Us BioTek Laboratories, 2003.

6. Davies, TF. Pathogenesis of Hashimoto's thyroiditis (chronic autoimmune thyroiditis) Ross, DS. Up To Date.

7. https://www.standardprocess.com/Products/Standard-Process/Thytrophin-PMG. Accessed 5/1/13.

第4章

1. Nanan R, Wall JR. Remission of Hashimoto's Thyroiditis in a twelve-year old girl with thyroid changes documented by ultrasonography. Thyroid 20(10), 2010.

第5章

1. Cohen S. Drug Muggers. Rodale. 2011.

2. Nutrient Depletions in Natural Standard: the authority on integrative medicine [database on the Internet]. Cambridge (MA): Natural Standard; 2012 [cited 5 December 2012]. Available from: http://www.naturalstandard.com. Subscription required to view.

3. Shrader SP, Diaz VA. Chapter 88. Contraception. In: Talbert RL, DiPiro JT, Matzke GR, Posey LM, Wells BG, Yee GC, eds. Pharmacotherapy: A Pathophysiologic Approach. 8th ed. New York: McGraw-Hill; 2011. http://www. accesspharmacy.com.millennium.midwestern.edu/content.aspx?aID=7993297. Accessed May 4, 2013.

4. Daher R, Yazbeck T, Bou Jaoude J, Abboud B. Consequences of dysthyroidism on the digestive tract and viscera. World J Gastroenterol 2009; 15(23): 2834-2838 Available from: URL: http://www.wjgnet.com/1007-9327/15/2834.asp.

5. Wada L, King JC. Effect of low zinc intakes on basal metabolic rate, thyroid hormones and protein utilization in adult men. J Nutr 1986;116:1045–53.

6. Sategna-Guidetti C, Volta U, Ciacci C, Usai P, Carlino A, De Franceschi L, Camera A, Pelli A, Brossa C. Prevalence of thyroid disorders in untreated adult celiac disease patients and effect of gluten withdrawal: an Italian multicenter study. Am J Gastroenterol. 2001 Mar;96(3):751-7.

7. Dietary Supplement Fact Sheet: Selenium. National Institute of Health. Office of Dietary Supplements. http://ods.od.nih.gov/factsheets/Selenium-HealthProfessional/. Accessed 8/1/12.

8. FAO Document Repository-Selenium. Available at http://www.fao.org/docrep/004/Y2809E/y2809e0l.htm. Accessed 8/2/12.

9. Longnecker MP, Taylor PR, Levander OA, Howe M, Veillon C, McAdam PA, Patterson KY, Holden JM, Stampfer MJ, Morris JS, et al. Selenium in diet, blood, and toenails in relation to human health in a seleniferous area. Am J Clin Nutr. 1991 May;53(5):1288-94.

10. Balazs C, Kaczur V. Effect of Selenium on HLA-DR Expression of Thyrocytes. Autoimmune Dis. 2012; 2012: 374635 PMCID: PMC3286896.

11. Hope for Hashimoto's.

12. Gärtner R, Gasnier BC, Dietrich JW, Krebs B, Angstwurm MW. Selenium supplementation in patients with autoimmune thyroiditis decreases thyroid peroxidase antibodies concentrations. J Clin Endocrinol Metab. 2002 Apr;87(4):1687-91.

13. (Fan AM, Kizer KW: Selenium-Nutritional, toxicologic, and clinical aspects. West J Med 1990 Aug; 153:160-167).

14. Negro, R. Selenium and thyroid autoimmunity. Biologics, 2008 June, 2 (2): 265-273 PMC2721352.

15. Xu J, Liu XL, Yang XF, Guo HL, Zhao LN, Sun XF.Supplemental selenium

alleviates the toxic effects of excessive iodine on thyroid. Biol Trace Elem Res. 2011 Jun;141(1-3):110-8. Epub 2010 Jun 2.

16. Contempre B, Dumont JE, Ngo B, Thilly CH, Diplock AT, Vanderpas J.J Clin Endocrinol Metab. 1991 Jul;73(1):213-5. Effect of selenium supplementation in hypothyroid subjects of an iodine and selenium deficient area: the possible danger of indiscriminate supplementation of iodine-deficient subjects with selenium.

17. Chang JC, Gutenmann WH, Reid CM, Lisk DJ, Selenium content of Brazil nuts from two geographic locations in Brazil. Chemosphere. 1995 Feb; 30(4): 801-802.

18. Tolonen M, Taipale M, Viander B, Pihlava JM, Korhonen H, Ryhänen EL. Plant-derived biomolecules in fermented cabbage. J Agric Food Chem. 2002 Nov 6;50(23):6798-803.

19. Fort, P (04/1990). "Breast and soy-formula feedings in early infancy and the prevalence of autoimmune thyroid disease in children". Journal of the American College of Nutrition (0731-5724), 9 (2), 164.

20. Medeiros-Neto, Geraldo (03/2012). "Approach to and treatment of goiters". The Medical clinics of North America (0025-7125), 96 (2), 351.

21. Doerge DR, Chang HC. Inactivation of thyroid peroxidase by soyisoflavones, in vitro and in vivo. J Chromatogr B Analyt Technol Biomed Life Sci 2002;777: 269–79.

第6章

2. Iodine. Inchem. http://www.inchem.org/documents/jecfa/jecmono/v024je11.htm. Accessed 8/1/12

3. Iodine Content of Foods. http://foodhealth.info/iodine/. Accessed 8/1/12.

4. Abraham, G.E, MD, Facts about Iodine and Autoimmune Thyroiditis The Original Internist, Vol. 15, No. 2, pg. 75-76, June 2008.

5. Dietary Supplement Fact Sheet: Iodine . National Institute of Health. Office of Dietary Supplements http://ods.od.nih.gov/factsheets/Iodine-HealthProfessional/. Accessed 8/1/12.

6. Zimmerman MB. Iodine deficiency. Endocr Rev. 2009 Jun;30(4):376-408. Epub 2009 May 21.

7. Reinhardt W, Luster M, Rudorff KH, Heckmann C, Petrasch S, Lederbogen S, et al. Effect of small doses of iodine on thyroid function in patients with Hashimoto's thyroiditis residing in an area of mild iodine deficiency. Eur J Endocrinol. 1998;139:23–8. doi: 10.1530/eje.0.1390023. [PubMed] [Cross Ref]

8. Heydarian P, Ordookhani A, Azizi F. Goiter rate, serum thyrotropin, thyroid autoantibodies and urinary iodine concentration in Tehranian adults before and after national salt iodization. J Endocrinol Invest. 2007;30:404–10. [PubMed]

9. Doufas AG, Mastorakos G, Chatziioannou S, Tseleni-Balafouta S, Piperingos G, Boukis MA, et al. The predominant form of non-toxic goiter in Greece is now autoimmune thyroiditis. Eur J Endocrinol. 1999;140:505–11. doi: 10.1530/eje.0.1400505. [PubMed] [Cross Ref]

10. Lind P, Kumnig G, Heinisch M, Igerc I, Mikosch P, Gallowitsch HJ, et al. Iodine supplementation in Austria: methods and results. Thyroid. 2002;12:903–7. doi: 10.1089/105072502761016539. [PubMed] [Cross Ref]

11. Stazi AV, Trinti B. [Selenium deficiency in celiac disease: risk of autoimmune thyroid diseases].Minerva Med. 2008 Dec;99(6):643-53.

12. Murray CW, Egan SK, Kim H, Beru N, Bolger PM. US Food and Drug Administration's Total Diet Study: dietary intake of perchlorate and iodine.J Expo Sci Environ Epidemiol. 2008 Nov;18(6):571-80. Epub 2008 Jan 2.

13. Zaletel, K, Gaberscek S, Pirnat E, Krhin B, Hojker S. Ten-year follow-up of thyroid epidemiology in Slovenia after increase in salt iodization. Croat Med J. 2011 October; 52(5): 615–621.

14. Yoon, S, Choi S, Kim D, Kim J, Kim K, Ahm C, Cha B, Lim S, Kim K, Lee H, Huh K. The Effect of Iodine Restriction on Thyroid Function in Patients with Hypothyroidism Due to Hashimoto's Thyroiditis. Yonsei Medical Journal, Vol.44, No. 2. Pp.227-235; 2003.

15. Xue H, Wang W, Li Y, Shan Z, Li Y, Teng X, Gao Y, Fan C, Teng W.Selenium upregulates CD4(+)CD25(+) regulatory T cells in iodineinduced autoimmune thyroiditis model of NOD.H-2(h4) mice. Endocr J. 2010;57(7):595-601. Epub 2010 Apr 27.

16. N R Rose, L Rasooly, A M Saboori, and C L Burek. Linking iodine with autoimmune thyroiditis. Environ Health Perspect. 1999 October; 107(Suppl 5): 749–752. PMCID: PMC1566262 (about T cell proliferation).

17. Haskell, ND. Hope for Hashimoto's , Advancing Medical Care Inc. 2011.

18. Mazziotti G, Premawardhana LDKE, Parkes AB, Adams H, Smuth PPA, Smith

DF, Kaluarachi WN, Wijeyaratne CN, Jayasinghe A, de Silva DGH, Lazarus JH. Evolution of thyroid autoimmunity during iodine prophylazis-the Sri Lankan experiences. European Journal of Endocrinology (2003) 149; 103-110.

19. Taskforce for Iodinization 20. Laurberg P, Cerqueira C, Ovesen L, Rasmussen LB, Perrild H, Andersen S, Pedersen IB, Carlé A.Iodine intake as a determinant of thyroid disorders in populations. Best Pract Res Clin Endocrinol Metab. 2010 Feb;24(1):13-27.

21. Zava TT, Zava DT Assessment of Japanese iodine intake based on seaweed consumption in Japan: A literature-based analysis. Thyroid Research 2011, 4:14.

22. Large Differences in Incidences of Overt Hyper- and Hypothyroidism Associated with a Small Difference in Iodine Intake: A Prospective Comparative Register-Based Population Survey J. Clin. Endocrinol. Metab. 2002 87: 4462-4469.

23. Chistiakov DA. Immunogenetics of Hashimoto's thyroiditis. J Autoimmune Dis. 2005; 2: 1.

24. http://www.centrum.com/centrum-adults-under-50#tablets. Assessed on 10/3/12.

25. www.penncancer.org/pdf/education/LowIodineDiet.pdf. Assessed on 10/3/12.

26. Low Iodine Diet Cookbook. 2010 ThyCa: Thyroid Cancer Survivors' Association, Inc Available at: http://thyca.org/Cookbook.pdf. Assessed on 10/4/12.

27. http://thyroid.about.com/gi/o.htm?zi=1/XJ&zTi=1&sdn=thyroid&cdn=heal th&tm=13&f=12&su=p284.13.342.ip_&tt=2&bt=1&bts=1&zu=http%3A// www.thyroid-info.com/articles/brownstein-hormones.htm 28. Pedersen IB, Knudsen N, Jorgensen T, Perrild H, Oversen L, Laurberg P. Large Differences in Incidences of Overt Hyper- and Hypothyroidism Associated with a Small Difference in Iodine Intake: A Prospective Comparative Register- Based Population Survey. The Journal of Clinical Endocrinology & Metabolism October 1, 2002 vol. 87 no. 10 4462-4469.

第7章

1. Maes M, Mihaylova I, Leunis JC.In chronic fatigue syndrome, the decreased levels of omega-3 poly-unsaturated fatty acids are related to lowered serum zinc and defects in T cell activation. Neuro Endocrinol Lett. 2005 Dec;26(6):745-51.

2. Simopoulos AP. The importance of the ratio of omega-6/omega-3 essential fatty acids. Biomed Pharmacother. 2002 Oct;56(8):365-79.

第 8 章

1. Davies, T. Ross D, Mulder JE. Pathogenesis of Hashimoto's thyroiditis (chronic autoimmune thyroiditis). Up to Date.

2. Morohoshi K, Takahashi Y, Mori K. Viral infection and innate pattern recognition receptors in induction of Hashimoto's thyroiditis. Discov Med. 2011 Dec;12(67):505-11.

3. Penna G et.al. Vitamin D Receptor Agonists in the Treatment of Autoimmune Diseases: Selective Targeting of Myeloid but Not Plasmacytoid Dendritic Cells. J Bone Miner Res 2007;22:V69–V73.

4. Diagnosis of Parasitic Diseases. Centers for Disaese Control . Accessed at: www.cdc.gov/parasites/references_resources/diagnosis.html on 2/8/13.

5. Parasite detected in a patient suffering with Hashimoto's. Accessed on 2/8/13 at: http://www.drhagmeyer.com/hypothyroidism/thyroiddisease-parasites-are-often-found-can-this-be-part-of-your-problem/.

6. Keynan Y, et.al. The Role of Regulatory T Cells in Chronic and Acute Viral Infections. Clin Infect Dis. (2008) 46 (7):1046-1052.

7. Maes M, Twisk FN, Kubera M, Ringel K, Leunis JC, Geffard M. Increased IgA responses to the LPS of commensal bacteria is associated with inflammation and activation of cell-mediated immunity in chronic fatigue syndrome.J Affect Disord. 2012 Feb;136(3):909-17.

8. Hierholzer, JC, Kabara, JJ. In vitro effects of monolaurin compounds on enveloped RNA and DNA viruses. Journal of Food Safety, 4:1, 1982.

9. http://www.umm.edu/altmed/articles/intestinal-parasites-000097.htm.

10. Maes M, Leunis JC. Normalization of leaky gut in chronic fatigue syndrome (CFS) is accompanied by a clinical improvement: effects of age, duration of illness and the translocation of LPS from gramnegative bacteria. Neuro Endocrinol Lett. 2008 Dec;29(6):902-10.

11. Okeniyi JA, Ogunlesi TA, Oyelami OA, Adeyemi LA. Effectiveness of dried Carica papaya seeds against human intestinal parasitosis: a pilot study. J Med Food. 2007;10(1):194-6.

12. "Incidences of antibodies to Yersinia enterocolitica: high incidence of serotype O5 in autoimmune thyroid diseases in Japan"; Asari S, Amino N, Horikawa M, Miyai K.; Central Laboratory for Clinical Investigation, Osaka University Medical School, Japan.

13. "Association of Parvovirus B19 Infection and Hashimoto's Thyroiditis in Children"; Hartwig W. Lehmann, Nicola Lutterbüse, Annelie Plentz, Ilker Akkurt, Norbert Albers, Berthold P. Hauffa, Olaf Hiort, Eckhard Schoenau, Susanne Modrow. Viral Immunology. September 2008, 21(3): 379-384. doi:10.1089/vim.2008.0001.

14. Caselli E, Zatelli MC, Rizzo R, Benedetti S, Martorelli D, et al. (2012) Virologic and Immunologic Evidence Supporting an Association between HHV-6 and Hashimoto's Thyroiditis. PLoS Pathog 8(10).

15. Lin, JC. Antiviral Therapy for Epstein-Barr Virus-Associated Diseases. Tzu Chi Med J 2005; 17:1-10.

16. Sisto M. et.al. Proposing a relationship between Mycobacterium avium subspecies paratuberculosis infection and Hashimoto's thyroiditis. Scandinavian Journal of Infectious Diseases, 2010; 42: 787–790.

17. Guarneri F, et.al. Bioinformatics Support the Possible Triggering of Autoimmune Thyroid Diseases by Yersinia enterocolitica Outer Membrane Proteins Homologous to the Human Thyrotropin Receptor. THYROID . Volume 21, Number 11, 2011.

18. Blanco, JL, Garcia ME. Immune response to fungal infections. Veterinary Immunology and Immunopathology 125 (2008) 47–70.

19. Amin OM, Amin KO. Herbal Remedies for Parasitic Infections. Explore! Volume 8, number 6, 1998. Addendum accessed at www.parasitetesting.com/ on 2/8/13.

20. Albert PJ, Proal AD, Marshall TG. Vitamin D: the alternative hypothesis. Autoimmunity Reviews, 2009

21. Hesham, MS. Intestinal parasitic infections and micronutrient deficiency: a review. Medical journal of Malaysia (0300-5283), 59 (2), 284.

22. thyroid.about.com/library/weekly/aa042301.htm. Accessed10/11/12.

23. http://www.siboinfo.com. Accessed 10/13/12.

24. Brownstein D. Overcoming Thyroid Disorders 2nd edition. Medical Alternative's Press. 2008.

25. Greenstein RJ, Su L, Brown ST.. The Thioamides Methimazole and Thiourea

Inhibit Growth of M. avium Subspecies paratuberculosis in Culture. PLoS One. 2010 Jun 14;5(6):e11099.

26. Sands, J, et al. Extreme sensitivity of enveloped viruses, including Herpes Simplex, to long chain unsaturated monoglycerides and alcohols, Antimicrobial Agents and Chemotherapy. 15; 1:67-73, 1979.

27. Pender MP. Cd8+ T-cell deficiency, Epstein-Barr virus infection, Vitamin D deficiency, and steps to autoimmunity: A unifying hypothesis. Autoimmune diseases Volume 2012, Article ID 189096.

28. Penna G, Amuchastegui S, Laverny G, Adorini L. Vitamin D Receptor Agonists in the Treatment Diseases; Selective Targeting of the myeloid but not plasmacytoid dendric cells. J Bone Miner Res 2007; 22: V69-V73

第9章

1. Nanba T, Watanabe M, Inoue N, Iwatani Y. Increases of the Th1/Th2 Cell Ratio in Severe Hashimoto's Disease and in the Proportion of TH17 Cells in Intractable Graves' Disease. Thyroid. 2009 May;19(5):495-501.

2. Phenekos C, Vryonidou A, Gritzapis AD, Baxevanis CN, Goula M, Papamichail M.Th1 and Th2 serum cytokine profiles characterize patients with Hashimoto's thyroiditis (Th1) and Graves' disease (Th2). Neuroimmunomodulation. 2004;11(4):209-13.

3. Wilder RL. Adrenal and gonadal steroid hormone deficiency in the pathogenesis of rheumatoid arthritis. J Rheumatol Suppl. 1996 Mar;44:10-2

4. HiroseY, Murosaki S, YamamotoY, YoshikaiY, Tsuru T. Daily Intake of Heat-Killed Lactobacillus plantarum L-137 Augments Acquired Immunity in Healthy Adults. J. Nutr. 136: 3069–3073, 2006.

5. Issazadeh-Navikas S, Teimer R, Bockermann R. Influence of Dietary Components on Regulatory T Cells. MOL MED 18:95-110, 2012

6. Wong CP, Nguyen LP, Noh SK, Braya TM, Bruno RS, Ho E. Induction of regulatory T cells by green tea polyphenol EGCG. Immunol Lett (2011), doi:10.1016/j.imlet.2011.04.009

7. Lactobacillus Plantarum: The Key Benefits of this "Superstar" Probiotic & How to Get It In Your Diet. Body Ecology. Accessed at: http://bodyecology.com/articles/lactobacillus_plantarum_benefits.phpaccessed on 11/1/12

8. Fang SP, Tanaka T, Tago F, Okamoto T, Kojima S. Immunomodulatory effects of gyokuheifusan on INF-gamma/IL-4 (Th1/Th2) balance in ovalbumin (OVA)-induced asthma model mice. Biol Pharm Bull. 2005 May;28(5):829-33.

9. Giron-Gonzalez JA, Moral FJ, Elvira J, Garcia-Gil D, Guerrero F, Gavilan, Escobar L. Consistent production of a higher TH1:TH2 cytokine ratio by stimulated T cells in men compared with women. European Journal of Endocrinology (2000) 143 31-36

10. Gonzalez S, Alcaraz MV, Cuevas J, Perez M, Jaen P, Alvarez-Mon M, Villarrubia VG. An extract of the fern Polypodium leucotomos (Difur) modulates Th1/Th2 cytokines balance in vitro and appears to exhibit antiangiogenic activities in vivo: pathogenic relationships and therapeutic implications. Anticancer Res. 2000 May-Jun;20(3A):1567-75.

11. Fraternale A, Paoletti MF, Casabianca A, Oiry J, Clayette P, Vogel JU, Cinatl J Jr, Palamara AT, Sgarbanti R, Garaci E, Millo E, Benatti U, Magnani M. Antiviral and immunomodulatory properties of new pro-glutathione (GSH) molecules. Curr Med Chem. 2006;13(15):1749-55.

12. Fraternale A, Paoletti MF, Casabianca A, Oiry J, Clayette P, Vogel JU, Cinatl J Jr, Palamara AT, Sgarbanti R, Garaci E, Millo E, Benatti U, Magnani M. Antiviral and immunomodulatory properties of new pro-glutathione (GSH) molecules.

13. Is Your Immune System Out of Whack? Find Out How to Avoid Dietary Triggers That May Be Causing Serious Health Problems! Body Ecology. Accessed at: http://bodyecology.com/articles/immune-system-dietarytriggers-health-problems.php 11/1/12

14. Kidd, P. TH1/Th2 Balance: The Hypothesis, its Limitations, and Implications for Health and Disease. Alternative Medicine Review. Volume 8, Number 3. 223-246. 2003

15. Th1 vs Th2 And Autoimmunity. Alkylosing Spondylitis Research Diet. Accessed on 11/1/12 at: http://sites.google.com/site/cureankylosingspondylitis/research/th1-vs-th2-and-autoimmunity

16. Maureen W. Groer and Mitzi W. Davis. Cytokines, Infections, Stress, and Dysphoric Moods in Breastfeeders and Formula feeders. Journal of Obstetric, Gynecologic, and Neonatal Nursing. 35, 599-607; 2006.

17. Abdullah M, Chai PS, Loh CY, Chong MY, Quay HW, Vidyadaran S, Seman Z, Kandiah M, Seow HF. Carica papaya increases regulatory T cells and reduces

IFN- γ + CD4+ T cells in healthy human subjects. Mol Nutr Food Res. 2011 May;55(5):803-6. doi: 10.1002/mnfr.201100087. Epub 2011 Mar 24.

18. Horrigan LA, Kelly JP, Connor TJ. Immunomodulatory effects of caffeine: friend or foe? Pharmacol Ther. 2006 Sep;111(3):877-92. Epub 2006 Mar 15.

19. John O. Clarke, MD, Gerard E. Mullin, MD A Review of Complementary and Alternative Approaches to Immunomodulation

20. Chistiakov DA. Immunogenetics of Hashimoto's thyroiditis. Journal of Autoimmune Diseases. 2005, 2:1

21. Xie LD, Gao Y, Li MR, Lu GZ, Huo XH. Distribution of immunoglobulin G subclasses of anti-thyroid peroxidase antibody in sera from patients with Hashimoto's thyroiditis with different thyroid functional status. Clinical and Experimental Immunology, 2008. 154: 172-176

22. Ganesh BG, Bhattachrya P, Gopisetty A, Prabhakar BS. Role of Cytokines in the Pathogenesis and Suppression of Thyroid Autoimmunity. Journal of Interferon and Cytokine Research. 2011; 31: 10: 721-731

23. Sanna Filén S. Lahesmaa R. GIMAP Proteins in T-Lymphocytes, Journal of Signal Transduction, vol. 2010, Article ID 268589, 10 pages, 2010. doi:10.1155/2010/268589

24. Hygiene Hypothesis. Accessed on 11/1/12 at: http://www.hygienehypothesis.com/

25. Zaletel K, Gaberscek S. Hashimoto's Thyroiditis: From Genes to Disease. Current Genomics, 2011, 12, 576-588

26. Nanba T, Watanabe M, Inoue N, Iwatani Y. Increases of the TH1/Th2 Ratio in Severe Hashimoto's Disease in the Proportion of Th17 Cells in Intractable Graves' Disease. Thyroid. 19, 5, 2009

27. CliffsNotes.com. Humoral and Cell-Mediated Immune Responses. 7 Nov 2012 http://www.cliffsnotes.com/study_guide/topicArticleId-277792,articleId-277723.html

28. http://chriskresser.com/basics-of-immune-balancing-for-hashimotos accessed 11/8/12

29. http://digitalnaturopath.com/cond/C104673.html accessed 11/8/12

30. http://www.easyhealthzone.com/autoimmune-diseases-s/30.htm accessed on 11/8/12

31. Peterson JD, Herzenberg LA, Vasquez K, Waltenbaugh C. Glutathione levels in antigen-presenting cells determine whether Th1 or Th2 response patterns

predominate. Proc Natl Acad Sci USA 1998 Mar 17;95(6): pp.3071-6

32. www.lowdosenaltrexone.org accessed on 11/8/12

33. http://www.precisionnutrition.com/rr-green-tea-hazards accessed on 11/8/12

34. http://wellnessalternatives-stl.blogspot.com/2012/05/am-i-th1-or-th2-orth17. html accessed on 11/8/12

35. http://www.youtube.com/watch?v=LSYED-7riNY&feature=related accessed on 11/8/12

36. http://articles.mercola.com/sites/articles/archive/2009/03/14/Clearing-Up-Confusion-on-Vitamin-D--Why-I-Dont-Recommend-the-Marshall-Protocol. aspx

37. Shoji J, Inada N, Sawa M.Antibody array-generated cytokine profiles of tears of patients with vernal keratoconjunctivitis or giant papillary conjunctivitis. Jpn J Ophthalmol. 2006 May-Jun;50(3):195-204.

38. Tamer G, Arik S, Tamer I, Coksert D. Relative Vitamim D Insufficiency in Hashimoto's thyroiditis. Thyroid 21(8), 2011

39. Sherry, er al. Sickness behavior induced by endotoxin can be mitigated by the dietary soluble fiber, pectin, through up-regulation of IL-4 and Th2 polarization. Brain Behav Immun. 2010 May; 24(4):631-640

40. Anatabine Investigator's Information. Rock Creek Pharmaceuticals. June 2012. www.anatabloc.com accessed 3/15/13

41. Gui J, Xiong F, Li J, Huang G. Effects of Acupuncture on Th1, Th2 Cytokines in Rats of Implantation Failure . Evidence-Based Complementary and Alternative MedicineVolume 2012 (2012)

42. XIE Changcai XU Nenggui DU Yixu Effect of Acupuncture on Th1/Th2 Cytokine Balance in Guinea Pigs with Alleraic Reaction Tvpe IV . Journal of New Chinese Medicine, 5 (2008)

43. Jurenka, JS. Anti-inflammatory Properties of Curcumin, a Major Constituent of Curcuma longa: A Review of Preclinical and Clinical Research. Altern Med Rev 2009;14(2):141-153

44. Fujinami RS, von Herrath MG, Christen U, Whitton JL. Molecular mimicry, bystander activation or viral persistence: infection and autoimmune disease, Clinical microbiology reviews, Jan 2006 p 80-94

45. Vojdani A, Lambert J. The Role of Th17 in Neuroimmune Disorders. Target for CAM Therapy. Part II. Evidence Based Complementary and alternative medicine. Volume 1; 2011

46. Shi Y et. Al. Differentiation Imbalance of Th1/Th17 in Peripheral Blood mononuclear cells might contribute to pathogenesis of Hashimoto's thyroiditis. Scandinavian journal of immunology. 72, 250-255

47. Patarka, R. Cytokines and chronic fatigue syndrome. Ann N Y Acad Sci. 2001 Mar;933:185-200.

第10章

1. Ulluwishewa, et.al. Regulation of Tight Junction Permeability by Intestinal Bacteria and Dietary Components. The Journal of Nutrition. March 23, 2011

2. Maes M, et;a. Increased serum IgA and IgM against LPS of enterbacteria in chronic fatigue syndrome (CFS): Indcation for the involvement of gram negative enterbacteria in the etiology og CFS and for the presence of an increased gut-intestinal permeability . Journal of Affective Disorders 99 (200&) 237-240

3. Maes M, Coucke F, Leunis JC. Normalization of increased translocation of endotoxin from gram-negative enterobacteria (Leaky gut) is accompanied by a remission of chronic fatigue syndrome Neuro Endocrinol Lett. 2007 28 (6):739-744

4. Maes M, Leunis JC. Normalization of leaky gut in chronic fatigue syndrome (CFS) is accompanied by a clinical improvement: effects of age, duration of illness and the translocation of LPS from gram-negative bacteria. Neuro Endocrinol Lett. 2008 Dec;29(6):902-10.

5. El-Tawil AM. Zinc supplementation tightens leaky gut in Crohn's disease. Inflamm Bowel Dis. 2012 Feb;18(2):E399. doi: 10.1002/ibd.21926. Epub 2011 Oct 12. PMID: 21994075

6. Lutgendorff F, Akkermans LM, Söderholm JD.The role of microbiota and probiotics in stress-induced gastro-intestinal damage. Curr Mol Med. 2008 Jun;8(4):282-98.

7. Maes, M, Mihaylova, I, De Ruyter, M. Lower Serum zinc in chronic fatigue syndrome (CFS): Relationship to immune dysfunctions and relevance for the oxidative stress status in CFS. Journal of Affective Disorders (2005)

8. Ulluwishewa D., et.al. Regulation of Tight Junction Permeability by Intestinal Bacteria and Dietary Components. The Journal of Nutrtion. 141: 769-776, 2011

9. Gibson GR, Beatty ER, Wang X, Cummings JH. Selective Stimulation of Bifidobacteria in the Human Colon by Oligofructose and Inulin. Gastroentorology. 1995; 108:975-982

10. Fasano A. Leaky Gut and autoimmune disease. Clin Rev Allergy Immunol. 2012 Feb;42(1):71-8.

11. Fasano A. Zonulin and Its Regulation of Intestinal Barrier Function: The Biological Door to Inflammation, Autoimmunity, and Cancer. Physiol Rev. Vol 91. Jan 2011. 151-175

12. Patel RM, Myers LS, Kurundkar AR, Maheshwari A, Nusrat A, Lin PW. Probiotic bacteria induce maturation of intestinal claudin 3 expression and barrier function. Am J Pathol. 2012 Feb;180(2):626-35.

13. Rapin JR, Wiernsperger N. Possible links between intestinal permeability and food processing: a potential therapeutic niche for glutamine. Clinics. 2010;65(6):635-43.

14. Vaarala O. Is the origin of type 1 diabetes in the gut? Immunol Cell Biol. 2012 Mar;90(3):271-6.

15. Vaarala O, Atkinson MA, Neu J. The "Perfect Storm" for Type 1 Diabetes: The Complex interplay between Intestinal Microbiota, Gut Permeability, and Mucosal Immunity. Diabetes 57:2555-2562, 2008

16. Campbell-McBride N. Gut and Psychology Syndrome. Halstan & Co. Ltd 2010

17. Gates, D. Body Ecology Diet. Hay House, Inc. 2011

18. Gibson GR, Macfarlane GT, Cummings JH. Sulphate reducing bacteria and hydrogen metabolism in the human large intestine. Gut 1993; 34: 437-439

19. http://bodyecology.com/articles/gut-permeability.php

20. Kirpich, Irina A (05/2012). "The type of dietary fat modulates intestinal tight junction integrity, gut permeability, and hepatic toll-like receptor expression in a mouse model of alcoholic liver disease". Alcoholism, clinical and experimental research (0145-6008), 36 (5), 835.

21. Wang, Hong-Bo (06/09/2012). "Butyrate Enhances Intestinal Epithelial Barrier Function via Up-Regulation of Tight Junction Protein Claudin-1 Transcription". Digestive diseases and sciences (0163-2116)

22. Benjamin J, Makharia G, Ahuja V, Joshi YK. Glutamine and Whey Protein Improve Intestinal Permeability and Morphology in Patients with Crohn's Disease: A Randomized Controlled TrialDig Dis Sci (2012) 57:1000–1012

23. Campbell-McBride N. Food Allergy. Journal of Orthomolecular Medicine, First

Quarter, 2009, Vol 24, 1, pp.31-41 Available at http://gaps.me/preview/?page_id=344

24. Gottschall E. Breaking the vicious cycle. Intestinal health through diet. 1996. The Kirkton Press.

25. Vermeulen MAR, de Jong J, Vaessen MJ, van Leeuwen PAM, Houdijk APJ. Glutamate reduces experimental intestinal hyperpermeability and facilitates glutamine support of gut integrity. World J Gastroenterol. 2011 March 28: 17(12): 1569-1573

26. Rao, RK. Samak G. Role of Glutamine in Protection of Intestinal Epithelial Tight Junctions. Journal of Epithelial Biology and Pharmacology, 2012, 5 (Suppl 1-M7) 47-54

27. Pimentel M. Gut Microbes and Irritable Bowel Syndrome. IBS Centers for Educational Expertise, 2011

28. Pimentel M, Mayer A, Park S, Chow E, Hasan A, Kong Y. Methane production during lactulose test is associated with Gastrointestinal disease presentation. Digestive Diseases and Sciences, Vol 48, NO 1 (January 2003), pp 86-92

29. Mori, K. Does the gut microbiota Trigger Hashimoto's Disease? Discovery magazine, November 2012

30. Calcinaro F, Dionisi S, et. Al. Oral probiotic administration induces IL-10 production and prevents spontaneous autoimmune diabetes in no-obese diabetic mice. Diabetologia (2005) 48: 1565-1575

31. Kidd, PM. Multiple Sclerosis, an autoimmune inflammatory Disease: prospects for its integrative management. Alternative medicine Review. 6(6) 2001

32. Vyasm U, Ranganathan N. Probiotics, Prebiotics, and Symbiotic: Gut and Beyond. Gastroenterology Research and Practice. Volume 2012, Article ID 872716

33. Daher, R, Yazbeck T, Jaoude JB, Abboud B. Consequences of dysthyroidism on the digestive tract and viscera. World J Gastroenterol. 2009 June 21: 15(23)" 2834-2838h

34. Lakhan S, Kirchgessner A. Gut inflammation in chronic fatigue syndrome. Nutrition and Metabolism, 2010, 7:79

35. Rozalski A. May 2010 Potential virulence factors of Proteus bacilli. Journal of Microbiology and Molecular Biology, 61:65-89

36. Ebringer E, Khalafpour S, Wilson, C. Rheumatology International. Rheumatoid arthritis and proteus: a possible aetiological association. November 1989,

Volume 9, Issue 3-5, pp 223-228

37. Struble K. July 2010. Journal of Pathophysiology Medscape. http://emedicine. medscape.com/article/226434-overview#a0104 Proteus vulgaris. Citizendium, 3 December 2010. Citizendium http://en.citizendium.org/wiki/Proteus_vulgaris

38. Koronakis V, Cross M, Senior B, Koronakis E, Hughes C. Journal of Bacteriology. April 1987, 169(4):1509-1515

39. Rashid, T. Ebringer A. Autoimmunity in Rheumatic Diseases Is Induced by Microbial Infections via Crossreactivity or Molecular Mimicry. Autoimmune Dis. 2012; 2012: 539282.

40. Effraimidis G, Tijssen JG, Strieder TG, Wiersinga WM. No causal relationship between Yersinia enterocolitica infection and autoimmune thyroid disease: evidence from a prospective study. Clin Exp Immunol. 2011 Jul;165(1):38-43.

41. Diagram of the Human Intestine. Drawn by Duncan Lock and released into the Public Domain. Available at http://commons.wikimedia.org/wiki/File:Intestine-diagram.svg Accessed March 29, 2013

第11章

1. Bates, JM. Akerlund J, Mittge E, Guillemin K. Intestinal Alkaline Phosphatase Detoxifies Lipopolysaccharide and Prevents Inflammation in Response to the Gut Microbiota. Cell Host Microbe. 2007 December 13; 2(6): 371–382.

2. O' Grady JG et. al. Intestinal lactase, sucrase, and alkaline phosphatase in 373 patients with coeliac disease. J Clin Pathol 1984; 37:298-301

3. Jackson, SH. The effect of food ingestion on intestinal and serum alkaline phosphatase in rats. J. Biol. Chem. 1952; 553-559

4. Whitehead J. Intestinal alkaline phosphatase: The molecular link between rosacea and gastrointestinal disease. Medical Hypotheses 73 (2009) 1019-1022

5. Yang Y, Wandler AM, Postlethwait JH, Guillemin. Dynamic evolution of the LPS-detoxifying enzyme intestinal alkaline phosphatase in zebrafish and other vertebrates. Frontiers in Immunology. Oct 2012; 3(314) 1-15

6. Lalles JP. Intestinal alkaline phosphatase: multiple biological roles in maintenance of intestinal homeostasis and modulation by diet. Nutrition Reviews. Vol 68 (6): 323-332

7. Cheng YM, Ferreira P, Frohlich J, Schulzer M, Tan F. The effects of age,

smoking, and alcohol on routine laboratory tests. Am J Clin Pathol. 1981 Mar;75(3):320-6.

8. Bayer PM, Hotschek H, Knoth E. Intestinal alkaline phosphatase and the ABP blood group system-a new aspect. Clin Chim Acta. 1980 NPv 20; 108(1): 81-7

9. Cui L, et. al. Prolonged zinc--- -deficient diet alters alkaline phosphatase and disaccharidase activities and induces morphological changes in the intestine of rats. The Journal of Trace Elements in Experimental Medicine 12/1998; 8(4):249 - 261.

10. Moreno J, Asteggiano CA, De Cattoni SD, Blanco A. Intestinal alkaline phosphatase: qualitative changes produced by deficient diet in rats. Metabolism. 1972 Jun;21(6):513-20.

11. Hansen GH, Rasmussen K, Niels-Christiansen LL, Danielsen EM. Dietary free fatty acids form alkaline phosphatase-enriched microdomains in the intestinal brush border membrane. Mol Membr Biol. 2011 Feb;28(2):136-44. Epub 2010 Dec 17.

12. Motzok I, McCuaig LW. Regulation of intestinal alkaline phosphatase by dietary phosphate. Can J Physiol Pharmacol. 1972 Dec;50(12):1152-6.

第12章

1. Wilson, James. Adrenal Fatigue: The 21st Century Stress Syndrome. Smart Publications, 2011

2. Guilliams TG, Edwards L. Chronic Stress and The HPA Axis: Clinical Assessment and therapeutic Considerations. The Standard. Point Institute of Nutraceutical Research. 9 (2): 2012

3. Nieman, LK. Patient Information: Adrenal Insufficiency (Addison's Disease) (Beyond the Basics). In: uptodate, Lacroix, A, Martin KA (Ed), uptodate, Waltham, MA, 2011.

4. Nieman, LK. Causes of Primary Adrenal Insufficiency (Addison's Disease). In: uptodate, Lacroix, A, Martin KA (Ed), uptodate, Waltham, MA, 2012.

5. Nieman, LK. Pathogenesis of Adrenal Insufficiency In: uptodate, Lacroix, A, Martin KA (Ed), uptodate, Waltham, MA, 2012.

6. Adaptogens. In: Natural Standard: the authority on integrative medicine [database on the Internet]. Cambridge (MA): Natural Standard; 2012 [cited 5 December

2012]. Available from: http://www.naturalstandard.com. Subscription required to view.

7. Adrenal Extracts. In: Natural Standard: the authority on integrative medicine [database on the Internet]. Cambridge (MA): Natural Standard; 2012 [cited 5 December 2012]. Available from: http://www.naturalstandard.com. Subscription required to view.

8. DHEA. In: Natural Standard: the authority on integrative medicine [database on the Internet]. Cambridge (MA): Natural Standard; 2012 [cited 5 December 2012]. Available from: http://www.naturalstandard.com. Subscription required to view

9. W ww.normshelley.com accessed 11/20/12

10. Wilder RL. Adrenal and gonadal steroid hormone deficiency in the pathogenesis of rheumatoid arthritis. J Rheumatol Suppl. 1996 Mar;44:10-2

11. F alorni A. Early Subclinical Addison's disease. Endocrine Abstracts (2009) 20 S9.3

12. P enev P, Spiegel K, Marcinkowski T, Van Cauter E. Impact of carbohydrate-rich meals on plasma epinephrine levels: dysregulation with aging. J Clin Endocrinol Metab. 2005 Nov;90(11):6198-206. Epub 2005 Aug 9.

13. H ttp://www.gisymbol.com.au/cmsadmin/uploads/Glycemic-Index-Foundation-Healthy-Choices-Brochure.pdf, accessed 11/20/12

14. Physician Road Map. Interpretive Guide and Suggested Protocols for the Adrenal Recovery Kit Adrenal Stress Profile. Ortho Molecular Products. Third Edition. Accessed on 11/21/12 at www.orthomolecularproducts.com Subscription required

15. Molina PE. Chapter 4. Thyroid Gland. In: Molina PE, ed. Endocrine Physiology. 3rd Ed. New York: Mcgraw-Hill; 2010. Http://www.accessmedicine.com/content.aspx?Aid=6169456. Accessed June 10th, 2012.

16. Fernando Lizcano, F, Rodríguez, JS. Thyroid hormone therapy modulates hypothalamo-pituitary- adrenal axis. Endocrine Journal 2011, 58 (2), 137-142

17. H yman, M. The ultramind Solution: Companion Guide. Hyman Enterprises. 2009

18. Ross, DS. Central Hypothyroidism In: uptodate, Cooper DS, Mulder JE (Ed), uptodate, Waltham, MA, 2012.

19. Bhattacharyya A, Kaushal K, Tymms DJ, Davis JR. Steroid withdrawal syndrome after successful treatment of Cushing's syndrome: a reminder. Eur J

Endocrinol. 2005 Aug;153(2):207-10.

20. Pa vlaki AN, Magiakou MA, Chrousos GP. Chapter 14 – Glucocorticoid Therapy and Adrenal Suppression. Endotext. Accessed at http://www.endotext. org/adrenal/adrenal14/adrenalframe14.htm

21. Http://www.health-and-wisdom.com/store/p/1067-MAGNESIUMOIL-64-OUNCE-PUMP-DISPENSER-SOLD-SEPARATELY-.aspx accessed 1/31/13

22. Adaptogens. In: Natural Standard: the authority on integrative medicine [database on the Internet]. Cambridge (MA): Natural Standard; 2012 [cited 5 December 2012]. Available from: http://www.naturalstandard.com. Subscription required to view

23. GIerach M, Gierach J, Skowronska A, Rutkowska E, Spychalska M, Pujanek M, Junik R. Hashimoto' s thyroiditis and carbohydrate metabolism disorders in patients hospitalized in the Department of Endocrinology and Diabetology of Ludwik Rydigier Collegium Medicum in Bydgoszcz between 2001 and 20120. Polish Journal of Endocrinology, Vol 63, 1, 2012

第13章

1. Loyola University Health System. "Increased Stroke Risk From Birth Control Pills, Review Finds." Science Daily, 27 Oct. 2009. Web. 26 Jan. 2013.

2. Cell Press. "Unnatural Selection: Birth Control Pills May Alter Choice Of Partners." ScienceDaily, 8 Oct. 2009. Web. 26 Jan. 2013.

3. Cohen S. Drug Muggers. Rodale. 2011

4. Nutrient Depletions in Natural Standard: the authority on integrative medicine [database on the Internet]. Cambridge (MA): Natural Standard; 2012 [cited 5 December 2012]. Available from: http://www.naturalstandard.com. Subscription required to view.

5. Shrader SP, Diaz VA. Chapter 88. Contraception. In: Talbert RL, DiPiro JT, Matzke GR, Posey LM, Wells BG, Yee GC, eds. Pharmacotherapy: A Pathophysiologic Approach. 8th ed. New York: McGraw-Hill; 2011. http://0-www.accesspharmacy.com.millennium.midwestern.edu/content.aspx?aID= 7993297. Accessed May 4, 2013.

6. Giron-Gonzalez JA, Moral FJ, Elvira J, Garcia-Gil D, Guerrero F, Gavilan, Escobar L. Consistent production of a higher TH1:TH2 cytokine ratio by

stimulated T cells in men compared with women. European Journal of Endocrinology (2000) 143 31-36

7. Negro, R., Greco, G., Mangieri, T. et al. (2007) The influence of selenium supplementation on postpartum thyroid status in pregnant women with thyroid peroxidase autoantibodies. Journal of Clinical Endocrinology and Metabolism, 92, 1263–1268.

8. Giron-Gonzalez JA, Moral FJ, Elvira J, Garcia-Gil D, Guerrero F, Gavilan, Escobar L. Consistent production of a higher TH1:TH2 cytokine ratio by stimulated T cells in men compared with women. European Journal of Endocrinology (2000) 143 31-36

9. Drutel A, Archambeaud, F, Caron, P. Selenium and the thyroid gland. Clin Endocrinol. 2013;78(2):155-164.

10. Vestergaard P, Rejnmark L, Weeke J, Hoeck HC, Nielsen HK, Rungby J et al. Smoking as a risk factor for Graves' disease, toxic nodular goiter, and autoimmune hypothyroidism. Thyroid 2002 12 69 – 75

11. Ando T, Davies TF. Clinical Review 160: Postpartum autoimmune thyroid disease: the potential role of fetal microchimerism. J Clin Endocrinol Metab. 2003;88(7):2965.

12. Gottfried, S. The Hormone Cure. Scribner, 2013

13. Weschler T. Taking Charge of Your Fertility. Harper Collins; 2006

14. www.marshallprotocol.com and www.curemyTh1.org

15. Eschler DC, Hasham A, Tomer Y. Cutting edge: The etiology of autoimmune thyroid diseases. Clin Rev Allergy Immunol.2011 October; 41(2): 190-197

16. Desailloud R, Hober D. Viruses and thyroiditis: an update. Virol J 2009; 6: 5

17. The Antiadhesion Properties of Cranberries. www.cranberryinstitute.org Accessed 3/1/13

18. Patil BS, Patil S, Gururaj TR. Probable autoimmune causal relationship between periodontitis and Hashimotos thyroiditis: A systemic Review. Nigerian Journal of Clinical Practice, Jul-Sep 2011. Vol 14 (3) p253

19. Fluoride Linked to Gum Disease. http://www.medicalnewstoday.com/releases/71584.php accessed 4/22/13

20. Vananda, KL, Sesha Reddy M. Indian J Dent Res 2007. 18(2): 67-71

第14章

1. Guo H, Jiang T, Wang J, Chang Y, Guo H, Zhang W. The value of eliminating foods according to food-specific immunoglobulin G antibodies in irritable bowel syndrome with diarrhoea. J Int Med Res. 2012;40(1):204-10.

2. Danivic J.N. Ramirez, MD, Vergara-Villaluz JC, Lagdameo-Leuenberger MP, Jasul GV, Añel-Quimpo, JA. Prevalence of Thyroid Dysfunction Among Individuals Taking Glutathione Supplementation: A Cross-Sectional Study Preliminary Report. Phillipne Journal of Internal medicine. Volume 48 Number 3 Oct.-Dec., 2010

3. Biesiekierski JR, Newnham ED, Irving PM, Barrett JS, Haines M, Doecke JD et al. Gluten causes gastrointestinal symptoms in subjects without celiac disease: a double-blind randomized placebo-controlled trial. AM J Gastroenterol (2010) 106: 508-514

4. Suen RM, Gordon S. A Critical Review of IgG Immunoglobulins and Food Allergy-Implications in Systemic Health. Us BioTek Laboratories, 2003

5. Lambert SE, Kinder JM, Then JE, Parliament KN, Bruns HA. Erythromycin treatment hinders the induction of oral tolerance to fed ovalbumin. Frontiers in Immunology. July 2012

6. Ensminger. Allergies. Food and Nutrition Encyclopedia; CRC Press. 1994

7. Lipski, L. Digestive Wellness. McGraw-Hill Publishing, 2011

8.

第15章

1. Connett P, Beck J, Micklem HS. The case against fluoride: How hazardous waste ended up in our drinking water and the bad science and powerful politics that keep it there. Chelsea Green, VT, 2010

2. De Coster S, van Larebeke N. Endocrine-disrupting chemicals: associated disorders and mechanisms of action. J Environ Public Health. 2012;2012:713696. Epub 2012 Sep 6.

3. http://www.ewg.org/research/down-drain/what-you-can-do

4. Bahn AK, Mills JL, Snyder PJ, Gann PH, Houten L, Bialik O, Jollman L, Utiger RD. Hypothyroidism in workers exposed to polybrominated biphenyls. N Engl

J Med. 1980 Jan 3; 302(1):31-3

5. http://www.nontoxicbeds.com/

6. Eschler DC, Hasham A, Tomer Y. Cutting edge: The etiology of autoimmune thyroid diseases. Clin Rev Allergy Immunol.2011 October; 41(2): 190-197)

7. Cross DW, Carton RJ (2003). "Fluoridation: a violation of medical ethics and human rights". International Journal of Occupational and Environmental Health 9 (1): 24–9.

8. http://chemistry.about.com/od/chemistryhowtoguide/a/removefluoride.htm

9. Bachinskii PP et al. 1985. Action of the body fluorine of healthy persons and thyroidopathy patients on the function of hypophyseal-thyroid the system. Probl Endokrinol (Mosk) 31(6):25-9. [See study]

10. Burgi H, et al. (1984). Fluorine and the Thyroid Gland: A Review of the Literature. Klin Wochenschr. 1984 Jun 15;62(12):564-9.

11. Caldwell KL, et al. (2008). Iodine status of the U.S. population, National Health and Nutrition Examination Survey 2003-2004. Thyroid 18(11):1207-14.

12. Choi AL, et al. (2012). Developmental Fluoride Neurotoxicity: A Systematic Review and Meta-Analysis. Environmental Health Perspectives 2012 Jul 20. [Epub ahead of print] [See study]

13. Hosur MB, et al. (2012). Study of thyroid hormones free triiodothyronine (FT3), free thyroxine (FT4) and thyroid stimulating hormone (TSH) in subjects with dental fluorosis. European Journal of Dentistry 6:184-90.

14. Klein RZ, et al. (2010). Relation of severity of maternal hypothyroidism to cognitive development of offspring. Journal of Medical Screening 8(1):18-20.

15. Haddow JE, et al. (1999). Maternal thyroid deficiency during pregnancy and subsequent neuropsychological development of the child. New England Journal of Medicine 341(8):549-55.

16. Lin F, et al (1991). The relationship of a low-iodine and high-fluoride environment to subclinical cretinism in Xinjiang. Endemic Disease Bulletin 6(2):62-67 (republished in Iodine Deficiency Disorder Newsletter Vol. 7(3):24-25). [See study]

17. Lin F, et al. (1986). A preliminary approach to the relationship of both endemic goiter and fluorosis in the valley of Manasi River, Xin-Jiang to environmental geochemistry. Chinese Journal of Endemiology 5(1):53-55.

18. Maumené E. (1854). Experiencé pour déterminer l' action des fluores sur l' economie animale. Compt Rend Acad Sci (Paris) 39:538-539.

19. Mikhailets ND, et al. (1996). Functional state of thyroid under extended exposure to fluorides Probl Endokrinol (Mosk) 42:6-9. [See study]

20. National Research Council. (2006). Fluoride in drinking water: a scientific review of EPA's standards. National Academies Press, Washington D.C. [See study]

21. Pontigo-Loyola A, et al. (2008). Dental fluorosis in 12- and 15-year-olds at high altitudes in above-optimal fluoridated communities in Mexico. Journal of Public Health Dentistry 68(3):163-66.

22. Susheela AK, et al. (2005). Excess fluoride ingestion and thyroid hormone derangements in children living in New Delhi, India. Fluoride 38:98-108. [See study]

23. http://www.fluoridealert.org/issues/health/thyroid/

24. Beierwaltes, WH, Nishiyama RH. Dog thyroiditis: occurrence and similarity to Hashimoto's Struma. Endocrinology 1968 83: 501-508;

25. Basha PM, Rai P, Begum S. Fluoride toxicity and status of serum thyroid hormones, brain histopathology, and learning memory in rats: a multigenerational assessment. Biol Trace Elem Res. 2011 Dec;144 (1-3):1083- 94.

26. Zeng Q, Cui YS, Zhang L, Fu G, Hou CC, Zhao L, Wang AG, Liu HL. Studies of fluoride on the thyroid cell apoptosis and mechanism. 2012 Mar; 46 (3):233-6.

27. http://thyroid.about.com/od/drsrichkarileeshames/a/fluoride2006.htm

28. Nabrzyski M, Gajewska R - "Aluminium and fluoride in hospital daily diets and in teas" Z Lebensm Unters Forsch 201(4):307-10 (1995)

29. http://www.ewg.org/foodnews/summary/

30. http://chemistry.about.com/od/chemistryhowtoguide/a/removefluoride.htm

31. http://www.fluoridealert.org/faq/

32. http://www.fluoridealert.org/content/water_filters/

33. http://www.slweb.org/ftrcfluorinatedpharm.html

34. http://www.ewg.org/guides/cleaners

35. Brent, GA. Environmental Exposures and Autoimmune Thyroid Disease. Thyroid. 2010 July; 20(7): 755–761.

36. Lee AN, Werth VP. Activation of autoimmunity following use of immunostimulatory herbal supplements. Arch Dermatol. 2004 Jun;140(6):723-7

37. Detoxification. In: Natural Standard: the authority on integrative medicine [database on the Internet]. Cambridge (MA): Natural Standard; 2012 [cited 5 December 2012]. Available from: http://www.naturalstandard.com. Subscription required to view.

第16章

1. https://www.aarda.org/q_and_a.php accessed on 4/1/13

第17章

1. Daniel, Kaayla. The Healing Power of Broth. Accessed at http://www. thenourishinggourmet.com/2011/09/the-healing-power-ofbroth. html

2. Bosscher D, Breynaert A, Pieters L, Hermans N. Food-based strategies to modulate the composition of the intestinal microbiota and their associated health effects. Journal of Physiology and Pharmacology 2009; 60, Suppl 6, 5-11

3. Barrett JS, Gibson PR. Fermentable oligosaccharides, disaccharides, monosaccharides and polyols (FODMAPs) and nonallergic food intolerance: FODMAPs or food chemicals. The Adv Gastroenterol (2012) 5(4) 261-268

4. http://thyroidbook.com/blog/autoimmune-gut-repair-diet/

5. Carroccio A, Mansueto P, Iacono G, Soresi M, D'Alcamo A, Cavataio F, Brusca I, Florena AM, Ambrosiano G, Seidita A, Pirrone G, Rini GB. Nonceliac wheat sensitivity diagnosed by double-blind placebo-controlled challenge: exploring a new clinical entity. Am J Gastroenterol. 2012 Dec;107(12):1898-906;

6. Dugdale DC. Low Residue Fiber Diet. Medline. http://www.nlm.nih.gov/ medlineplus/ency/patientinstructions/000200.htm acessed on 2/13/2013

7. Dulloo, A G (10/2011). "The search for compounds that stimulate thermogenesis in obesity management: from pharmaceuticals to functional food ingredients". Obesity reviews (1467-7881), 12 (10), 866.

8. http://www.todaysdietitian.com/newarchives/072710p30.shtml

9. http://www.ibsgroup.org/brochures/fodmap-intolerances.pdf

10. Gottschall E. Breaking the vicious cycle. Intestinal health through diet. 1996. The Kirkton Press.

11. Campbell-McBride, N. Gut and Psychology Syndrome. Medinform Publishing, 2012.

12. Gates D, Schatz L. Body Ecology Diet. Hay House, 2011.

13. Mercola, J. This Food Contains 100 TIMES More Probiotics than a Supplement Accessed on 4/1/13 at: http://articles.mercola.com/sites/articles/ archive/2012/05/12/dr-campbellmcbride-on-gaps.aspx

14. http://chefambershea.com/2012/04/03/coming-clean-my-battle-withhashimotos-disease/ accessed 4/1/13

第18章

1. McClain CJ,et. Al. Zinc status before and after zinc supplementation of eating disorder patients J Am Coll Nutr. 1992 Dec;11(6):694-700.
2. Naranjo CA, Busto U, Sellers EM et al. (1981). "A method for estimating the probability of adverse drug reactions". Clin. Pharmacol. Ther. 30 (2): 239–45

第19章

1. Dell'edera, Domenico (08/2013). "Effect of multivitamins on plasma homocysteine in patients with the 5,10 methylenetetrahydrofolate reductase C677T homozygous state". Molecular medicine reports (1791-2997), 8 (2), 609.
2. McNulty, Helene (10/2012). "Nutrition throughout life: folate". International journal for vitamin and nutrition research (0300-9831), 82 (5), 348.
3. www.mthfr.net accessed 6/1/2013
4. Zappacosta, Bruno, et. al. "Homocysteine lowering by folate-rich diet or pharmacological supplementations in subjects with moderate hyperhomocysteinemia". Nutrients (2072-6643), 5 (5), 1531.
5. Prinz-Langenohl, R.; Brämswig, S.; Tobolski, O.; Smulders, Y.M.; Smith, D.E.C.; Finglas, P.M.; Pietrzik, K. [6S]-5-methyltetrahydrofolate increases plasma folate more effectively than folic acid in women with the homozygous or wildtype 677C→T polymorphism of methylenetetrahydrofolate reductase. Br. J. Pharmacol. 2009, 158, 2014–2021
6. Prinz-Langenohl, R et.al. [6S]-5-methyltetrahydrofolate increases plasma folate more effectively than folic acid in women with the homozygous or wild-type 677C-->T polymorphism of methylenetetrahydrofolate reductase. British journal of pharmacology (0007-1188), 158 (8), 2014.
7. http://ods.od.nih.gov/factsheets/Folate-HealthProfessional/ accessed 6/3/13
8. http://ods.od.nih.gov/factsheets/VitaminB6-HealthProfessional/ accessed 6/3/13
9. https://www.mymedlab.com/autism/gi-effects-complete-mmx2100 accessed 6/3/13

10. http://www.metametrix.com/test-menu/profiles/gastrointestinalfunction/ dna-stool-analysis-gi-effects?t=clinicianInfo accessed 6/3/13

11. www.mylabsforlife.com accessed 6/3/13

12. www.zrtlabs.com accessed 6/3/13

13. Walsh, Nancy Folic acid caner debate continues, accessed 6/3/13 at http://www.medpagetoday.com/HematologyOncology/ColonCancer/37008

14. http://foodallergy.com/tests.html accessed 6/3/13

致　谢

首先，我要感谢我深爱的丈夫迈克尔，他在整个写作过程中一直支持着我。谢谢你，亲爱的，在我臃肿、暴躁和无精打采的时候，你一直陪着我。谢谢你在我瑟瑟发抖时给我带来温暖。谢谢你和我一起尝试所有的新饮食。最重要的是，感谢你对我的爱，感谢你倾听我不断改进的关于甲状腺健康的理论。有你在我真是太幸运了，我爱你到地老天荒！

我聪明的妈妈，我最好的医生，你总是相信我，给我这么多奇妙的想法。我们花费数不尽的时间互相交换的医疗保健理论带来了巨大的收获。谢谢你的提醒，让我继续前进。

我的爸爸和哥哥，感谢你们的支持和为了我而付出的努力。

感谢我的好朋友阿普里尔和温迪，感谢你们的鼓励和支持，感谢你们愿意聆听我所有打破常规的理论。

我很高兴我生活在数字时代，在这个时代，人们可以从经历过类似情况的人的故事中找到希望和安慰。谢谢你们分享了自己的故事！

最后，我要感谢我有幸与之会面的所有出色的临床医生。你们每个人都给了我一块或多块拼图，为我的写作旅程提供了下一个目标。我要特别感谢我的私人医生艾琳娜·科尔斯（Elena Koles）博士，感谢你在我的治疗过程中指导我，并鼓励我成为自己医疗团队的积极成员。

图书在版编目（CIP）数据

桥本氏甲状腺炎的自我疗愈 / (美) 伊莎贝拉·温兹，
(美) 玛尔塔·诺娃沃萨兹卡著；李盼译. -- 北京：北
京联合出版公司, 2021.3（2024.3重印）

ISBN 978-7-5596-4591-3

Ⅰ.①桥… Ⅱ.①伊… ②玛… ③李… Ⅲ.①甲状腺
炎—治疗 Ⅳ.①R581.405

中国版本图书馆CIP数据核字（2020）第189939号

北京市版权局著作权合同登记 图字：01-2020-6951

桥本氏甲状腺炎的自我疗愈

作　　者：[美]伊莎贝拉·温兹（Izabella Wentz）

　　　　　[美]玛尔塔·诺娃沃萨兹卡（Marta Nowosadzka）

译　　者：李　盼
审 校 者：樊玉霞
出 品 人：赵红仕
出版监制：刘　凯　马春华
选题策划：联合低音
责任编辑：云　逸
封面设计：尚书堂·叫默 BOOK DESIGN 13261351222
内文排版：刘永坤

关注联合低音

北京联合出版公司出版
（北京市西城区德外大街83号楼9层　100088）
北京联合天畅文化传播公司发行
北京美图印务有限公司印刷　新华书店经销
字数279千字　889毫米×1194毫米　1/16　24印张
2021年3月第1版　2024年3月第5次印刷
ISBN 978-7-5596-4591-3
定价：68.00元